Otto Gillert

Elektrotherapie

Medizinische Fachbuchreihe
Physikalische Therapie-Prävention-Rehabilitation

Herausgegeben von Ortrud Bronner, Basel
und Prof. Dr. med. E. E. Ohnhaus, Essen

Otto Gillert

Elektrotherapie

mit 170 Abbildungen

2., verbesserte und ergänzte Auflage

 Richard Pflaum Verlag KG · München

CIP-Kurztitelaufnahme der Deutschen Bibliothek

Gillert, Otto:
Elektrotherapie / Otto Gillert – 2., verbesserte und ergänzte Auflage – München:
Pflaum, 1983. (Medizinische Fachbuchreihe)
ISBN 3-7905-0372-X
NE: GT

ISBN 3-7905-0372-X

Titelbild: Durchflutung mit dem UHF-Langfeldstrahler bei der Ischialgie des
Beines.

Satz und Druck: Richard Pflaum Verlag, München

Inhaltsverzeichnis

Geleitwort

Die physikalische Therapie hat eine lange Geschichte. Während dieser Zeit spielte sie in der Medizin eine recht unterschiedliche Rolle. Vor allem in den letzten Jahrzehnten geriet sie zugunsten der enormen Entwicklung auf pharmazeutischem Gebiet sehr zu Unrecht ins Hintertreffen. Erst durch die zunehmende Medikamentenmüdigkeit einerseits und durch die neueren Erkenntnisse in der Physik und vor allem in der Elektronik andererseits, wandte sich das Interesse wieder mehr den physikalisch-therapeutischen Methoden zu.

Auf dem Gebiet der Elektrotherapie gab es bedeutsame Neuerungen methodischer und apparativer Art. In diesem Zusammenhang seien Namen wie DREXEL, EDEL, GILLMANN, JASNOGORODSKIJ, NEMEC und WYSS genannt. Auch der Name des Autors dieses Buches, der sich mit früheren Veröffentlichungen vor allem an die medizinischen Assistenzberufe gewandt hat, sei in diesem Zusammenhang erwähnt. Durch seine Bücher »Hydrotherapie« und »Niederfrequente Reizströme« wurde er in Fachkreisen weithin bekannt. Das vorliegende Werk »Elektrotherapie« bringt den zu behandelnden Stoff sowohl was die physikalisch-physiologischen Grundlagen als auch — besonders — die praktische Seite betrifft, in einer gut fundierten und verständlichen Form. Es wendet sich nicht nur an die in der Ausbildung Stehenden, sondern auch an die fortbildungsbereiten Praktiker, die bereits über eigene Erfahrungen verfügen. Lernende wie Rekapitulierende werden dankbar für die den einzelnen Kapiteln folgenden alphabetischen Kurzfassungen sein, die den Lehrbuchcharakter des Buches unterstreichen.

Der Umstand, daß dieses Buch — was heute selten ist — aus e i n e r Hand stammt, darf als positiv bewertet werden.

Ich hoffe, daß dieses empfehlenswerte Werk mit dem gleichen Interesse aufgenommen wird, das den früheren Arbeiten des Autors zuteil wurde.

Prof. Dr. med. Eduard David
Institut für Physiologie und
Biokybernetik der Universität
Erlangen-Nürnberg

Vorwort

Elektrotherapie: Ein altes Thema, doch immer wieder neu.
1789 leitete GALVANI mit seinem Froschschenkelversuch einen neuen Abschnitt in der Elektrizitätslehre ein. Doch bis zur Elektrotherapie im heutigen Sinne war es ein langer Weg. Auf diesem Wege wurde die Elektrotherapie zeitweilig maßlos überschätzt, zeitweilig auch völlig abgelehnt. Und diese unterschiedliche Einstellung hat sich auch heute noch nicht völlig gelegt, obwohl die fortlaufend zunehmenden Erkenntnisse auf physikalischem und physiologischem Gebiet die Bedeutung dieses Therapiezweiges mehr und mehr hervorheben.

Die in den letzten drei bis vier Jahrzehnten stürmisch verlaufende Entwicklung auf technischem Gebiet erfordert eine entsprechende Anpassung seitens des Therapeuten. Der Wunsch, die Zusammenhänge zwischen der angewendeten Energie und ihrer Wirkung auf den Organismus näher kennenzulernen, wurde somit zur Notwendigkeit.

Hier will die vorliegende Arbeit ansetzen. Sie wurde für die medizinischen Assistenzberufe verfaßt und will sowohl ein Basiswissen vermitteln, als auch eine Möglichkeit zur Rekapitulation anbieten. Besonders deshalb wurde jedem größeren Abschnitt eine alphabetische Kurzfassung des vorher eingehend Erörterten angehängt.

Die Vielschichtigkeit des Themas war dem Verfasser Anlaß, den Rat von Fachwissenschaftlern einzuholen. Für die Durchsicht des Manuskriptes sowie für wertvolle Hinweise gilt mein Dank Herrn Prof. Dr. med. E. David und Dipl.-Physiker E. Szehi. Frau Asta v. Mülmann, die sich um die Herausgabe dieses Buches sehr bemüht hat, sei an dieser Stelle besonders gedankt. Wie bei meinen bisherigen Büchern war mir zudem auch diesmal die gute Zusammenarbeit mit dem Richard Pflaum Verlag eine wertvolle Unterstützung.

Otto Gillert
Lengerich/W.

A Physikalische und physiologische Grundlagen

1 Elektrophysikalische Grundlagen

Unter Elektrotherapie verstehen wir unterschiedliche Verfahren, bei denen elektrische Energie zu Heilzwecken angewendet wird. Man kann diese Verfahren einteilen in Behandlungsweisen mit Gleichstrom und mit Wechselstrom verschiedener Frequenzen oder – wie das neuerdings mehr und mehr geschieht – in Nieder-, Mittel- und Hochfrequenztherapie. Dabei zählt man – etwas willkürlich – zur Niederfrequenztherapie auch die Behandlung mit konstantem Gleichstrom (stabile Galvanisation), die Iontophorese, die Reizstrombehandlung von Muskeln und Nerven mit niederfrequenten Impulsströmen, gleichgültig ob diese auf Gleich- oder Wechselstrom basieren. Zur Mittelfrequenztherapie rechnet man Wechselströme mit einer Frequenz von mehr als 1000 Hz (= 1 kHz), wobei die Frequenzen um 4000 Hz oder 5000 Hz bislang am häufigsten verwendet werden. Hochfrequenzströme von mehr als 100 000 Hz (100 kHz) finden Verwendung bei der Therapie mit Kurzwellen, Dezimeterwellen und Mikrowellen. Die älteren Verfahren wie die sogenannte Arsonvalisation und die alte Langwellendiathermie, die heute praktisch nicht mehr angewandt werden, finden in der vorliegenden Arbeit keine Berücksichtigung. Ebenso wird die Therapie mit Röntgenstrahlen im folgenden nicht behandelt.

Wer sich näher mit der Elektrotherapie in der oben angedeuteten Form beschäftigen will, wird nicht umhin können, sich mit den physikalischen und physiologischen Grundlagen dieses Behandlungszweiges zu befassen. Dafür sollen die nachfolgenden Ausführungen eine gewisse Basis abgeben.

1.1 Aufbau des Atoms

1.1.1 Atom und Molekül

Die Kenntnis des Aufbaues eines Atoms und die Ladung der Elementarteilchen bilden die Ausgangsbasis für alle elektrischen Erscheinungen.

Das Atom wurde im 5. Jahrhundert vor Christus von LEUKIPP und dessen Schüler DEMOKRIT erdacht. Sie vertraten die Ansicht, daß alle sichtbaren Dinge aus unvorstellbar kleinen unsichtbaren Teilchen bestehen, von denen jedes für sich unteilbar ist. Sie gaben diesem Teilchen den Namen ATOM, d. h. »nicht schneidbar« oder »nicht teilbar«. Wir verstehen heute unter *Atom* das kleinste Teilchen mit den Eigenschaften eines chemischen Elements. Das kleinste Teilchen einer chemischen Verbindung nennen wir *Molekül* (molecula = kleine Masse). Eine chemische Verbindung – also ein Molekül – besteht aus mindestens zwei Atomen v e r s c h i e d e n e r Elemente (H_2, N_2, O_2 Moleküle). Wenn sich zwei Atome d e s s e l b e n Elements vereinigen, spricht man von einer *Elementverbindung.*

Jede wägbare Stoffmenge setzt sich aus ungeheuer vielen Atomen zusammen. Diese sind in *Gasen* frei gegeneinander beweglich, in *Flüssigkeiten* gleiten sie anscheinend regellos umeinander, ohne ihre Abstände zu vergrößern, und in *festen Stoffen* sind sie zumeist an feste Lagen gebunden.

Die Kleinheit der atomaren Teilchen können wir uns nicht vorstellen. Es hilft auch nicht viel, wenn wir erfahren, daß 80 bis 100 Millionen (!) Atome aneinandergereiht ungefähr die Länge eines Zentimeters ergeben, oder daß in 1 dm^3 eines Gases etwa 27 Trillionen (!) Moleküle vorhanden sind. Gewiß eindrucksvolle Zahlen – aber vorstellen können wir uns darunter leider nichts.

Über die Natur und den Aufbau der Atome haben sich die Ansichten im Laufe der Zeit erheblich geändert. Zwar hielten sich die Auffassungen von LEUKIPP und DEMOKRIT noch rund 2000 Jahre, und noch NEWTON (1643–1727) betrachtete die Atome als feste, undurchdringliche und unbewegliche Teilchen, und MAXWELL (1831–1879) sah in den Atomen die »unverwüstlichen Bausteine des Weltalls«.

Für uns ist das Atom nicht mehr unteilbar und besteht auch nicht aus fester Materie. Nach heutigen Erkenntnissen besteht das Atom aus dem *Atomkern* und der *Atomhülle* (**Abb. 1**). Der Kern ist positiv geladen (Vorzeichen »+« = plus), die Hülle negativ (Vorzeichen »–« = minus).

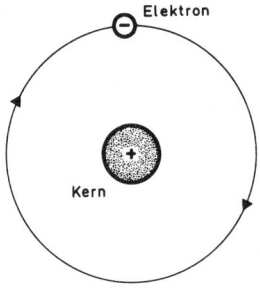

Abb. 1: Schematische Darstellung eines Wasserstoffatoms: 1 Elektron (negativ) umkreist den positiven Atomkern.

Der *Atomkern* setzt sich zusammen aus Nukleonen. Darunter verstehen wir die *positiv geladenen Protonen* und die *ungeladenen* (also neutralen) *Neutronen.* Beide sind meist in gleicher Anzahl vorhanden.

Die *Atomhülle* ist ein abstrakter Begriff. Sie wird gebildet aus *negativ geladenen Elektronen,* die sich mit sehr großer Geschwindigkeit in kreis- oder ellipsenförmigen Bahnen um den Kern bewegen. Ihre Umlaufgeschwindigkeit wird mit 2000 km/sec angegeben (**Abb. 2**).

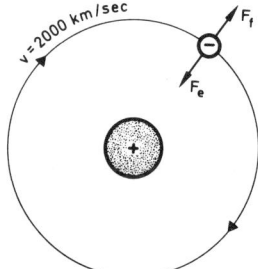

Abb. 2: Die Fliehkraft des Elektrons wird aufgehoben durch die elektrische Anziehungskraft des Atomkerns.
Die Umlaufgeschwindigkeit des Elektrons wird mit 2000 km pro Sekunde angegeben.

Die Verhältnisse lassen sich am ehesten durch das BOHRsche Modell (**Abb. 3**) darstellen (NIELS BOHR, dänischer Physiker, 1913).
Dieses Modell wurde in der Folgezeit etwas modifiziert und besagt heute etwa folgendes:

1. Elektronen umkreisen den Atomkern auf bestimmten kreisförmigen oder elliptischen Bahnen.
2. Jedes Elektron kann sich nur *auf* den vorgeschriebenen Bahnen bewegen – niemals zwischen ihnen.
3. Die Elektronen jeder Bahn besitzen eine bestimmte Energie. Je näher die Bahn dem Atomkern ist, desto geringer ist die Energie der sich auf ihr bewegenden Elektronen. Die Elektronenbahnen sind in Schalen zusammengefaßt (Energie-Niveau), den sogenannten K-, L-, M-, N-, O- und P-Schalen; die Schale K ist dem Kern am nächsten (**Abb.3**).
4. Wenn ein Elektron von einem höheren auf ein niedrigeres Energie-Niveau springt, gibt es Energie in Form von Strahlung ab (Emission von Energie). In manchen Fällen liegt diese Strahlung im Bereich des sichtbaren Lichtes.
5. Um von einem niedrigeren auf ein höheres Energie-Niveau springen zu können, muß ein Elektron Energie absorbieren (Absorption von Energie).
6. Die Absorption erfolgt in sogenannten »Energie-Quanten«, d.h. in ganzzahligen Vielfachen kleinster »Energiepakete«.

Sind in einem Atom die Protonen und die Elektronen in gleicher Anzahl vorhanden, so ist die Ladung des Atoms *neutral*, d.h. das Atom befindet sich im elektrischen Gleichgewicht und ist seiner Umgebung gegenüber nicht elektrisch. Überwiegt die

Anzahl der Elektronen, so ist das Atom elektrisch negativ; überwiegt die Anzahl der Protonen, so ist es elektrisch *positiv*. Da sich aber nur die Anzahl der Elektronen

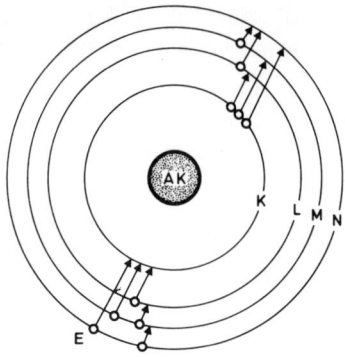

Abb. 3: Vereinfachte Darstellung zum BOHRschen Modell. A – K = Atomkern, E = Elektron, K, L, M, N = Energieniveau.

verändern kann, können wir im letztgenannten Fall von einem Elektronenmangel reden.

Die Anzahl der Elektronen kann sich verändern. Dadurch kommt die Änderung der elektrischen Ladung zustande. Die Änderung der Elektronenzahl geschieht entweder durch *Anlagerung* oder durch *Abspaltung* von Elektronen. Um dieses besser zu verstehen, ist die nähere Betrachtung der Atomhülle zweckmäßig.

Wir sagten bereits, daß diese Hülle ein abstrakter Begriff sei. Punkt 3 im BOHRschen Modell erklärt uns die Lage der Schalen bzw. ihren Abstand vom Atomkern. Besonders zu erwähnen ist, daß die Anzahl der Elektronen bei den einzelnen Elementen (Atomen) recht unterschiedlich ist. Auch die einzelnen Schalen sind unterschiedlich besetzt. So besitzt das Wasserstoffatom (1 H) nur *ein* Elektron, das Uranatom (92 U) hingegen 92 Elektronen. Die Schalen weisen pro Schale eine gewisse zugeordnete Anzahl von Elektronen auf. Die erste Schale – also die K-Schale – hat *nie mehr als zwei* Elektronen, die des Wasserstoffs jedoch *nur ein* Elektron. Auf der *äußersten* Schale kreisen *nicht mehr als acht* Elektronen. Diese äußeren Elektronen haben, da sie am weitesten vom Kern entfernt liegen, die geringste Bindung an das Atom; sie spalten sich daher leicht aus dem Verbund ab. In diesem Falle bewegen sie sich dann frei zwischen den Atomen oder lagern sich anderen Atomen an. Vollzieht sich diese Anlagerung an andere chemische Elemente, so nennen wir diese Verbindungen *Moleküle*; lagern sie sich an Elemente gleicher Art an, so nennen wir sie *Elementverbindungen*. Durch solche Anlagerung oder Abspaltung von Elektronen werden bisher neutrale Atome elektrisch aufgeladen. Ein solches aufgeladenes Atom (oder Molekül) heißt dann *Ion*. Den Vorgang der Abspaltung oder Anlagerung nennen wir *Ionisation*.

Kreisen auf der Außenschale *acht* Elektronen, so ist diese *gesättigt*. Kreisen weniger als acht Elektronen, so ist die Außenschale unvollständig und der Zustand des Atoms ist nicht stabil; es wird einen Ausgleich anstreben. So ist es z. B. möglich, daß zwei Wasserstoffatome (H) und ein Sauerstoffatom (O) zusammenkommen und eine volle Achterschale bilden, wodurch dann das H_2O-Molekül, also Wasser, entsteht.

Ein weiteres Beispiel: Das Natrium-Atom (11 Na) besitzt nur ein einziges Außenelektron, das es leicht abgibt. Das Chlor-Atom (17 Cl) besitzt auf seiner Außenschale nur sieben Elektronen und strebt eine Ergänzung seiner Achterschale an. Gibt nun das Na-Atom sein Elektron an das Cl-Atom ab, so entstehen zwei Ionen mit entgegengesetzter Ladung (Na = positiv, Cl = negativ). Diese ziehen sich aufgrund ihrer entgegengesetzten Ladung an und bilden das NaCl-Molekül, also Kochsalz (**Abb. 4**).

Es ist äußerst schwierig, eine Vorstellung von diesen Abläufen und von den räumlichen Verhältnissen, in dem sich diese abspielen, zu gewinnen. Denn wenn ca. 100 Millionen Atome dicht aneinandergereiht nur die Länge von 1 Zentimeter ausmachen, so erscheint es fast unmöglich, daß dabei noch Bewegungsvorgänge stattfinden können. Und dennoch ist es so, daß der »leere Raum« den »Hauptteil eines Atoms« ausmacht. Die Größe eines Atoms wird beurteilt nach der Größe des Durchmessers der äußeren Schale. Und wenn wir erfahren, daß dieser Durchmesser ungefähr 10^{-13} cm beträgt, und daß im Verbund des Wasserstoffatoms der Kern rund 2000mal schwerer ist als das ihn umkreisende Elektron, so wird unser Vorstellungsvermögen dadurch nicht entlastet. Alle Größenvergleiche zerfallen in Nichts. Am ehesten vorstellbar dürfte noch die Relation zu unserem Sonnensystem sein. Die Planeten, welche die Sonne in riesigen Abständen umkreisen, können dies nur, weil sie von der Sonne »festgehalten« werden. Und so wie die

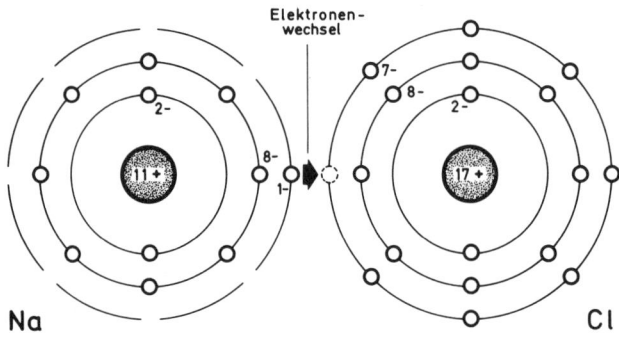

Abb. 4: Elektronwechsel vom Na-Atom zum Cl-Atom

Sonne die Planeten durch ihre Schwere (= Anziehungskraft) im Griff behält, so hält der Atomkern durch elektrische Kräfte die ihn umgebenden Elektronen zusammen (vgl. Abb. 2). Und so »leer«, wie der Raum zwischen Sonne und Planeten ist, so »leer« ist der Raum zwischen Atomkern und Elektronen.

1.1.2 Atomkern – Ordnungszahl – Massenzahl

Der Atomkern besteht aus mehr oder weniger großen Anhäufungen kleinster Teilchen, den *Nukleonen*. Diese setzen sich zusammen aus den *positiven Protonen* und den *neutralen Neutronen*. Beide besitzen ungefähr das gleiche Gewicht (gleiche Masse). Und obwohl sie winzig klein sind, sind sie schwer im Vergleich zum Elektron.

Die Masse eines Protons oder Neutrons gilt (etwas abgerundet) als Einheit für das *Atomgewicht*. Das Atomgewicht ist kein wirkliches Gewicht, sondern eine Verhältniszahl und wird als »relative Masse« eines Atoms definiert, die auf eine willkürlich gewählte Einheit bezogen ist. Früher galt als Bezugseinheit das Wasserstoffatom, später das Sauerstoffatom. Seit dem 1. 1. 1962 gilt als Bezugseinheit das Kohlenstoffisotop C 12.

Das positive Proton gilt als Einheit für die Ladung. Die Zusammensetzung des Kerns – also die Anzahl der Protonen und Neutronen zusammen – bestimmen die chemische Eigenart des Atoms.

Die Anzahl der Protonen im Kern wird als *Ordnungszahl* (Zeichen für Ordnungszahl = Z) bezeichnet; sie entspricht der Ladung des Atoms. Ein Atom z. B. mit der Ordnungszahl $Z = 29$ (29 Protonen) ist immer ein Kupferatom, ein solches mit der Ordnungszahl 79 ist immer ein Goldatom. Es genügt also die Ordnungszahl, um ein Atom auch nach seinem chemischen Verhalten zu kennzeichnen und es im ›periodischen System‹ (s. d.) einzuordnen.

Neben der Ordnungszahl gibt es einen weiteren Begriff: *die Massenzahl* mit dem Zeichen A. Diese bezieht sich auf die Summe der im Kern enthaltenen Protonen u n d Neutronen. Beide Zahlen werden als ›Index‹ (Kennziffer) bezeichnet und beim Schreiben untereinander v o r das chemische Symbol gesetzt, wobei die Massenzahl oben und die Ordnungszahl unten geschrieben wird: ^A_ZEin Beispiel: Eisen = $^{56}_{26}$ Fe bedeutet: Atomkern mit 26 Protonen und 30 Neutronen, insgesamt 56 Nukleonen; oder Natrium = $^{23}_{11}$ Na bedeutet Atomkern mit 11 Protonen und 12 Neutronen, insgesamt 23 Nukleonen.

1.1.3 Das periodische System (= Periodensystem)

Alle Atome unserer Erdhülle sind nach ihren Eigenschaften im periodischen System geordnet. Dieses System ist eine Anordnung der chemischen Elemente nach steigendem Atomgewicht und entsprechenden chemischen Eigenschaften. Das System wurde gleichzeitig und unabhängig voneinander 1869 von MENDELEJEW und MEYER gefunden. Später wurde statt des Atomgewichts die Ordnungszahl als maßgebende Größe angenommen. Die Ordnungszahl ist durch *die Anzahl der Protonen in neutralen Atomen,* also solcher Atome, bei denen die Anzahl der Protronen und Elektronen gleich ist, gegeben. Die periodische Wiederkehr der Anzahl der *Außenelektronen* ermöglicht die Einordnung in senkrecht übereinanderstehenden Gruppen im periodischen System (z. B.: Gruppe 1 = Wasserstoff, Lithium, Natrium, Kalium usw. haben nur ein Außenelektron und stehen daher senkrecht untereinander). Die Anordnung der Elemente in Perioden (= waagerecht) und Gruppen (= senkrecht) zeigte einige Leerstellen, für die MENDELEJEW neue Elemente voraussagte, die dann später auch entdeckt oder künstlich erzeugt wurden **(Abb 5)**.

Periode	Gruppe 0	Gruppe I		Gruppe II		Gruppe III		Gruppe IV		Gruppe V		Gruppe VI		Gruppe VII		Gruppe VIII
		a	b	a	b	a	b	a	b	a	b	a	b	a	b	
1	0 n	1 H 1,00797														
2	2 He 4,0026	3 Li 6,939		4 Be 9,0122		5 B 10,811		6 C 12,01115		7 N 14,0067		8 O 15,9994		9 F 18,9984		
3	10 Ne 20,183	11 Na 22,9898		12 Mg 24,312		13 Al 26,9815		14 Si 28,086		15 P 30,9738		16 S 32,064		17 Cl 35,453		
4	18 Ar 39,948	19 K 39,102	29 Cu 63,54	20 Ca 40,08	30 Zn 65,37	21 Sc 44,956	31 Ga 69,72	22 Ti 47,90	32 Ge 72,59	23 V 50,942	33 As 74,9216	24 Cr 51,996	34 Se 78,96	25 Mn 54,9380	33 Br 79,909	26 Fe 55,847 27 Co 58,9332 28 Ni 58,71
5	36 Kr 83,80	37 Rb 85,47	47 Ag 107,870	38 Sr 87,62	48 Cd 112,40	39 Y 88,905	49 In 114,82	40 Zr 91,22	50 Sn 118,69	41 Nb 92,906	51 Sb 121,75	42 Mo 95,94	52 Te 127,60	43 Tc [99]	53 J 126,9044	44 Ru 101,07 45 Rh 102,905 46 Pd 106,4
6	54 Xe 131,30	55 Cs 132,905	79 Au 196,967	56 Ba 137,34	80 Hg 200,59	57–71 s. u.*)	81 Tl 204,37	72 Hf 178,49	82 Pb 207,19	73 Ta 180,948	83 Bi 208,980	74 W 183,85	84 Po [210]	75 Re 186,2	85 At [210]	76 Os 190,2 77 Ir 192,2 78 Pt 195,09
7	86 Rn [222]	87 Fr [223]		88 Ra [226,05]		89–103 s. u.**)		104 Ku [257]		105 Ha [261]						

*) Lanthaniden

57 La 138,91	58 Ce 140,12	59 Pr 140,907	60 Nd 144,24	61 Pm [147]	62 Sm 150,35	63 Eu 151,96	64 Gd 157,25	65 Tb 158,924	66 Dy 162,50	67 Ho 164,930	68 Er 167,26	69 Tm 168,934	70 Yb 173,04	71 Lu 174,97

**) Actiniden

89 Ac [227]	90 Th 232,038	91 Pa [231]	92 U 238,03	93 Np [237]	94 Pu [242]	95 Am [243]	96 Cm [247]	97 Bk [247]	98 Cf [249]	99 Es [254]	100 Fm [253]	101 Md [256]	102 No [254]	103 Lr [257]

Abb. 5: Das periodische System nach MENDELEJEW und MEYER (gefunden 1869, obiger Stand 1970)

1.1.4 Isotope

Unter Isotopen verstehen wir Abarten eines chemischen Elements, und zwar solche, die zwar die gleiche Ordnungszahl, aber eine verschiedene Massenzahl haben; mit anderen Worten: eine gleiche Protonenzahl aber verschiedene Neutronenzahl.

Beispiel: Ein in der Natur häufig vorkommendes Atom besitzt einen Kern mit 6 Protonen und 6 Neutronen. Seine Ordnungszahl (Z = 6) kennzeichnet es als Kohlenstoffatom, seine Massenzahl ist 12, in der Formel $\frac{12}{6}$ geschrieben.

Ein anderes, selteneres Atom weist ebenfalls 6 Protonen aber 8 Neutronen auf. Es ist schwerer, doch bleibt seine Ordnungszahl 6. Es handelt sich ebenfalls um Kohlenstoff, Formel $\frac{14}{6}$. Ferner findet man noch Kohlenstoffatome mit der Massenzahl 10, 11, 13, 15. Es gibt also sechs Isotope, die man als C 10, C 11, C 12 usw. bezeichnet. Da sie alle die Protonenzahl (= Ordnungszahl) 6 haben, besitzen sie auch die gleichen chemischen Eigenschaften und gehen auch dieselben nuklearen Verbindungen ein. Sie nehmen im periodischen System den gleichen Platz ein, daher ihr Name Isotope (isos – topos = am selben Ort).

Ein paar andere Beispiele in Kurzform:

$\frac{1}{1}$ H = Wasserstoff; der Kern besitzt *ein* Proton aber *kein* Neutron.

$\frac{2}{1}$ H oder besser $\frac{2}{1}$ D = schwerer Wasserstoff oder Deuterium; der Kern besitzt ein Proton *und* ein Neutron.

$\frac{3}{1}$ H oder besser $\frac{3}{1}$ T = Tritium oder überschwerer Wasserstoff; der Kern besitzt ein Proton und zwei Neutronen.

Oder Beispiel am Helium:

$\frac{4}{2}$ He = Helium; Kern: zwei Protonen, zwei Neutronen.

$\frac{3}{2}$ He = leichtes Helium; Kern: zwei Protonen, ein Neutron.

$\frac{5}{2}$ He = schweres Helium; Kern: zwei Protonen, drei Neutronen.

$\frac{6}{2}$ He = überschweres Helium; Kern: 2 Protonen, 4 Neutronen.

$\frac{3}{2}$, $\frac{5}{2}$ und $\frac{6}{2}$ sind Isotope vom gewöhnlichen Helium.

Zur Erläuterung mag obiges genügen.

In der Natur vorkommende sowie durch Kernumwandlung künstlich erzeugte Isotope lassen sich in *stabile* und *instabile* Isotope einteilen. *Instabile Isotope sind radioaktiv*. Sie senden Strahlungen aus und zerfallen in mehr oder weniger langer Zeit. Künstlich erzeugte Isotope werden unter anderem zu medizinischen Zwecken verwendet. Von den Elementen des periodischen Systems sind 1600 Isotope bekannt. Zu einem Element können bis zu 29 Isotope gehören. Die Isotopie wurde 1910 von F. SODDY entdeckt.

1.1.5 Alphabetische Kurzfassung: Physik I

Atom:
kleinstes Teilchen mit den Eigenschaften eines chemischen Elements; galt früher als unteilbar, heute nicht mehr.

Atomgewicht:
kein eigentliches Gewicht, sondern eine Verhältniszahl zur Masse des Kohlenstoffisotops C 12.

Atom-Kern (+):
besteht aus Nukleonen; das sind Protonen (+) und Neutronen (ungeladen).

Atom-Hülle (–):
besteht aus Elektronen (–), die in kreis- oder ellipsenförmigen Bahnen den A-Kern umkreisen (2000 km/sec); die A-Hülle ist ein abstrakter Begriff.

Atom-Ladung:
ist neutral, wenn Protonen und Elektronen in gleicher Anzahl vorhanden sind (= elektrisches Gleichgewicht)

Atom-Ladung positiv:
wenn mehr Protonen als Elektronen vorhanden sind (Elektronenmangel).

Atom-Ladung negativ:
wenn Elektronenzahl überwiegt (Elektronenüberschuß).

BOHRsches Atom-Modell:
Elektronenschalen oder Energieniveaus (= Bahnen), auf denen sich die Elektronen bewegen, werden von innen (Kernnähe) nach außen mit den großen Buchstaben K L M N O P bezeichnet. Springt ein Elektron von einem höheren Niveau auf ein niedrigeres, so gibt es Energie in Form von Strahlung ab (= Emission von Energie); springt ein Elektron von einem niedrigeren Niveau auf ein höheres, so muß ihm Energie zugeführt werden (Abb. 3).

Elektronenzahl:
kann sich verändern: Abspaltung oder Anlagerung; dies bewirkt Änderung der Ladung. Vgl. Ionisation.
Die kernnahe Schale (K) hat nie mehr als zwei Elektronen (Wasserstoff nur ein El.), die Außenschale hat nie mehr als acht Elektronen.

Gleichgewicht, elektrisches:
siehe Atom-Ladung.

Ion:
aufgeladenes Atom oder Molekül.

Ionisation:
positive oder negative Aufladung durch Abspaltung oder Anlagerung von

Elektronen (nur die Elektronenzahl kann sich verändern, jedoch nie die Protonenzahl).

Isotope:

kommen in der Natur vor oder können durch Kernumwandlung künstlich erzeugt werden. Einteilung in *stabile* und *instabile* Isotope; letztere sind radioaktiv, d. h. sie senden Strahlungen aus und zerfallen in mehr oder weniger langer Zeit.

Isotope sind Abarten eines Elements von gleicher Ordnungszahl aber verschiedener Massenzahl (siehe dort). Beispiel:

$\frac{1}{1}$ H = Wasserstoff (Kern: 1 Proton, kein Neutron),

$\frac{2}{1}$ H oder $\frac{2}{1}$ D = Deuterium oder schwerer Wasserstoff (Kern: 1 Proton, 1 Neutron,

$\frac{3}{1}$ H oder $\frac{3}{1}$ T = Tritium oder überschwerer Wasserstoff (Kern: 1 Proton, 2 Neutronen).

Massenzahl (A) eines Atoms:

Summe der Protonen *und* Neutronen im Kern.

Ordnungszahl (Z) eines Atoms:

Anzahl der *Protonen* im *neutralen* Kern (neutral = elektrisches Gleichgewicht, d. h. gleiche Anzahl von Protonen und Elektronen).

Periodisches System:

Abb. 5 wurde 1869 gleichzeitig aber unabhängig von MENDELEJEW und MEYER gefunden, es ist ein Ordnungssystem der Elemente in Gruppen (senkrecht) und in Perioden (waagerecht).

In den senkrechten Gruppen sind alle diejenigen Elemente vertreten, die eine gleiche Anzahl von Außenelektronen haben, in den waagerechten Perioden sind die Elemente nach der Ordnungszahl (Z) eingereiht.

1.2 Elektrizität

Unter Elektrizität verstehen wir alle Erscheinungen, die mit der ruhenden oder in geregelte Bewegung versetzten elektrischen Ladung zusammenhängen. Anders ausgedrückt: die mit den Ladungen oder mit Strömen verbundene elektrische Energie.

1.2.1 Elektrostatik – COULOMBsches Gesetz

Die Ansammlung von ruhenden elektrischen Ladungen und Feldern wird in dem Begriff *Elektrostatik* zusammengefaßt. Man kann sagen: Elektrostatik ist die Lehre von den z w i s c h e n r u h e n d e n Ladungen wirkenden Kräften. Die Materie enthält gewöhnlich die gleiche Anzahl von elektrisch positiven und elektrisch negativen Teilchen: *sie ist elektrisch neutral.* Das Grundgesetz der Elektrostatik ist das COULOMBsche Gesetz. Dieses besagt, daß die zwischen zwei Punktladungen wirkende Kraft proportional zum Produkt der beiden Ladungen und umgekehrt proportional zum Quadrat des Abstandes ist. Die Einheit der Ladung ist das COULOMB (1 C = 6,242 mal 10^{18} Elektronen). Fließt in einer Sekunde 1 C durch einen Leiter, so beträgt die Stromstärke 1 Ampere (1 C = 1 Asec).

Wie bereits erwähnt, sind die Ladungen entweder positiv (+) oder negativ (−). Gleichnamige Ladungen stoßen sich ab, ungleichnamige ziehen sich an. Also:
- − stößt − ab,
- + stößt + ab,
- − zieht + an,
- + zieht − an.

Aber: *Elektrisch neutrale Körper werden sowohl vom positiven als auch vom negativen Pol angezogen.* Dieses Anziehen und Abstoßen beruht darauf, daß jede Ladung den Raum um sich herum beeinflußt: *sie baut ein Feld um sich auf.* Jede Ladung ist an Elementarteilchen gebunden, die positive an Protonen, die negative an Elektronen. Sind beide in gleicher Anzahl vorhanden, so befindet sich der Körper im elektrischen Gleichgewicht, d. h. er ist seiner Umgebung gegenüber unelektrisch oder »neutral« (siehe oben).

Ein Körper wird *ge*laden, wenn man das Gleichgewicht aufhebt, er wird *ent*laden, wenn man es wieder herstellt. Führt man dem Körper Elektronen zu, so wird er negativ aufgeladen. Will man ihn positiv aufladen, so muß man den Elektronenbestand verringern, denn eine Zufuhr von Protonen ist nicht möglich.

Beispiele für das Laden von Körpern:

1. Reibt man einen Glasstab mit einem Seidentuch, so werden dem Glasstab Elektronen entrissen. Im Glasstab entsteht dadurch ein Elektronen*mangel.* Er wird somit *positiv* aufgeladen.

2. Reibt man einen Hartgummistab mit einem Wolltuch, so werden dem Wolltuch Elektronen entrissen, die zum Hartgummistab wandern. Dieser bekommt dadurch einen Elektronen*überschuß* und wird somit *negativ* aufgeladen.

1.2.2 Kondensator

Elektrische Ladungen lassen sich in einem Kondensator speichern. Je nach Verwendungszweck oder Einsatzbereich gibt es Kondensatoren verschiedenster Bauart. Das *Wirkungsprinzip* ist aber bei allen Bauarten gleich. Ein einfacher Kondensator besteht aus zwei Metallplatten, die parallel zueinander liegen, die aber gegeneinander isoliert sind. Wie jeder Stoff, so haben auch die Kondensator-platten eine Menge freier Elektronen. Solange keine »äußere Kraft« auf diese Platten einwirkt, besteht zwischen ihnen ein »Gleichgewicht«, sie sind elektrisch neutral. Sobald man aber eine Spannung an die Platten legt, findet eine Elektro-nenverschiebung statt, d. h. an der einen Platte entsteht ein Elektronenüberschuß, also eine negative Ladung, an der anderen Platte entsteht ein Elektronenmangel, also eine positive Ladung. Diesen Vorgang nennt man »Aufladung«. Dabei bildet sich zwischen den Platten ein elektrisches Feld aus. Sind die Platten voll aufgeladen (ist also die Grenze der Speicherfähigkeit = Kapazität erreicht), so fließt kein Strom mehr. Auch wenn man jetzt die Spannungsquelle entfernt, bleibt der Kondensator aufgeladen. Er stellt nunmehr seinerseits eine Spannungsquelle dar.

Die Größe der gespeicherten Energie ist von drei Faktoren abhängig: 1. von der Größe der Kondensatorplatten, 2. von der Höhe der angelegten Spannung, 3. von dem Abstand der Platten zueinander sowie von der Art der Isolierung zwischen den Platten. Etwas vergröbert kann man sagen: Je größer die Platten, desto größer die Speicherfähigkeit (Kapazität), je kleiner die Platten, desto kleiner die Kapazität. Die Kapazität wird nach *Farad* (F) gemessen. Kondensatoren von 1 F sind allerdings sehr groß und kommen selten zur Anwendung. Im allgemeinen verwendet man solche von Mikro-, Nano- oder Picofarad (1 Farad = 1 Million Mikrofarad oder 1 Milliarde Nanofarad oder 1 Billion Picofarad).

Ein Kondensator, dessen Platten die Größe von Einmarkstücken haben, und deren

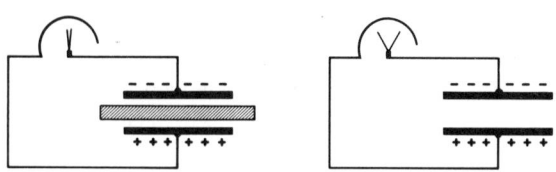

Abb. 6: Kondensator, links mit, rechts ohne Dielektrikum

Abstand etwa 1 mm beträgt, würde nur eine Kapazität von etwa 4 pF (Picofarad) haben.

Die bisher beschriebene Kondensatorfunktion bezieht sich nur auf G l e i c h s p a n - n u n g . Die Isolierung zwischen den Platten, die auch aus Luft bestehen kann, wird als Dielektrikum bezeichnet (**Abb. 6**).

Unterschiedliche Funktion bei Gleich- und Wechselstrom

Bei einer *Gleich*spannung fließt der Strom, bis der Kondensator aufgeladen ist. Dann wird der Stromfluß *gesperrt*. Anders ist es bei Wechselstrom. Hier findet ein fortlaufender Wechsel zwischen Plus und Minus statt. Der Kondensator wird also in Bruchteilen von Sekunden aufgeladen und wieder entladen. Der Widerstand des Kondensators wird also fortlaufend unterbrochen und dauert nur solange, bis er wieder aufgeladen ist (seine Kapazität erreicht hat). Man spricht dann vom *kapazitiven Widerstand.* Dieser ist von der Frequenz des Wechselstromes abhängig: J e n i e d r i g e r d i e F r e q u e n z i s t , d e s t o g r ö ß e r i s t d i e S p e r r w i r k u n g , j e h ö h e r d i e F r e q u e n z i s t , d e s t o g r ö ß e r i s t d i e D u r c h l ä s s i g k e i t f ü r W e c h - s e l s t r o m ! Kondensatoren sind daher vielseitig verwendbar. Elektronische Schaltungen ohne Kondensator sind nicht denkbar. In der Radiotechnik sowie im medizinischen Bereich (besonders aber bei der Kurzwellenbehandlung) spielt die Kondensatorfunktion eine große Rolle. Hier wechselt die Stromrichtung einige millionenmal in einer Sekunde. Durch so raschen Wechsel entsteht im Dielektri- kum Wärme. Wird der Körper zwischen zwei Kondensatorplatten (»Elektroden« genannt) gebracht, so wird er zum Dielektrikum und erwärmt sich in seinem Innern. Dielektrische Wärme wird auch in der Industrie benutzt, und zum Garen von Lebensmitteln verwendet man Frequenzen, die im Milliardenbereich (Megahertz- bereich) liegen.

1.2.3 Ladungstrennung im Elektroskop – Influenz

Ein besonderes Phänomen tritt bei der Trennung der Ladung durch Influenz auf. Man versteht darunter den Einfluß, den ein elektrisches Feld auf einen nichtgelade- nen (neutralen) Leiter ausübt. Am besten ist dies durch ein Elektroskop zu veranschaulichen. Die einfachste Ausführung eines Elektroskops besteht aus zwei dünnen Streifen einer Metallfolie, die an einem Metallstab angebracht sind, der seinerseits in einem Glasgehäuse isoliert aufgehängt ist (**Abb. 7**).
Bringt man das Ende des Metallstabes, das aus dem Glasgehäuse herausragt, in ein elektrisches Feld, so spreizen sich die Metallfolien, weil sie eine gleichnamige elektrische Ladung zugeführt bekommen (sie stoßen einander ab). Bringt man einen entgegengesetzt geladenen Gegenstand an den Metallstab, so fallen die Folien wieder zusammen. Ähnliches geschieht, wenn man das äußere Ende des

Metallstabes erdet. Doch in diesem Falle spreizen sich die Folien wieder, wenn man das elektrische Feld entfernt (s. Abb. 7).

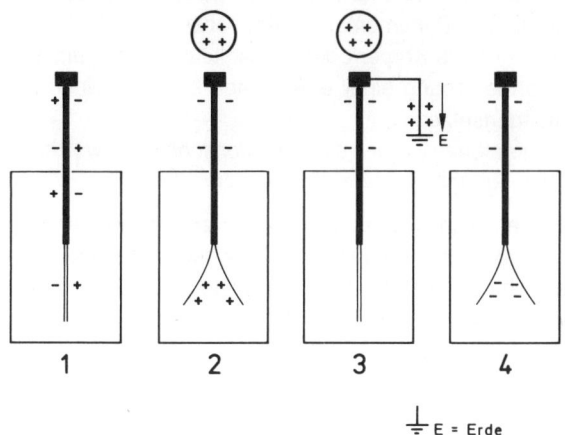

Abb. 7: Ladungstrennung durch Influenz im Elektroskop
1 = Neutraler Metallstab, Ladung gleichmäßig verteilt.
2 = Positiv geladener Körper wird in die Nähe des Metallstabes gebracht, die Ladungen trennen sich.
3 = Positiver Körper bleibt in der Nähe des Metallstabes; das Elektroskop wird geerdet, so daß die positive Ladung abfließen kann, die negative wird festgehalten.
4 = Postitiv geladener Körper wird entfernt; im Elektroskop behalten die negativen Ladungen das Übergewicht, die Folien, die bei „3" geschlossen waren, spreizen sich wieder.

Ein geladenes Elektroskop kann man zur Messung der Ionisation verwenden, wie sie etwa durch Strahlung erzeugt wird. Ionisierte Luft leitet nämlich die Ladung vom Metallstab ab, und die Geschwindigkeit, mit der die Folien zusammenfallen, ist ein Maß für die Ionisation der Luft. Ein Elektroskop, bei dem sich der Spreizwinkel der beiden Folien an einer Skala ablesen läßt, heißt Elektrometer.

1.3 Der elektrische Strom

In allen Stoffen befinden sich *freie Elektronen*, also solche, die nicht in einem Atomverband verhaftet sind. Auf Grund ihrer thermischen Energie führen sie heftige aber ungeordnete Bewegungen aus. Um das Vorhandensein eines elektrischen Stromes nachweisen zu können müssen wir trachten, diese ungeordneten Elektronenbewegungen in geordnete zu versetzen. Um das zu erreichen, benötigen wir eine *Stromquelle,* einen *Leiter* und eine *Spannung.* Ferner ist es zweckmäßig, ein Kontrollgerät einzusetzen, an dem wir uns über den Stromfluß informieren können. Außerdem können wir noch einen Schalter anbringen, an dem wir den Strom wahlweise ein- und ausschalten können.

1.3.1 Stromquellen

Stromquellen nennt man Einrichtungen zur Erzeugung und Aufrechterhaltung elektrischer Ströme. Als Stromquelle kann man galvanische Elemente, Akkumulatoren und Generatoren (Dynamomaschinen) verwenden.

Leiter sind entweder feste Körper oder Flüssigkeiten und in einigen Fällen auch Gase, die der Fortbewegung einer elektrischen Ladung keinen nennenswerten Widerstand entgegensetzen.

Unter *Spannung* verstehen wir jene *elektromotorische Kraft,* welche die ungeregelten Elektronenbewegungen in geregelte verwandelt.

An einem einfachen Modellversuch wollen wir zeigen, wie wir einen Stromfluß zustande bringen. Wir nehmen dazu eine Taschenlampenbatterie (Stromquelle) und befestigen an ihrem positiven und an ihrem negativen Pol je einen Kupferdraht als Leiter. An dem Draht, der vom positiven Pol kommt, bringen wir noch einen Schalter an, leiten von da aus den Draht zu einer Taschenlampenglühbirne und von da aus zurück zum negativen Pol der Batterie. Sobald wir den Schalter

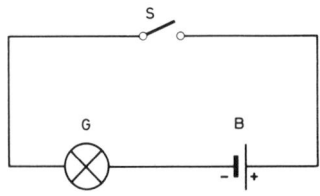

Abb. 8: Stomkreis mit Schaltsymbolen
B = Batterie
S = Schalter
G = Glühbirne

»einschalten«, wird der *Stromkreis* geschlossen. Die Glühbirne (Kontrollgerät) leuchtet auf, wir wissen: jetzt fließt ein Strom (**Abb. 8**).

Der Stromfluß kommt dadurch zustande, daß am negativen Pol ein *Elektronenüberschuß,* am positiven Pol hingegen ein *Elektronenmangel* herrscht. Nach dem Einschalten des Stromes entsteht ein *Druckgefälle* von minus nach plus. Dieses Druckgefälle nennen wir *Spannung.*

1.3.2 Leiter

Wir sagten bereits, daß die Leiter entweder feste Körper oder Flüssigkeiten, in manchen Fällen sogar Gase sein können.

Feste Leiter sind alle Metalle. Am besten leiten Silber, Kupfer, Aluminium, Zink, Eisen und andere.

Flüssige Leiter (Elektrolyte) sind Stoffe, die in flüssiger Form oder in Lösung den Strom leiten. Zu ihnen gehören alle löslichen Säuren, Basen und Salze. Auch der menschliche Körper wird in Anbetracht der in seiner Körperflüssigkeit vorhandenen Lösungen zu den Elektrolyten gerechnet.

Gasförmige Leiter: Dazu ist zu sagen, daß Gase *normalerweise nicht* leiten. Erst durch Erhitzung oder Verdünnung sowie durch Röntgen- oder Gammastrahlen können Gase »ionisiert« und somit leitfähig gemacht werden.

Halbleiter sind chemische Elemente oder Verbindungen von mittlerer Leitfähigkeit, die davon abhängig ist, wie leicht oder wie schwer sich Elektronen aus dem Atomgefüge lösen. Sie werden ebenfalls durch Erwärmung oder Zuführung von anderen Energien leitfähig. Zu den Halbleitern gehören unter anderen: Germanium, Silizium, Selen, Tellur usw. (Hierzu auch Abschnitt: Transistoren.)

Nichtleiter oder *Isolatoren* sind: Gummi, Glas, Porzellan, Papier, Perlon, Seide, trockenes Holz usw.

Halbisolatoren sind Kohle, Öl, feuchtes Holz, nasser Faden, also Stoffe, deren Elektronen fester haften und daher gewöhnlich nicht frei bewegbar sind.

Die Leiter teilt man auch ein in

Leiter 1. Klasse, das sind Stoffe, die sich beim Stromdurchfluß nicht verändern; die Elektrizitätsträger sind Elektronen.

Leiter 2. Klasse, das sind Stoffe, die beim Stromdurchfluß eine chemische Veränderung erfahren (Elektrolyte). Die Elektrizitätsträger sind Ionen.

Zusammenfassend könnten wir sagen, daß die Leitfähigkeit eines Stoffes von der Bewegbarkeit seiner Elektronen abhängt. Und da die Elektronen der äußeren Schale sich leichter abspalten oder anlagern, ist dort eine rege Elektronenbewegung möglich.

1.3.3 Spannung – Elektronenbewegung

Um die freien Elektronen in eine geregelte Bewegung zu bringen, ist eine elektronentreibende Kraft erforderlich. Diese Kraft nennen wir »elektromotorische Kraft« (EMK) und den geregelten Elektronenstrom nennen wir »elektrischen Strom«. Die *EMK* ist also die *Spannung.* Und demnach ist die Batterie nicht nur Stromquelle, sondern auch Spannungsquelle. Die Spannung läßt sich messen. Die Maßeinheit dafür ist das Volt (VOLTA ital. Physiker, 1745–1827, Physiker seit 1810). Den Spannungsmesser nennen wir Voltmeter. Wir können ihn auch anstelle der Glühbirne in unseren Stromkreis einfügen (**Abb. 9**).

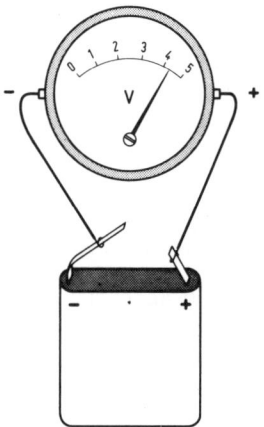

Abb. 9: Taschenlampenbatterie mit angeschlossenem Voltmeter

Man kann die Spannung auch als Druckgefälle oder Potentialdifferenz bezeichnen, die zwischen dem Ort des Elektronenüberschusses und dem des Elektronenmangels bestehen.

Die Elektronenbewegung vollzieht sich nicht etwa so, daß das gleiche Elektron von Anfang bis Ende den Leiter durcheilt. Zu dieser Annahme könnte uns die Stromgeschwindigkeit von 300 000 km/sec (= Lichtgeschwindigkeit) verleiten. Tatsächlich bewegt sich ein Elektron nur eine kurze Wegstrecke in der Zeiteinheit. Man rechnet einige Millimeter oder Zentimeter pro Sekunde. Die Bewegung des einzelnen Elektrons kann man sich etwa so vorstellen, daß ein freies Elektron nach Anlegen der Spannung auf seinem Wege auf ein Atom stößt, wodurch wieder Elektronen abgespalten werden können; es ist auch möglich, daß ein bis dahin positives Atom durch die »Karambolage« wieder neutral wird, indem sich Elektronen anlagern. Und so geht es dahin, bis die Distanz des Leiters »durchwandert« ist. Es ist nicht leicht, diesen Vorgang bildlich zu veranschaulichen. Vielleicht ist dies durch das Beispiel eines mit Wasser gefüllten Schlauches möglich. In dem Augenblick, in dem der Wasserhahn aufgedreht wird, drückt das in den Schlauch strömende Wasser auf das im Schlauch befindliche. Die Wassermoleküle stoßen also aneinander und bewirken somit ein Vorwärtsbewegen der gesamten Wassersäule. Die Wasserteile, die am Ende des Schlauches waren, verlassen diesen als erste ohne zeitliche Verzögerung in dem Augenblick, in dem der Hahn geöffnet wird. Es ist also die Druckwelle (= Spannung), die das Wasser aus dem Schlauch treibt, und was sich beim Strom mit »Lichtgeschwindigkeit« auswirkt, ist ebenfalls die Druckwelle oder EMK, also die Spannung.

1.3.4 Stromstärke

Mit Stromstärke bezeichnen wir die Elektrizitätsmenge, die pro Sekunde durch den Querschnitt eines Leiters fließt. Die Maßeinheit für die Stromstärke ist das Ampere, und das Meßgerät nennt man das Ampere-Meter. Da in manchen Stromkreisen Ströme von nur wenigen Tausendstel Ampere fließen, hat man dafür die kleinere Einheit, das Milliampere (mA) festgelegt. (A. M. AMPERE, franz. Physiker und Mathematiker, 1775–1836.)

1.3.5 Widerstand

Der Elektronenfluß – also der Strom – stößt im Leiter auf einen gewissen, hemmenden Widerstand. Dieser ist abhängig von der Art des Leitermaterials, von der Länge und dem Querschnitt des Leiters. Gute Leiter (Silber, Kupfer, Aluminium, Zink usw.) bieten einen geringeren Widerstand als weniger gute Leiter. Je länger der Leiter ist, und je kleiner sein Querschnitt ist, desto größer ist der

Widerstand. Bei Metallen nimmt der Widerstand mit steigender Temperatur zu (Kaltleiter); bei manchen Werkstoffen nimmt der Widerstand mit steigender Temperatur ab (Heißleiter).

Jeder Strom, der durch einen elektrischen Widerstand fließt, erzeugt Wärme. (JOULEsche Wärme). Diese Wärme ist gleich dem Produkt aus dem Quadrat der Stromstärke und dem Widerstand des Leiters (Formel: I^2 mal R).

Jedes Leitermaterial hat seinen eigenen spezifischen Widerstand. Man berechnet ihn bei 1 Meter Länge und 1 mm² Querschnitt bei einer Temperatur von 20° Celsius.

Spannung (U), Stromstärke (A oder mA) und Widerstand (R) stehen in einem wechselseitigen Verhältnis zueinander, der sich aus dem OHMschen Gesetz ergibt. In der Technik wird das OHMsche Gesetz in formelhaften Kürzungen ausgedrückt:

$$\frac{\text{Spannung}}{\text{Widerstand}} = \text{Stromstärke oder } \frac{U}{R} = I;$$

$$\frac{\text{Spannung}}{\text{Stromstärke}} = \text{Widerstand oder } \frac{U}{I} = R;$$

Stromstärke mal Widerstand = Spannung oder I mal R = U.

Das OHMsche Gesetz gilt aber *nur* für *Gleichstrom* und für *Wechselströme mit niedriger Frequenz.* Für *hochfrequente* Wechselströme *gilt es nicht!*

1.3.6 Leistung – elektrische Leistung

Mit dem Begriff »Leistung« meinen wir im allgemeinen die in einer bestimmten Zeit verrichtete Arbeit oder das dadurch geschaffene Arbeitsergebnis. In der Elektrotechnik meinen wir damit die in der Zeiteinheit geleistete *Arbeit in Watt.*

Die Maßeinheit für die elektrische Arbeit ist die *Wattsekunde.* In der Praxis wird aber die elektrische Arbeit mit größeren Maßen gerechnet:

1 Wattstunde = 3600 Wattsekunden (Ws),

1000 Wattstunden = 1 Kilowattstunde (kWh).

Nach dem Gesetz vom 2. 7. 1969 ist das Watt die einzige gesetzliche Einheit der Leistung[1]. In der Technik ist jedoch als Maßeinheit die Pferdestärke gebräuchlich.

1 PS = 75 mkp/sec (Meterkilopond pro Sekunde) = 735,5 Watt.

Für **elektrischen Strom** gilt: Watt ergibt sich aus der Multiplikation von Spannung (Volt) und Stromstärke (Ampere). 1 W ist also = 1 V mal 1 A (1 VA).

---

[1] Zitiert nach Brockhaus

1.4 Das galvanische Element

Ein großer Teil unserer vorangegangenen Überlegungen bezieht sich auf den Gleichstrom. Weitere Stromarten lernen wir etwas später kennen. Um *reinen* Gleichstrom zu erzeugen, müssen wir auf das galvanische Element zurückgreifen (L. GALVANI, 1737–1798, italienischer Naturforscher und Arzt). Mehrere Elemente zusammengeschaltet heißen Batterien.

Die Funktion eines galvanischen Elements läßt sich am besten durch ein kleines Experiment erklären:

Man füllt ein Becherglas etwa zu ¾ mit reinem Wasser an und schüttet Salmiaksalz hinein. Das Ganze rührt man solange um, bis das Salz völlig aufgelöst ist. Nun nimmt man einen Kohlestab von passender Größe und einen ebensolchen Zinkblechstreifen. Beide schmirgelt man ab und spült sie mit klarem Wasser sauber. Dann tut man beide in die Salmiaklösung und befestigt sie am Glasrand mittels Klemmen. Die Salmiaklösung greift das Zink an, wodurch dieses Elektronen aufnimmt und dadurch negativ aufgeladen wird. Die Kohle wird nicht angegriffen (vgl. Leiter/Halbisolatoren), sie bleibt daher positiv. Zink und Kohle werden zu *Elektroden,* die Salmiaklösung wird zum *Elektrolyt.* Verbindet man nun beide Elektroden mit einem Kupferdraht dergestalt, daß man ihn über ein Voltmeter leitet (wobei Pluspol des Voltmeters mit Pluspol – also Kohle – verbunden werden muß), so kann man die fließende Spannung am Voltmeter ablesen. Das Zink-Kohle-Element stellt eine Elektronenpumpe dar, die solange funktioniert, bis die Salmiaklösung erschöpft oder das Zinkplättchen aufgelöst ist.

Es gibt eine ganze Reihe galvanischer Elemente, doch das Salmiakelement in der beschriebenen Form hat wohl die größere praktische Bedeutung. Es dient auch als *Trockenelement* für Taschenlampen, Klingelanlagen usw. Der Name Trockenelement kommt daher, weil der Elektrolyt nicht in flüssiger Form angewendet wird. Die Salmiaklösung wird mit wasseranziehenden Salzen und mit Weizen- und Sägemehl zu einer teigigen Paste angerührt.

Von den anderen Möglichkeiten ein galvanisches Element zu erzeugen, sei hier nur das **Volta'sche Element** erwähnt. Als Elektrolyt benutzt man hierbei verdünnte Schwefelsäure (mit Vorsicht!) und als Elektroden Kupfer und Zink. In diesem Falle werden *beide* Metalle von der Säure angegriffen und gehen »in Lösung«; nur steigt der Elektronenbestand im Zink höher an als im Kupfer. Zink wird also auch hier negativ, Kupfer positiv.

1.4.1 Stromflußrichtung

In der Praxis hört man oft: *Der Strom fließt von plus nach minus.* Wir sahen jedoch: Der *Elektronenstrom* (also der elektrische Strom) *fließt von minus nach plus.* Was ist richtig?

Im elektro*technischen* Bereich gilt nach wie vor: Der Strom fließt von plus nach minus. Im elektro*physikalischen* Bereich gilt die Richtung des Elektronenstromes also von minus nach plus. Man weiß, daß sich die positiven Ladungen nicht bewegen, sondern nur die negativen, die Elektronen.

1.4.2 Elektrolyte – Elektrolyse

In Lösung befindliche Moleküle von Salzen, Säuren und Basen zerfallen zeitweise in zwei elektrisch geladene Bestandteile mit entgegengesetztem Vorzeichen. Dadurch wird die Lösung elektrisch leitfähig; sie wird zum Elektrolyten. Den Vorgang nennt man *elektrolytische Dissoziation*. Zu einer Trennung der Moleküle in zwei oder mehrere Bruchstücke kann es auch bei hohen Temperaturen kommen. Infolge der Erwärmung entsteht eine größere Wärmebewegung, die ein heftigeres Zusammenprallen der Moleküle auslösen kann und somit eine elektrische Leitfähigkeit bewirkt. In diesem Falle spricht man von einer *thermischen Dissoziation*.

Ein Elektrolyt (Leiter 2. Klasse) muß also Lösungen enthalten oder seine Moleküle müssen in einen Lösungszustand gebracht, z.B. auch geschmolzen werden. Die Darstellung der Dissoziation in Flüssigkeiten und die Ionisation von Gasen ist theoretisch äußerst kompliziert. Am einfachsten lassen sich diese Vorgänge an folgendem Beispiel erläutern.: Man taucht zwei Elektroden in einen Elektrolyten und schließt die Elektroden an einen Gleichstrom an. Dann werden sich an der negativen Elektrode (Kathode) deutlich sichtbare Bläschen entwickeln. Zwar kommt es auch an dem positiven Pol (Anode) zu einer Bläschenbildung, doch ist diese nur halb so stark wie an der Kathode (**Abb. 10**).

Außerdem scheidet sich an der Kathode Metall ab, was offenbar an der Anode abgebaut wird. Die Metallabscheidung ist wohl darauf zurückzuführen, daß der Transport der elektrischen Ladung durch positive Metallionen erfolgt, die auf Grund COULOMBscher Kräfte zum negativen Pol, also zur Kathode wandern.

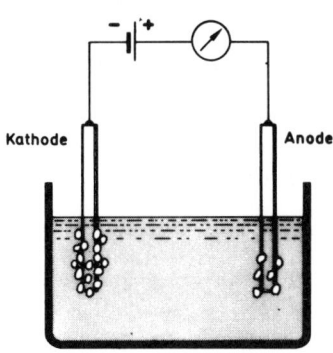

Abb. 10: Chemische Wirkung des Gleichstromes

Ferner bildet sich an der Kathode Wasserstoff und an der Anode Sauerstoff in dem Mengenverhältnis 2:1, was der chemischen Formel für Wasser (H_2O) entspricht. Wenn die Ionen an den Elektroden angekommen sind, scheiden sie sich entweder als neutrale Atome oder Moleküle ab oder gehen mit den Molekülen der Lösung neue Reaktionen ein.

Auf der Basis der elektro-chemischen Dissoziation beruht die *Elektrolyse*. Diese wird angewendet zur Zerlegung von Wasser in Wasserstoff und Sauerstoff sowie zur Abscheidung von festen Metallen (Gold, Silber, Kupfer, Zink) aus den Lösungen der Metallsalze in der *Galvanotechnik*. Auf der Basis elektrolytischer Vorgänge beruht auch die Herstellung von galvanischen Elementen (s. dort).

1.5 Gase

Unter einem Gas verstehen wir Form und Zustand eines Stoffes, in dem sich seine Moleküle frei bewegen und rasch ausbreiten können. Der gasförmige Zustand gehört zu den vier Aggregatzuständen der Materie (Gas, Flüssigkeit, fester Körper, Plasma). Gase lassen sich weitgehend ausdehnen und komprimieren. Sie besitzen untereinander auffallend ähnliche Eigenschaften: Ihre Moleküle sind relativ. weit voneinander entfernt und üben untereinander kaum Anziehungskräfte aus; sie befinden sich in ständiger ungeordneter Bewegung, besitzen also eine gewisse kinetische Energie. Aus zufälligen Zusammenstößen der Moleküle mit der Behälterwand entsteht das, was wir Gasdruck nennen.

Gase sind normalerweise *nicht* elektrisch leitfähig. Erst durch Erhitzung oder Verdünnung (Vakuum) sowie durch Röntgen- und Gammastrahlen können Gase (Plasma) ionisiert und dadurch elektrisch leitfähig werden. Durch hohe Temperaturen dissoziieren dann auch in Gasen die Moleküle.

1.5.1 Vakuum

Ein Vakuum entsteht in einem luftdicht abgeschlossenen Raum (z. B. Glasröhre) der mit Gas gefüllt ist, das durch Abpumpen derart verdünnt wird, daß die Anzah der Gasmoleküle pro Volumeninhalt wesentlich geringer ist als in der Luft unter normalem Luftdruck. Ein vollkommenes Vakuum wäre ein Raum, aus dem alle Moleküle entfernt worden sind. In Laboratorien lassen sich heute Vakua herstellen, die vermutlich »leerer« sind als der interstellare Raum. Zu den Vakuumröhren gehören die Elektronenröhren und die Röntgenröhren. Darüber wird in einem späteren Kapitel berichtet.

1.5.2 Gasentladung

Läßt man unter bestimmten Voraussetzungen einen elektrischen Strom durch eine Glasröhre gehen, die ein *verdünntes* Gas enthält, so können *Gasentladungen* entstehen. Man unterscheidet unselbständige Entladungen von selbständigen. Bei der unselbständigen Entladung werden die Ladungen ständig von außen nachgeliefert, bei der selbständigen Entladung werden sie durch die Entladung selbst erzeugt.

Je nach der Stärke des fließenden Stromes können die Entladungen sichtbar oder unsichtbar sein, man spricht von Dunkel-, Glimm- und Bogenentladungen. Bei der Bogenentladung ist die Kathode stark erhitzt und sendet Elektronen aus. Die Aussendung von Elektronen aus Metallen oder Oxyden bei hohen Temperaturen nennt man *Glühemission*.

Bei der Entladung fällt die Spannung an den Elektroden stark ab. Zwischen ihnen liegt eine Strecke *hochionisierten* Gemischs aus Gasmolekülen, *Ionen, Elektronen* und Lichtquanten (= masselose Elementarteilchen des elektromagnetischen Feldes), die man den Entladungsrumpf nennt. Besondere Formen der Gasentladung sind die *Korona,* die *Büschelentladung* und die *Funkenentladung.*

1.5.3 Gasentladungslampen

Gasentladungen finden z. B. in allen Lampen statt, deren Licht elektrischen Entladungen in verdünnten Gasen oder Dämpfen entstammt. Dazu gehören alle Glimmlampen, Leuchtröhren, Leuchtstofflampen, Metalldampflampen und Bogenlampen. Je nach dem Fülldruck des Gases oder Dampfes unterscheidet man Niederdrucklampen (bis 100 mm Hg-Druck), Hochdrucklampen (einige atü-Druck) und Höchstdrucklampen (20 atü und mehr).

Bei den Niederdrucklampen ist zum Auslösen der Elektronen eine verhältnismäßig hohe Spannung erforderlich. Diese Lampen können daher nicht aus dem Lichtnetz direkt betrieben werden, sondern nur über einen Transformator. Hoch- und Höchstdrucklampen werden mit beheizten Elektroden betrieben und haben eine hohe Lichtausbeute. Viele Gasentladungslampen strahlen ein Linienspektrum aus; ihr Licht ist farbig und wird für Reklamezwecke genutzt.

Leuchtstofflampen sind meist röhrenförmige Gasentladungslampen (Niederdruck-Quecksilberdampf) bei denen innen an ihrer Wandung Leuchtstoffe (fluoreszierende oder phosphoreszierende) aufgebracht sind, die unter dem Einfluß der erzeugten langwelligen UV-Strahlung Licht mit kontinuierlichem Spektrum ausstrahlen. Die Lichtstrahlung der Gasentladung selbst dringt nur wenig durch die Leuchtstoffschicht. Die Gase, die für Leuchtröhren und Leuchtstofflampen verwendet werden, sind vorwiegend Argon, Krypton und Neon (vgl. periodisches System, Gruppe 0, Periode 3, 4 und 5).

Beim Einschalten dieser Lampen sorgt ein Zündgerätstarter für ein kurzes Anheizen der Elektroden und für ein rasches Ausschalten; sind die Elektroden genügend aufgeheizt, so *übernimmt die Gasstrecke die Stromleitung.*

1.6 Magnetismus – Elektromagnetismus

Das Wort »Magnet« ist abgeleitet von »lithos magnetes« = Stein aus der thessalischen Landschaft Magnesia. Es fiel auf, daß dieser Stein auf gewisse Dinge eine Anziehungskraft ausübte. Der Magnetismus ist, wie man jetzt weiß, eine »Anziehungs- oder Abstoßungskraft«, die man beobachten kann, wenn man zwei Magneten oder auch einen Magneten mit Eisen nahe zusammenbringt. Zuerst wurde diese Kraft an »Magnetit« (einem Eisenoxiderz) festgestellt. Stäbe aus Magnetit zeichnen sich durch starke magnetische Kraft an ihren Enden aus. Diese Enden hat man als magnetischen Nord- und Südpol bezeichnet. Ferner hat man beobachtet, daß sich gleiche Pole abstoßen und entgegengesetzte anziehen. Auf die Bezeichnung Nord- bzw. Südpol kam man, als man einen Magnetitstab an einen Faden aufhängte und ins Wasser legte. Hier richtete sich dieser Stab in Nord-Süd-Richtung aus. Und bereits vor dem 13. Jahrhundert benutzte man solche Stäbe als Kompaß. Die Ausrichtung Nord/Süd ist darauf zurückzuführen, daß die Erde selber »magnetisiert« ist. Es wird daher der »nordsuchende« Pol der Magnetnadel (der selber die magnetischen Eigenschaften des irdischen Südpols hat) vom Erdnordpol angezogen.

Aus einem Stück Eisen oder Stahl kann man einen Dauermagneten machen, indem man ihn mit einem Magnetitstab bestreicht. Die Pole des Magneten lassen sich nicht trennen. Man kann also nicht Nord- und Südpol trennen, indem man den Magnetstab in der Mitte durchschneidet. Es entstehen dann vielmehr je zwei Magneten, von denen jeder wiederum einen Nord- und einen Südpol besitzt.

Ein Magnet wirkt auf seine Umgebung je nach seiner Stärke. Den Einwirkungsraum nennt man *magnetisches Feld*. Dieses Feld kann man durch Kraftlinien veranschaulichen (**Abb. 11**).

Bringt man nämlich einen Kompaß in die Nähe eines Stabmagneten, so richtet sich die Kompaßnadel stets nach den Kraftlinien des Feldes aus.

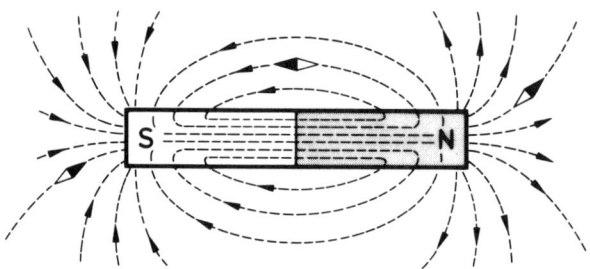

Abb. 11: Kraftfeld eines Stabmagneten

Elektromagnetismus

Im Jahre 1816 entdeckte man, daß sich eine magnetisierte Nadel, die man in die Nähe eines stromdurchflossenen Drahtes bringt, senkrecht zum Stromfluß stellt (OERSTEDscher Versuch) (**Abb. 12**).

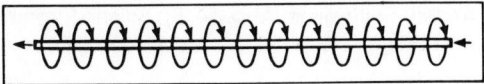

Abb. 12: Um einen stromdurchflossenen Leiter entsteht ein Magnetfeld, das mit einer Magnetnadel feststellbar ist. (OERSTEDscher Versuch)

Später erkannte man, daß jede bewegte Ladung ein Kraftfeld (Magnetfeld) erzeugt. (Wir sahen bereits, daß Strom der »Fluß elektrischer Ladungen« ist.) Ferner beobachtete man, daß ein bewegtes oder sich änderndes Magnetfeld in einem Leiter einen Strom erzeugen kann, wenn sich dieser Leiter innerhalb dieses Feldes befindet.

Wickelt man um einen Stab von Weicheisen einen elektrischen Leiter (z.B. Kupferdraht) und schickt einen Strom hindurch, so wird der Stab zum Magneten. Nord- und Südpol eines solchen Magneten hängen von der Stromrichtung innerhalb der Wicklung ab. Maßgebend für die Stärke des Magneten ist die Stromstärke und die Anzahl der Windungen des Drahtes (**Abb. 13**).

Als Magnetkern kann man auch Siliziumstahl verwenden; wesentlich ist allein, daß die verwendeten Stoffe magnetische Kraftlinien gut in sich aufnehmen können.

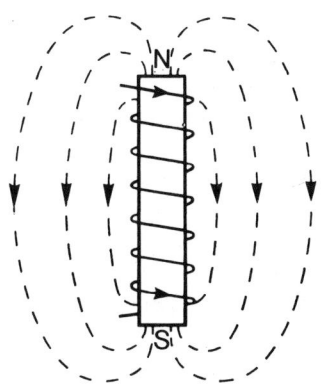

Abb. 13: Ein Weicheisenkern wird zum Elektromagneten, wenn man ihn mit einem Kupferdraht umwickelt und durch diesen Draht einen Strom schickt.

Ein Elektromagnet läßt sich magnetisieren und entmagnetisieren, indem man den Strom an- oder abschaltet. Wie oben gesagt, erzeugt und besitzt jede bewegte Ladung nicht nur das eigene *elektrische* Feld, sondern zusätzlich ein *magnetisches* Feld, dessen Feldlinien die Bewegungsrichtung kreisförmig umschlingen (**Abb. 14**). Fließt der Strom in einem geschlossenen Kreis, so verhält er sich wie ein Magnet: die aus der einen Seite austretenden Feldlinien münden nach Umkreisung des Stromes in die andere Seite ein (s. **Abb. 14, 5**). Solche Ströme wirken auch wie Magneten.

Ein gleichmäßig fließender Strom ruft ein gleichmäßiges bzw. gleichbleibendes Magnetfeld hervor. Ändert sich jedoch die Geschwindigkeit der bewegten Ladung, so ändert sich auch die magnetische Feldstärke, wodurch ein zusätzliches *elektrisches Feld* entsteht, das die *magnetischen Feldlinien ringförmig* umgibt (s. Abb. 14, 7). Dieses elektrische Feld wirkt der Geschwindigkeitsänderung gewissermaßen bremsend entgegen. Bringt man eine Kupferdrahtschleife in das Magnetfeld, so kann das elektrische Feld in dem Draht eine Spannung erzeugen (Induktion).

Bei rasch hin- und herschwingenden Ladungen, wie sie beim Wechselstrom zugrunde liegen, lassen sich elektrische und magnetische Felder nicht mehr trennen, sie verschmelzen zu e i n e m elektromagnetischen Feld, dessen periodische Schwankungen als *elektromagnetische Schwingungen* erscheinen.

1.7 Gleichstrom – Wechselstrom – Drehstrom

Der Name *Gleichstrom* rührt daher, weil er stets in einer gleichbleibenden Richtung fließt. Graphisch dargestellt verläuft er z. B. oberhalb einer »Null-Linie« (**Abb. 15**), wobei es von untergeordneter Bedeutung ist, ob er konstant oder gewellt pulsierend, ob er in rechteckigen oder in dreieckigen Impulsen verläuft.

Reiner Gleichstrom wird jedoch nur in galvanischen Elementen erzeugt (siehe dort). Zusammengeschaltete Elemente heißen Batterien. Der reine Gleichstrom wird vornehmlich für physikalische Messungen oder biologische Prozesse verwendet.

Mittels eines Gleichrichters (s. dort) kann man Wechselstrom in Gleichstrom umwandeln. Das geschieht z. B. in elektronisch arbeitenden Geräten, wie sie u. a. in der Elektrotherapie benutzt werden. Die Gleichrichterfunktion vollzieht sich da in Gleichrichterröhren oder Transistoren. Sie lassen vom Wechselstrom nur immer eine Halbwelle in der gleichen Richtung passieren.

Eine andere Art der Gleichstromerzeugung geschieht durch Gleichstromgeneratoren (s. d.), doch findet dieser Gleichstrom vorwiegend für den Betrieb von Straßenoder Schnellbahnen Verwendung.

Der *Wechselstrom* ist dadurch gekennzeichnet, daß er die Richtung periodisch wechselt. Graphisch dargestellt zeigt er eine sinusförmige Kurve (s. **Abb. 15**), die

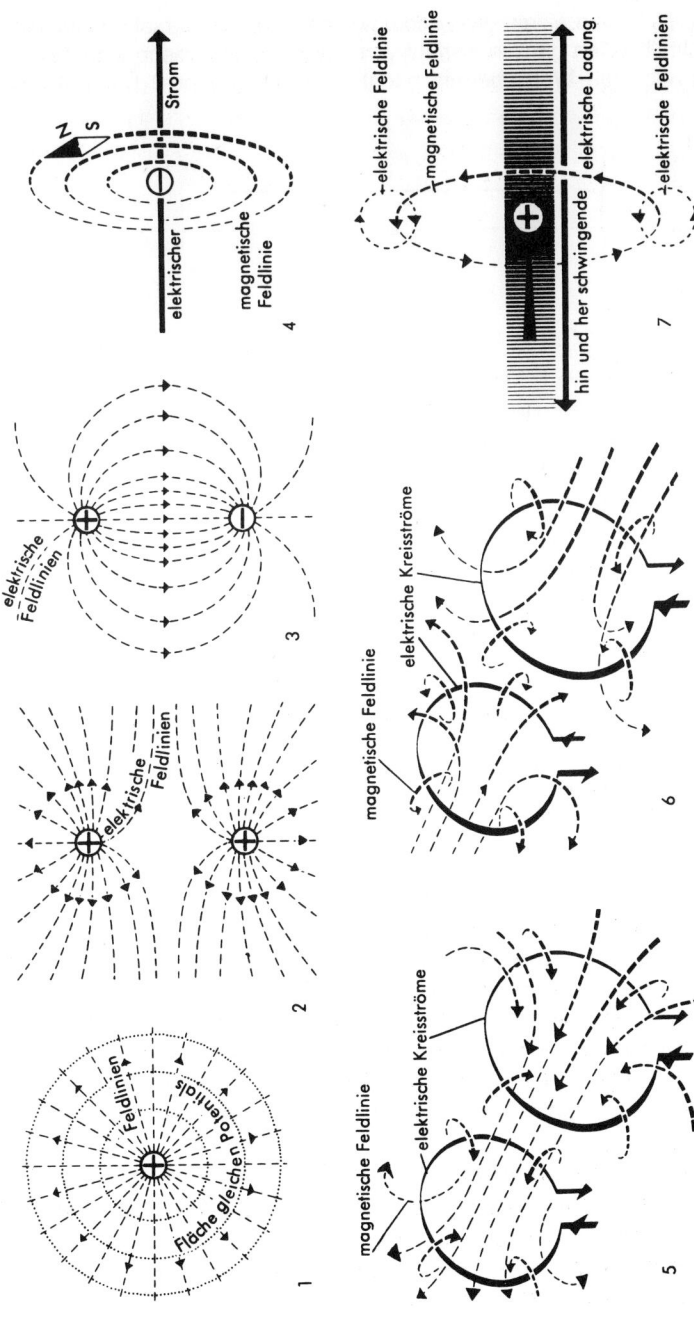

Elektrizität: 1 Elektrisches Feld einer positiven Ladung. 2 Felder zweier gleichnamiger, 3 zweier ungleichnamiger Ladungen. 4 Magnetfeld eines elektrischen Stroms. 5 Magnetfelder zweier gleichsinnig, 6 zweier ungleichsinnig fließender Kreisströme. 7 Magnetisches und elektrisches Feld einer hin- und herschwingenden elektrischen Ladung

Abb. 14: Elektrische und magnetische Felder und ihr gegenseitiges Verhalten (nach Brockhaus)

39

oberhalb der Null-Linie einen »Wellenberg« und unterhalb derselben ein »Wellental« beschreibt. Den ganzen Verlauf vom Beginn des Wellenberges bis zum Beginn des nächsten Wellenberges nennt man eine Periode. Die Höhe des

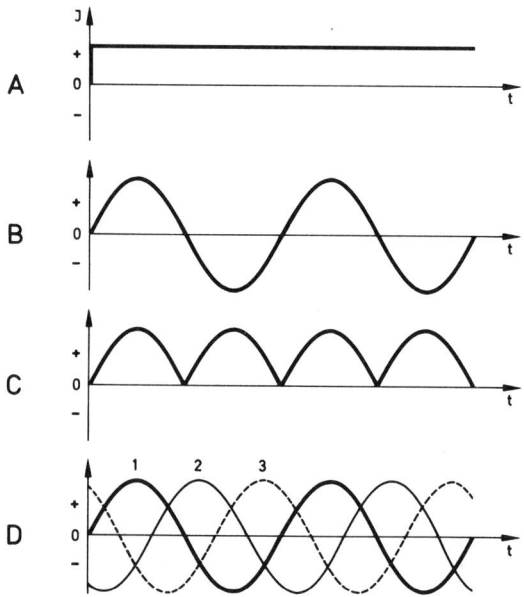

Abb. 15: Graphische Darstellung der Stromarten
A = Gleichstrom, B = Wechselstrom, C = gleichgerichteter Wechselstrom, D = Drehstrom (= Dreiphasen Wechselstrom)

Wellenberges bzw. die Tiefe des Wellentales heißt Amplitude. Die Häufigkeit der Perioden pro Sekunde nennt man Frequenz. Sie wird nach Hertz (Hz) gezählt. Der Wechselstrom, der aus unserem Leitungsnetz kommt, hat eine Frequenz von 50 Hz. (Die in der Elektrotherapie häufig benutzten Frequenzen aus dem Mittel- und Hochfrequenzbereich werden an anderer Stelle gesondert behandelt.)
Der Verlauf der Sinuskurven (s. Abb. 15 und **Abb. 16**) veranschaulicht nicht nur die Frequenz, sondern auch das An- und Absteigen der Stromstärke innerhalb einer Periode.
Der allgemein übliche Wechselstrom wird als *Einphasenstrom* bezeichnet. Bei dem weniger häufigen *Zweiphasenwechselstrom* ist die eine Phase gegenüber der ersten etwas verschoben. Dieser wird hier nur der Vollständigkeit halber erwähnt.
Häufiger findet der *Dreiphasenwechselstrom* (Drehstrom) als Kraftstrom Verwendung. Er stellt gewissermaßen eine Verkettung von drei Wechselströmen dar, die

gegeneinander um 120° = einem Drittel der Periode verschoben sind (s. Abb. 15).
Im Bereich der Therapie wird er als Antriebsstrom für Unterwasserdruckstrahl-
Pumpen verwendet.

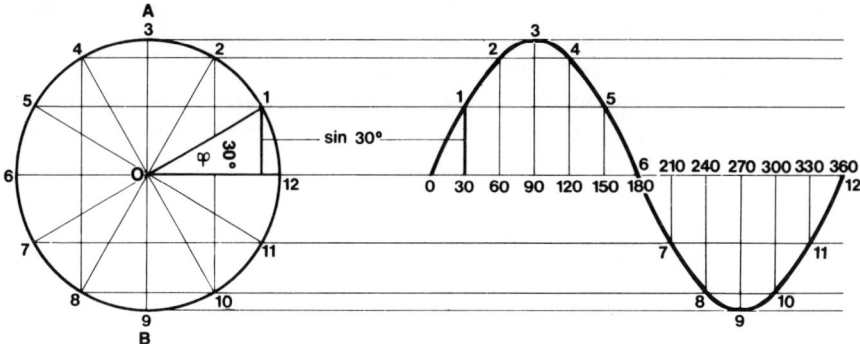

Abb. 16: Konstruktion einer Sinuskurve
Die Konstruktion geht von der Bewegung eines Kreispendels aus (links).

1.7.1 Generator – Elektromotor

Zur Erzeugung und Aufrechterhaltung elektrischer Ströme benutzt man neben
galvanischen Elementen und Akkumulatoren vor allem die spannungserzeugende
Wirkung veränderlicher Magnetfelder in *Generatoren*. Das Funktionsprinzip, stark
vereinfacht dargestellt, ist folgendes:

Ein elektrischer Leiter, der sich in einem magnetischen Feld bewegt, induziert
eine elektrische Spannung (vgl. Seite 38). Bei geschlossenem Stromkreis fließt
dann ein Strom.

Bei einem einfachen Generator wird das Magnetfeld von einem feststehenden
Dauermagneten oder von einem Elektromagneten geliefert. Als »Leiter« funktio-
niert ein »Anker«, der aus einem Weicheisenkern besteht, auf den eine isolierte
Drahtspule gewickelt ist. Dieser Anker ist auf einer Welle drehbar gelagert. Läßt
man die Welle rotieren (Wasserkraft, Dampfkraft), so dreht sich der Anker im
Magnetfeld, und in der Ankerspule wird ein Strom induziert.

Beide Enden der Spule sind mit einem Schleifring auf der Welle verbunden, und auf
den Schleifringen läuft je eine Kohlebürste, die mit dem äußeren Stromkreis
verbunden ist. Die Stärke des induzierten Stromes hängt ab:

1. Von der Stärke des Magnetfeldes,
2. von der Anzahl der Drahtwindungen auf dem Anker,
3. von der Rotationsgeschwindigkeit des Ankers.

In so einer einfachen Generatorkonstruktion kehrt sich die Stromrichtung während
einer Umdrehung zweimal um und erzeugt so einen *Wechselstrom*.

41

Zur Erzeugung von *Gleichstrom* verwendet man *anstelle der beiden Schleifringe einen geteilten Ring,* einen sogenannten *Kommunator.* Wenn sich der Kommunator dreht, hat jede Kohlebürste *abwechselnd* mit jedem der beiden Schleifring*segmente* Kontakt. Der Übergang von einem Segment zum andern erfolgt genau dann, wenn sich die Richtung des Stromes in der Spule umkehrt. Auf diese Weise liefert der Generator Gleichstrom.

Praktisch kann man sowohl den Magneten als auch den Anker rotieren lassen. Den rotierenden Teil des Generators nennt man Rotor, den festmontierten Stator. Bei Gleichstromgeneratoren ist der Anker der Rotor und der Magnet (oder die Magneten) der Stator (**Abb. 17**).

Kleingeneratoren können mit einem Benzinmotor oder mit einer Handkurbel betrieben werden. Auch zur Stromerzeugung für Fahrradbeleuchtung werden Kleingeneratoren angewendet.

Während der Generator mechanische Energie in elektrische umwandelt, geschieht beim Elektromotor genau das Gegenteil: Er wandelt elektrische Energie in mechanische um. Funktionsprinzip und Konstruktion des Elektromotors gleichen denen eines Generators, nur wird der Motor durch den Strom in Funktion gesetzt, wobei die vom stationären Magnetfeld ausgeübten Kräfte die gewünschte Drehung erzeugen. Elektromotoren lassen sich ebenfalls für Wechsel- und Gleichstrom herstellen. Es gibt auch Universalmotoren, die man sowohl mit Gleich- als auch mit Wechselstrom betreiben kann.

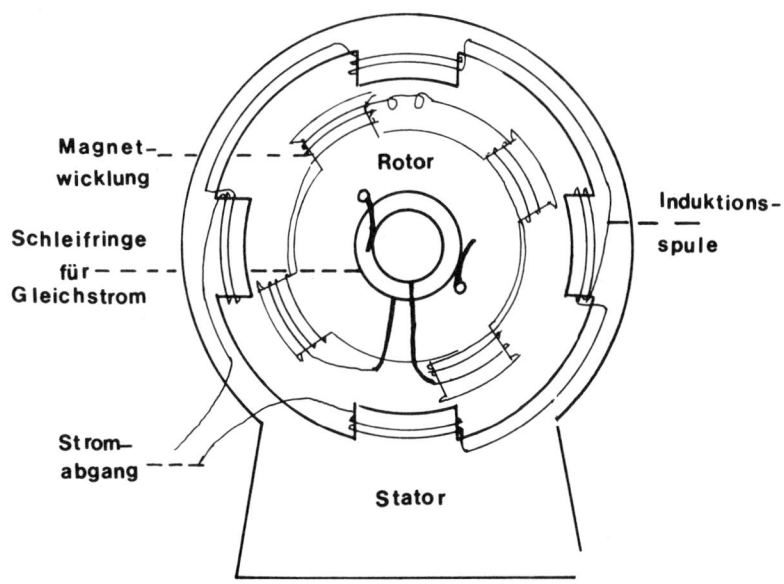

Abb. 17: Innenpol-Generator

1.7.2 Transformator – Umformer – Gleichrichter

Transformatoren dienen der Umwandlung einer elektrischen Wechselspannung in eine andere gleicher Frequenz. (Für die Umwandlung von Wechselstrom in Gleichstrom gibt es besondere Umformer.) Transformatoren gibt es für die verschiedensten Verwendungszwecke in vielfältigen Arten und Größen. Die einfachste Form besteht aus einem »ringförmigen« Eisenkern, auf den zwei Spulen gewickelt sind. Die Primärspule bildet zusammen mit der Wechselstromquelle den Primärkreis. Die Sekundärspule ist mit dem Verbraucher verbunden (**Abb. 18**). Beide Kreise sind völlig voneinander getrennt und gegeneinander isoliert. Bei einfachen Transformatoren sind die Drähte von Primär- und Sekundärspule um die gegenüber liegenden Hälften des Eisenringes gewickelt. Wenn im Primärkreis ein Wechselstrom fließt, entsteht in der Primärspule ein *magnetisches Wechselfeld.* Dieses wird durch den Eisenring auch in die Sekundärspule geführt, so daß **im Sekundärkreis durch Induktion** ein Wechselstrom erzeugt wird.

Die Spannung im Primärkreis verhält sich zu der des Sekundärkreises wie die Windungszahl der Primärspule zu jener der Sekundärspule. Hat z. B. die Sekundärspule **mehr** Windungen als die Primärspule, so wird die Spannung erhöht (= hinauftransformiert), besitzt sie weniger, so wird die Spannung heruntertransformiert.

Unsere Netzspannung von 220 Volt muß hinauftransformiert werden für den Gebrauch von manchen Leuchtstoffröhren, Röntgenröhren, und vor allem für den Transport elektrischer Energie über große Entfernungen; bei niedriger Spannung würde ein zu großer Energieverlust entstehen.

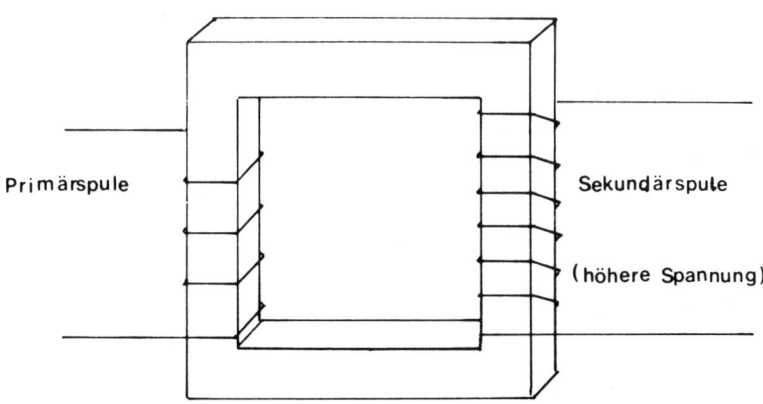

Primärspule

Sekundärspule

(höhere Spannung)

Abb. 18: Funktionsprinzip eines Transformators.

Niedrigere Spannungen als unsere Netzspannung benötigt man z. B. für Klingelanlagen (Klingeltransformatoren). Klein-Transformatoren haben weniger Leistung als 1 Watt; Groß-Transformatoren haben bis zu 400 Millionen Watt Leistung. Sogenannte Meßtrafos sind nur für die *Netzfrequenz* (50 Hz) geeignet.

Umformer sind Maschinen, die Wechselstrom oder Drehstrom in Gleichstrom umformen. Von den verschiedenen Arten seien hier zwei erwähnt:

1. Der umlaufende (rotierende) Kontakt-Umformer, der durch besondere Schaltvorgänge Wechselstrom in Gleichstrom – nicht umgekehrt – wandelt.
2. Der ruhende – nicht umlaufende – Umformer mit Stromrichtventilen, der unter der Bezeichnung Stromrichter bekannt ist. Dazu zählen Gleichrichter, Wechselrichter und andere.

Wechselrichter sind Geräte, die Gleichstrom in Wechselstrom umformen können. Eine weitere Abart sind die *Umrichter,* die Wechselstrom in Wechselstrom anderer Frequenzen oder aber Gleichstrom in Gleichstrom anderer Spannung umwandeln.

Für die Elektrotherapie sind besonders die *Gleichrichter* von Interesse, die Wechselstrom in Gleichstrom umwandeln. Sie funktionieren nach dem Prinzip, daß sie den Strom in einer Richtung durchlassen und für die Gegenrichtung sperren. Gleichrichter gibt es in verschiedenen Ausführungen. In elektrotherapeutischen Geräten überwiegen zahlenmäßig die Gleichrichterröhren und die Transistoren.

Damit begeben wir uns in das Gebiet der *Elektronik.* Unter Elektronik verstehen wir die technische Anwendung von elektrischen Geräten, in denen Elektronenröhren und Transistoren als schaltende, verstärkende, steuernde und anzeigende Bauelemente benutzt werden.

1.7.3 Elektronenröhren als Gleichrichter

Auf dem Prinzip der Gasentladungs- bzw. Vakuumlampen beruht die Funktion der Elektronenröhre. Die einfachste Bauart ähnelt der einer Glühlampe. Ihre Größe entspricht etwa der Hälfte einer Streichholzschachtel. Voraussetzung hier wie da ist eine Glasröhre oder Glaskolben, in dem ein Vakuum herrscht. Ferner muß ein Glühfaden als Kathode vorhanden sein. Die Kathode ist, wie **Abb. 19** zeigt, an einem Stromkreis angeschlossen, den wir Kathoden- oder Heizstrom nennen. Darüber hinaus besitzt die Elektronenröhre einen zweiten Stromkreis, den sogenannten Anodenstromkreis. Die Anode besteht aus einem Stückchen Anodenblech. Sie ist am Pluspol der Spannungsquelle angeschlossen und steht der Kathode gegenüber.

Der Kathodenstrom bringt die Kathode zum Glühen. Dadurch kommt es zu einer Glühemission, d. h. Elektronen verlassen den Glühdraht und bilden eine »Elektronenwolke«. Diese Wolke wird von der positiven Anode angezogen. Der Anodenstrom fließt solange wie die Glühkathode Elektronen abgibt.

Für die Funktion ist es wichtig, daß ein Anodenstrom fließt. Aus diesem Grunde muß die Kathode am Minuspol, die Anode am Pluspol angeschlossen sein. Im umgekehrten Falle würde kein Strom fließen.

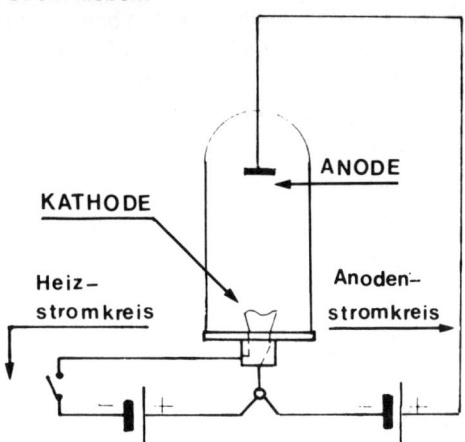

Abb. 19: Diode, Aufbau und Funktion.

Das ist die Situation bei Verwendung einer *Gleichstromquelle.* Wird statt dessen eine *Wechselstromquelle* benutzt, so wechselt an der Anode fortlaufend Plus mit Minus ab, und *nur während an der Anode der Pluspol wirksam ist,* fließt ein Strom. Eine so konstruierte Elektronenröhre nennt man *Diode.* Sie wird durch den beschriebenen Funktionsablauf zum Gleichrichter (Gleichrichterröhre), indem sie den Strom nur nach einer Richtung hin fließen läßt.

Im Prinzip entsprechen alle Elektronenröhren der *Diode* oder »Zweipolröhre«. Daneben gibt es andere Typen, bei denen der Elektronenstrom innerhalb der Röhre durch zusätzliche Anschlüsse beeinflußt wird, so z. B. bei der *Triode* (Dreipolröhre und so weiter). Bringt man bei einer Diode zwischen Kathode und

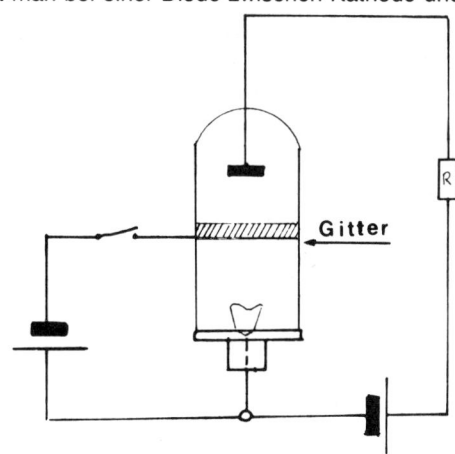

Abb. 20: Triode, Aufbau und Funktion.

Anode eine weitere Elektrode an, die *Gitter* genannt wird, so erhält man eine Triode (**Abb. 20**). Diese kann als elektronischer Schalter eingesetzt werden. Das Gitter besteht meist aus einem Drahtnetz oder einer Spirale. Damit kann der Anodenstrom *innerhalb* der Röhre beeinflußt werden. Ist das Gitter negativ gepolt, so behindert es die Elektronen, die zur Anode fließen wollen: es stößt sie ab (weil negativ und negativ sich abstoßen). In diesem Falle kommt kein Anodenstrom zustande. Besteht keine negative Spannung am Gitter, so kann der Strom ungehindert fließen.

Im Gegensatz zu einem mechanischen Schalter kann mittels der Triode der Anodenstrom in 1 Sekunde viele millionenmal ein- und ausgeschaltet werden!

Je nach Größe der negativen Spannung, die man am Gitter anlegt, kann der Anodenstrom in seiner Stärke gesteuert werden: Ist die Spannung gering, läßt sie eine gewisse Anzahl von Elektronen durch, ist sie stärker, können nur weniger Elektronen fließen, und bei einer bestimmten Spannungshöhe kommt der Elektronenstrom ganz zum Stillstand.
Noch vor kurzem gab es für elektronische Schaltungen ausschließlich Elektronenröhren. In jüngerer Zeit benutzt man in der Regel *Halbleiterbauelemente,* wie z. B. die *Halbleiterdiode* und den *Transistor.*

1.7.4 Halbleiterdiode

hat die Elektronenröhre in vielen Fällen abgelöst. Zur Herstellung einer Halbleiterdiode verwendet man Halbleitermaterial wie Germanium und Silizium. (Selen und Kupferoxydul benutzt man nur noch in seltenen und speziellen Fällen). Halbleiter sind – wie der Name sagt – chemische Stoffe, die aufgrund ihres speziellen Widerstandes nur eine mittlere Leitfähigkeit besitzen. Durch Zusätze von Iridium, Antimon etc. können sie einen Überschuß an freien Elektronen erhalten, wodurch ihre Leitfähigkeit gesteigert wird. Man kann wahlweise Halbleiter herstellen, die besonders negativ leiten. In der Fachsprache spricht man von n-leitendem Material; solche, die besonders positiv leiten, heißen p-leitende Materialien. Liegt das n-leitende Material am Pluspol und das p-leitende am Minuspol der Stromquelle, so entsteht zwischen den Halbleiterwerkstoffen eine *Sperrschicht;* umgekehrt läßt sie den Strom durch. Also nur wenn das *p*-leitende Material am *Plus*pol liegt, *fließt der Strom.* Die Halbleiterdiode ist also – wie die Gleichrichterröhre – ein Gleichrichter.
Halbleiterdioden haben manchmal nur d i e G r ö ß e e i n e s S t e c k n a d e l k o p f e s ! Sie sind also wesentlich kleiner als die Gleichrichterröhre, haben praktisch kein nennenswertes Gewicht und sind weniger empfindlich. Das sind wohl auch die Gründe, weshalb sie die Röhre weitgehend verdrängt haben.

1.7.5 Transistoren

stellen eine Weiterentwicklung der Halbleiterdiode dar. Sie bestehen ebenfalls aus unterschiedlichen Halbleiterwerkstoffen.

Der Name »Transistor« setzt sich zusammen aus »transfer« (»über« oder »darüber hinweg«) und »resistor« (Widerstand) und bedeutet soviel wie *Übertragungswiderstand.*

Transistoren gibt es in vielen unterschiedlichen Bauweisen. Zwei davon seien hier genannt. Der *Legierungstransistor* und der *Diffusionstransistor.* Der Legierungstransistor besteht aus dem Halbleiter *Germanium,* auf den eine Schicht *Indium* aufgeschmolzen wird, wodurch ein p-leitendes (positiv leitendes) Material entsteht. Je tiefer dieses in das Germanium eindringt, desto größer werden die p-leitenden Schichten. Eine Germaniumscheibe, die auf *beiden Seiten* eine Auflage von Indium besitzt, heißt *pnp-*Transistor.

Der Diffusionstransistor entsteht durch ein anderes Herstellungsverfahren. Hier läßt man auf eine *Siliziumscheibe* gasförmige Stoffe einwirken. Die Siliziumscheibe wird zuvor mit einer Lochscheibe abgedeckt, so daß das Gas nur an bestimmten Stellen einwirken kann. Und *nur* an diesen Stellen des Materials wird die Siliziumscheibe verändert. Anstelle von Indium wird auch Aluminium und Gallium zur Förderung der Leitfähigkeit verwendet.

Von den vielen Herstellungsweisen soll hier nur eine durch eine Skizze veranschaulicht werden. Die **Abb. 21** zeigt den Aufbau eines pnp-Transistors. Dieser besteht aus drei Schichten: 1. dem Kollektor, 2. der Basis, 3. dem Ermitter. Jede dieser drei Schichten hat einen Anschluß, dessen Polarität aus der Skizze hervorgeht.

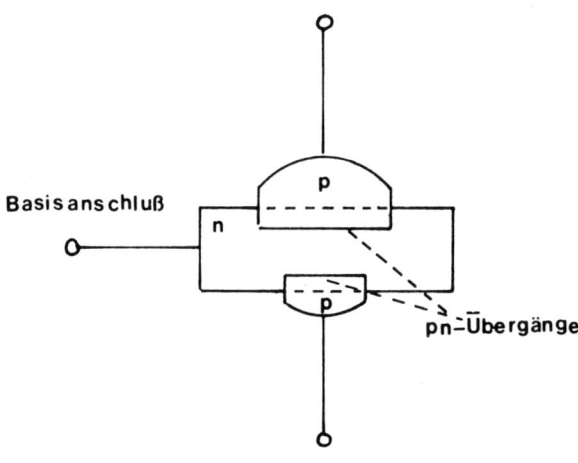

Abb. 21: Schema eines pnp-Transistors.

47

Das Funktionsprinzip eines Transistors ist dem einer Triode ähnlich. Auch mit einem Transistor kann ein Stromkreis ein- und ausgeschaltet und in seiner Stärke gesteuert werden. Das Besondere dabei ist, daß man mit einem geringeren Strom (Basisanschluß) einen *vielhundertmal stärkeren Betriebsstrom* (Kollektoranschluß) schalten und steuern kann.

Die Zahl der Halbleiterbauelemente ist verwirrend groß. Hier seien nur noch namentlich einige der bekanntesten erwähnt, die aber nur für größeren Leistungsbedarf benötigt werden: Leistungstransistor, Thyriston und die Triggerdiode, auch Diac genannt.

Transistoren, die für schwache Ströme benötigt werden, sind in kleinen Gehäusen aus Glas oder Kunststoff untergebracht.

1.8 Elektrische Meßinstrumente

Amperemeter sind Meßgeräte, mit denen man die Stromstärke messen kann; für kleinere Stromstärken wird ein *Milliamperemeter* benötigt.

Voltmeter dienen der Spannungsmessung.

Vielfachmeßgeräte sind Meßwerke, in denen ein Amperemeter und ein Voltmeter vereinigt sind; durch entsprechende Schalter kann man wahlweise die Stromstärke oder die Spannung messen. Vielfachmeßgeräte sind sowohl für die Gleichstrom- als auch für die Wechselstrommessung verwendbar.

Die Messung beruht auf der Stromwirkung. So arbeitet das Hitzedraht-Ampereme-

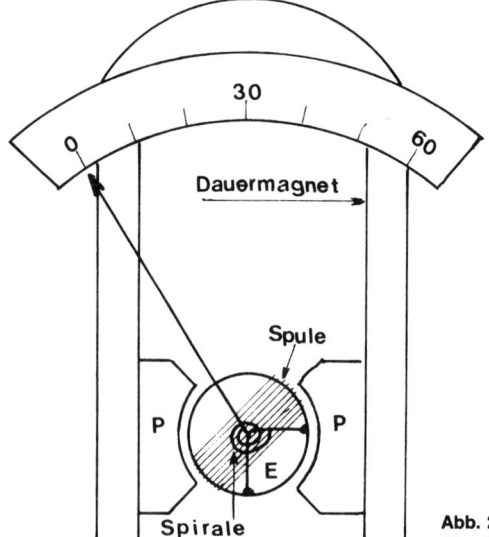

Abb. 22: Schema eines Drehspulgalvanometers. (P = Polschuhe, E = Eisenkern)

48

ter aufgrund der Wärmewirkung, das Drehspulgerät sowie das Dreheisengerät aufgrund der magnetischen Wirkung.

Dreheisengeräte eignen sich für Gleich- und Wechselstrom, Drehspulgeräte für Gleichstrom.

In den meisten medizinischen Geräten sind hochempfindliche *Galvanometer* eingebaut, die nach dem Drehspulsystem arbeiten. Sie haben einen weiten Zeigerausschlag und können daher genauestens reguliert werden.

Da das Drehspulgalvanometer für medizinische Geräte am meisten interessiert, soll es etwas näher beschrieben werden.

Das Kernstück ist eine stromdurchflossene Spule, die sich im Magnetfeld eines Dauermagneten bewegen läßt. Zwischen den Polschuhen und der Spule läßt ein schmaler Spalt diese freie Bewegung zu. Die Spule ist auf ein Rähmchen gewickelt und mit einem Zeiger verbunden. Sobald ein Strom durch die Spule fließt, vollzieht sie eine Drehbewegung und nimmt den Zeiger mit. Die Ablenkung des Zeigers entspricht dem Meßstrom. Drehspulgalvanometer dienen sowohl der Strom- als auch der Spannungsmessung (**Abb. 22**).

1.9 Alphabetische Kurzfassung: Physik II

Ampere:
Einheit der Stromstärke (I), siehe Definition unter Stromstärke.

Arbeit, elektr.:
Einheit Wattsekunden (Ws, elektr. Energie).

Aufladung:
Vgl. Ladung.

COULOMB (C):
Einheit der elektr. Ladung (1 C = 6,242 · 10^{18} Elektronen, abgerundet 6 Trillionen; fließt 1 C in 1 sec. durch einen Leiter, so beträgt die Stromstärke 1 Ampere (kurz: 1 C = 1 A sec.).

Dielektrikum:
Isolierende Schicht zwischen zwei Kondensatorplatten.

Diode:
Vacuumröhre mit zwei Polen (Kathode/Anode), die z. B. als Gleichrichterröhre eingesetzt werden kann.

Drehstrom:
Siehe Stromarten.

Dynamo:
Siehe Generator.

Elektrizität:
Alle Erscheinungen, die mit der ruhenden oder in geregelte Bewegung versetzte elektr. Ladungen oder aber die mit Ladungen oder mit Strömen verbundene elektr. Energie zusammenhängen.

Elektrolyse:
Erscheinungen des elektrischen Stromes, der durch eine dissoziierte Lösung einer chemischen Verbindung geleitet wird. Auf diese Weise kann z. B. Wasser in Wasserstoff und Sauerstoff zerlegt werden; auch feste Metalle (Gold, Silber, Kupfer) können aus Lösungen von Metallsalzen abgeschieden werden.

Elektrolyt:
Stoff, der in flüssiger Form oder in Lösung elektrischen Strom leitet. Alle löslichen Säuren, Basen und Salze sind Elektrolyten. Der menschliche Körper kann aufgrund seiner Gewebsflüssigkeiten als Elektrolyt angesehen werden.

Elektromagnet:
Gerät, das ein elektromagnetisches Feld erzeugt, wenn es von einem elektr.

Strom durchflossen wird. Schaltet man den Strom ab, hört die magnetische Wirkung auf.

Elektromagnetische Schwingungen:
Bei sehr hochfrequenten Wechselströmen und den damit verbundenen sehr rasch hin- und herschwingenden Ladungen lassen sich elektrische und magnetische Felder nicht mehr trennen, sie verschmelzen zu einem elektromagnetischen Feld, dessen periodische Schwankungen als elektromagnetische Schwingungen erscheinen.

Elektromagnetisches Spektrum:
El.-magn. Strahlung

Elektromotor:
Setzt elektr. Energie in mechanische um.

Elektromotorische Kraft (EMK):
Spannung (U), gemessen nach Volt (V), ist jene Kraft, welche die ungeregelten Elektronenbewegungen in geregelte verwandelt. Siehe auch „Spannung".

Elektronenröhren:
Vacuumröhren, die vielseitige Verwendung haben (Gleichrichter-, Schalterfunktionen).

Elektrostatik:
Lehre von den zwischen ruhenden elektrischen Ladungen wirkenden Kräften. Gewöhnliche Materie ist elektr. neutral, d. h. positive und negative Teilchen sind in gleicher Anzahl vorhanden. Grundlegendes Gesetz ist das COULOMB'sche Gesetz: „Die zwischen zwei Punktladungen wirkende Kraft ist proportional dem Produkt der beiden Ladungen und umgekehrt proportional zum Quadrat des Abstandes zwischen ihnen. Dabei stoßen gleichnamige Ladungen einander ab und ungleichnamige ziehen einander an."

Elemente, galvanisch:
Mehrere zusammen heißen Batterien, dienen der Erzeugung von reinem Gleichstrom, z. B.: In eine Salmiaklösung stellt man einen Zink- und einen Kohlestab. Durch elektrolytische Vorgänge entsteht Gleichstrom.

Farad:
Maßeinheit der Kapazität (kleinere Einheiten sind Mikro-, Nano- und Picofarad).

Feld (elektr. oder magnet.):
Einflußbereich d. elektr. Ladungen oder eines Magneten.

Frequenz:
Eigentlich Häufigkeit der Wiederkehr von Ereignissen bestimmter Art in einer

Zeiteinheit. Die physikalische Maßeinheit ist das Hertz (Hz). 1 Hz = 1 Schwingung pro Sekunde. Größere Einheiten: Kilohertz (kHz), Megahertz (MHz), Gigahertz (GHz).

Galvanometer:
Drehspulgalvanometer (Abb.: 22), Meßgerät für Strom- und Spannungsmessung.

Gase:
Form bzw. Zustand eines Stoffes, in welchem sich die Moleküle frei bewegen und rasch ausbreiten können. Gas = einer der vier Aggregatzustände der Materie (Gas, Flüssigkeit, fester Körper, Plasma).

Gasentladungslampen:
Vacuumlampen, Glimmlampen, Leuchtröhren etc. Je nach Fülldruck unterscheidet man Niederdruck-, Hochdruck- und Höchstdrucklampen. Gase für Leuchtröhren etc. sind Argon, Krypton und Neon (vgl. Periodisches System).

Generator:
Maschine, die mechanische Energie in elektrische umwandelt (Dynamo).

Gleichgewicht elektr. Ladungen:
Siehe Ladungen.

Gleichrichter und -röhren:
Verwandeln Wechselstrom in Gleichstrom, indem sie den Strom nur nach einer Richtung durchlassen (siehe Diode, Triode).

Gleichstrom:
Fließt nur nach einer Richtung, kann aus Wechselstrom mittels Gleichrichter erzeugt werden. Reiner Gleichstrom durch das galvanische Element.

Halbleiterdiode:
Hat die Elektronenröhren als Gleichrichter weitgehend abgelöst. Herstellung unter Verwendung von Halbleitermaterial (Germanium, Silizium, seltener Selen oder Kupferoxydul). Sie lassen den Strom nur nach einer Richtung passieren. Weiterentwicklung = Transistoren (siehe dort).

Influenz:
Ladungstrennung auf einem Leiter, der in ein elektr. Feld gebracht wird.

Isolatoren:
Be- oder verhindern den Durchgang von elektr. Strom (siehe Leiter).

JOULEsche Wärme:
Wärme, die von einem Strom in einem elektr. Leiter erzeugt wird (Produkt aus dem Quadrat von Intensität mal Widerstand ($I^2 \cdot R$); großer Widerstand gleich große Wärme (Bügeleisen etc.).

Kapazität:
Speicherungsvermögen eines Kondensators, gemessen in Farad (F); kleinere Einheiten: Mikro-, Nano- und Picofarad.

Kondensator:
Vielseitig verwendbares Bauelement zur Speicherung von elektr. Ladungen; besteht im wesentlichen aus zwei Platten, einem Dielektrikum (isolierende Zwischenschicht zwischen den Platten); sperrt Gleichstrom, läßt Wechselstrom je nach Frequenz durch (je höher die Frequenz, desto größer die Durchlässigkeit). Kapazität ist abhängig von der Größe der Platten, von der Höhe der Spannung und von dem Abstand der Platten sowie von der Art des Dielektrikums.

Ladung:
Vgl. Elektrostatik und COULOMB.
Ladung ist im Gleichgewicht, wenn positive und negative Teilchen in gleicher Anzahl vorhanden sind. *Auf*laden eines Körpers hebt das Gleichgewicht auf (Vermehrung der negativen oder Minderung der positiven Teilchen). *Ent*laden: Gleichgewicht wird wieder hergestellt.

Ladungstrennung:
Durch Influenz im Elektroskop (vgl. Abb: 7). Ein Elektroskop kann – nachdem es aufgeladen ist – zur Messung z. B. von ionisierter Luft benutzt werden.

Leiter:
Feste Leiter (alle Metalle), flüssige Leiter (Elektrolyte), gasförmige Leiter (können erst durch Ionisierung leitfähig gemacht werden). Halbleiter: Germanium, Silizium, Selen, Tellur u. a.). Nichtleiter oder Isolatoren: Gummi, Glas, Porzellan, Seide, trockenes Holz usw. Halbisolatoren: Kohle, Öl etc.

Leiter 1. Klasse:
Verändern sich nicht bei Stromdurchfluß (Metalle);

Leiter 2. Klasse:
Elektrolyte. Verändern sich chemisch bei Stromdurchfluß.

Leitfähigkeit:
Abhängig von der Anzahl freier Elektronen.

Leistung:
Die in einer Zeiteinheit verrichtete Arbeit etc. gemessen in Watt. (Gesetz vom 2. 7. 1969: Die einzige Einheit der Leistung ist das Watt.)
1 Ps = 75 kpm/sec (Meter Kilopond in der Sekunde) ist gleich 735,5 Watt.
Multiplikation von Spannungen und Stromstärke = Watt (1 W = 1 V · A).
(Zit. nach Brockhaus).

Magnetfeld:
Wirkungsbereich magnetischer Feldlinien.

Magnetismus:

Anziehungs- oder Abstoßungskraft zweier Magneten oder eines magnetischen Materials.

Um einen stromdurchflossenen Leiter entsteht ein Magnetfeld, das sich mit einer Magnetnadel feststellen läßt.

Ein Weicheisenkern wird zum Elektromagneten, wenn er mit einem Kupferdraht umwickelt ist, durch den ein elektr. Strom fließt.

Maßeinheiten für elektr. Strom:

Volt (Spannung/U), Ampere (Stärke/I), Ohm (Widerstand/R), Watt (Leistung/W).

Neutrale Körper:

Werden vom positiven und vom negativen Pol angezogen.

OHMsches Gesetz (gilt nicht für Hochfrequenz):

Die Formeln für das OHMsche Gesetz lauten:

$$\frac{Spannung}{Widerstand} = Stromstärke \quad oder \quad \frac{U}{R} = I;$$

$$\frac{Spannung}{Stromstärke} = Widerstand \quad oder \quad \frac{U}{I} = R;$$

Stromstärke mal Widerstand = Spannung $I \cdot R = U$.

Sinuskurven:

Siehe Abb. 16:

Spannung:

Elektromotorische Kraft (EMK), die das Druckgefälle zwischen Elektronenüberschuß und Elektronenmangel anzeigt; gemessen in Volt (V).

Strom, elektr.:

Setzt voraus: Stromkreis und Stromleiter. Ein Strom kann fließen, wenn ein Stromkreis geschlossen ist. Er ordnet ungeordnete Elektronenbewegungen in festen Stoffen (feste Leiter). Elektrischer Strom wird auch als Übertragung elektr. Ladung definiert.

Stromrichtung:

Elektrotechnisch: von plus nach minus; elektrophysikalisch: von minus nach plus.

Stromstärke:

Siehe Ampere; Ampere i s t Stromstärke, kleinere Intensitätseinheiten = Milliampere.

Wenn durch einen Leiter die Ladung von 1 COULOMB pro Sekunde bewegt wird, so ist das gleich 1 Ampere (1 Asec = 1C). Die Ladungsmenge (Elektrizitätsmenge) ergibt sich aus Stromstärke mal Zeit. Anders ausgedrückt: Elektrizitätsmenge (Q) durch Zeit (t) ergibt Stromstärke (I) im Leiter.

Transformator:
Dient der Umwandlung einer elektrischen Wechselspannung in eine andere gleicher Frequenz; z. B. 220 V Wechselstrom von 50 Hz wird in eine höhere oder niedrigere Spannung von 50 Hz umgewandelt.

Transistor:
Halbleiter (Verstärkungs- und Schaltelement). Weitere Entwicklungsstufen für höheren Leistungsbedarf sind u. a. Thyristoren und die Triggerdiode, auch Diac genannt.

Triode:
Gleichrichterröhre mit Gitter.

Wechselstrom:
Wechselt fortlaufend Stärke und Richtung. Eine Abart ist der Drehstrom: Dreiphasenstrom, bei dem die Phasen um 120° gegeneinander verschoben sind (= $\frac{1}{3}$ der Periode).

Widerstand:
Abhängig vom Material, von der Länge und vom Querschnitt des Leiters. Maßeinheit = OHM. Vgl. OHMsches Gesetz.

1.10 Tabellarische Übersichten

1.10.1 Elektromagnetische und mechanische Schwingungen*)

Vorkommen in der Medizin	Frequenz (Hz) etwa	Wellen- länge	Vorkommen in der Technik
I. Elektromagnetische Schwingungen			
Galvanisation			Technischer
Iontophorese	0		Gleichstrom, z. B. Straßen- und Gru- benbahnen
Elektrokardiographie, Elek- troenzephalographie	$0,1-10^3$		Technischer Wech- selstrom
Reizstrom (Niederfrequenz- therapie)	$0-10^4$		
Elektrische Lähmungsbe- handlung	$0,4-2$		
Tetanisierende Ströme	$20-10^4$		
Elektrogymnastik (d. ge- schwellten Impulsstrom)	50		
Bernardsche Ströme	$50-100$		
Reizstrommassage nach TRÄBERT	140		
Interferenzströme	$4 \cdot 10^3$		
Hochfrequenztherapie	$3 \cdot 10^5$	1000 m	
	$3 \cdot 10^{10}$	bis 10 cm	
Klassische Diathermie	$3 \cdot 10^5 - 10^6$	1000 m bis 300 m	Langwellenfunk, Mittelwellenfunk
Kurzwellentherapie	$1,36 \cdot 10^7;$ $2,7 \cdot 10^7;$ $4,07 \cdot 10^7$	11 m	
Dezimeterwellentherapie	$4,3 \cdot 10^8$	69 cm	Kurzwellenfunk
Mikrowellentherapie	$2,4 \cdot 10^9$	12,4 cm	Ultrakurzwellen- funk
Ultrarottherapie	10^{13}		Lichtstrahlen
Lichttherapie	10^{14}		
Ultraviolett-Therapie	10^{15}		
Grenzstrahltherapie	10^{16}		
Röntgendiagnostik	10^{17}		Gamma- u. Rönt- genstrahlen
Röntgentherapie	10^{18}		
	10^{19}		
	10^{20}		
Gamma-Strahlen	10^{21}		
	10^{22}		
	10^{23}		Kosmische Höhen- strahlung

*) Nach Hdb. d. Phys. Therapie, Bl./Grober

Fortsetzung auf der nächsten Seite

II. *Mechanische Schwingungen:*

	Frequenz (Hz) etwa	Wellen-Länge
Infraschall	1	330 m
Hörbarer Schall	10	33 m
	10^2	3 m
	10^3	30 cm
	10^4	3 cm
Ultraschall	10^5	3 mm
	10^6	300 μm
	10^7	30 μm

Tabelle 1

Die in der Tabelle angegebenen Werte für Frequenz und Wellenlänge sind durch die Formel $\lambda \cdot f = 3 \cdot 10^8$ [Wellenlänge λ (m), Frequenz f (Hz)] errechnet.

1.10.2 Maßeinheiten (allgemein)

1 pm	= Picometer	10^{-12} m oder	10^{-10} cm
1 Å	= Angström	10^{-10} m oder	10^{-8} cm
1 nm	= Nanometer	10^{-9} m oder	10^{-7} cm
1 μ	= Mikron (My)	10^{-6} m oder	10^{-4} cm
1 mm	= Millimeter	10^{-3} m oder	10^{-1} cm
1 cm	= Zentimeter	10^{-2} m	
1 dm	= Dezimeter	10^{-1} m oder	10^1 cm
1 m	= Meter	10^0 m oder	10^2 cm
1 km	= Kilometer	10^3 m oder	10^5 cm

300 000 km/sec = 1 Lichtsekunde = 3 mal 10^{10} cm

Tabelle 2

1.10.3 Elektrische Maßeinheiten

A (Ampere) Einheit der Stromstärke

1 mA	= Milliampere	= 10^{-3} A
1 μA	= Mikroampere	= 10^{-6} A
1 nA	= Nanoampere	= 10^{-9} A
1 pA	= Picoampere	= 10^{-12} A

Ω (Ohm) Einheit des Widerstandes

1 kΩ	= Kiloohm	= 10^3 Ω
1 MΩ	= Megaohm	= 10^6 Ω
1 GΩ	= Gigaohm	= 10^9 Ω

V (Volt) Einheit der Spannung

1 mV	= Millivolt	= 10^{-3} V
1 μV	= Mikrovolt	= 10^{-6} V

F (Farad) Einheit der Kapazität
1 mF   = Millifarad   = 10^{-3} F
1 μF   = Mikrofarad   = 10^{-6} F
1 nF   = Nanofarad   = 10^{-9} F
1 pF   = Picofarad   = 10^{-12} F

H (Henry) Einheit der Induktivität
1 mH   = Millihenry   = 10^{-3} H
1 μH   = Mikrohenry   = 10^{-6} H

Hz (Hertz) Einheit der Frequenz
1 Hz   = 1 Schwingung/sec
1 kHz   = Kilohertz   = 10^3 Hz
1 MHz   = Megahertz   = 10^6 Hz oder 10^3 kHz
1 GHz   = Gigahertz   = 10^9 Hz

1.10.4 Mengen- und Konzentrationseinheiten

Mol (mol) Mengeneinheit:
    soviel Gramm einer chemischen Verbindung, wie das Molekulargewicht angibt;
1 mmol   = Millimol   = 10^{-3} mol
1 pmol   = Picomol   = 10^{-12} mol

Val (val)   Einheit der Konzentration
    1 val   = soviel Gramm, die der Menge eines Elements entspricht, die 1
             Grammatom (= 1,0087 g) Wasserstoff ersetzen kann.

Umgang mit Hochzahlen

Die Hochzahl zeigt die Potenz an, in die die Grundzahl erhoben werden soll.
Beispiel: 10^3 bedeutet 10 in der 3. Potenz oder 10 mal 10 mal 10 = 1000.
Bei Zahlen, die einen Dezimalbruch enthalten, rückt man das Komma um so viel
Stellen nach rechts, wie die Potenzzahl angibt. Beispiel: Die Kurzwelle arbeitet mit
einer Frequenz von 27,12 MHz oder 27,12 mal 10^6 Hz = 27120 000,0 Hz.

Sehr kleine Zahlen werden mit ›Minus-Hochzahlen‹ ausgedrückt. Beispiel: 1/1000
(als Dezimalzahl = 0,001) wird 10^{-3} geschrieben. Will man die Zahl 12,4 mal 10^{-6}
in Dezimalstellen ausdrücken, so rückt man das Komma um so viel Stellen nach
links, wie die Potenzzahl angibt; also 0, 000 0124.

Beim Niederschreiben von Hochzahlen bedient man sich oft entsprechender
Vorzeichen oder Vorsätze, so z.B.:

E	= Exa	= 10^{18}	oder 1 Trillion	
P	= Peta	= 10^{15}	oder 1 Billiarde	
T	= Tera	= 10^{12}	oder 1 Billion	
G	= Giga	= 10^{9}	oder 1 Milliarde	
M	= Mega	= 10^{6}	oder 1 Million	
k	= Kilo	= 10^{3}	oder 1 Tausend	
h	= Hekto	= 10^{2}	oder 1 Hundert	
D	= Deka	= 10^{1}	oder Zehn	
		10^{0}	oder Eins	
d	= Dezi	= 10^{-1}	oder 1 Zehntel	
c	= Centi	= 10^{-2}	oder 1 Hundertstel	
m	= Milli	= 10^{-3}	oder 1 Tausendstel	
μ	= Mikro	= 10^{-6}	oder 1 Millionstel	
n	= Nano	= 10^{-9}	oder 1 Milliardstel	
p	= Pico	= 10^{-12}	oder 1 Billionstel	
f	= Femto	= 10^{-15}	oder 1 Billiardstel	
a	= Atto	= 10^{-18}	oder 1 Trillionstel	

Tabelle 3

2 Elektrophysiologische Grundlagen

2.1

2.1.1 Reizbarkeit – Erregbarkeit

Der lebende Organismus ist in der Lage auf Veränderungen seines äußeren und inneren Milieus zu reagieren. Solche Veränderungen bezeichnet man summarisch als *Reize*. Man unterscheidet ganz allgemein natürliche oder adäquate Reize von künstlichen oder inadäquaten Reizen. Zu den natürlichen Reizen am Nerven zählt man Veränderungen, die an den Nervenendigungen, an Synapsen oder durch Vermittlung der Rezeptoren Nervenimpulse auslösen können. Zu den künstlichen Reizen rechnet man solche physikalischer oder chemischer Natur wie z. B. Druck, Schlag, Licht- und Schalleinwirkungen sowie thermische Reize, Säuren- und Baseneinwirkungen. Elektrische Reize nehmen in gewissem Sinne eine Sonderstellung ein, da sie direkt am Membranpotential angreifen.

Die Fähigkeit auf Reize mit einer Erregung zu reagieren, nennt man *Irritabilität* (als primäre Reaktion auf einen Reiz entsteht eine lokale Antwort). Unter *Exzitabilität* versteht man die sekundäre Reaktion einer Gewebsstruktur. Diese ist spezifischer Art, d. h. Nervenzellen und -fasern leiten die Erregung weiter, Muskelfasern kontrahieren sich, Drüsenzellen sezernieren. (Bei einem Schlag aufs Auge sieht man Funken als spezifische Reaktion des Sehnerven auf einen Reiz.) Am Nerven unterscheidet man eine *örtliche* Reaktion von einer *fortgeleiteten*. Um überhaupt eine Erregung auslösen zu können, muß der Reiz eine gewisse Mindeststärke haben, die wir als *Schwellenreizstärke* bezeichnen. Überdies muß der Reiz eine gewisse Mindestzeit einwirken. Nur *überschwellige Reize* führen zu einer fortgeleiteten Reaktion, die sich als Erregungswelle ausbreitet und noch in einer gewissen Entfernung vom Reizort gemessen werden kann. *Unterschwellige Reize* bleiben auf den Ort der Einwirkung beschränkt. Andererseits führt eine Steigerung der Reizintensität über den Schwellenwert hinaus *nicht* zu einer Zunahme der Reizbeantwortung. Dieses besondere Verhalten nervöser Strukturen (auf unterschwellige Reize nur lokal, auf überschwellige selbst nach Steigerung der Intensität *nicht* vermehrt zu reagieren) wird als » A l l e s - o d e r - N i c h t s - G e s e t z « bezeichnet. Dieses Gesetz gilt nur für das Verhalten einer e i n z e l n e n Zelle! Werden bei elektrischen Reizungen – je nach Stromstärke und Reizfläche – mehr oder weniger Zellen gereizt, so äußert sich das z.B. in einer stärkeren oder schwächeren Muskelzuckung.

2.1.2 Ruhe und Erregung

sind gegensätzliche Zustände. In der Ruhe befinden sich die chemischen und physikalischen Prozesse an der Zellmembran in einem gewissen »stationären« – d.h. *Gleichgewichts – Zustand*. Die Erregung verändert periodisch diesen Zustand und löst eine Reihe chemisch-physikalischer Vorgänge aus.

Die *Zellmembran* spielt sowohl in der Ruhe als auch bei Erregung eine wesentliche Rolle. Über ihren Aufbau ist jedoch noch nicht allzu viel bekannt. Soviel ist sicher, daß sie die Nervenzelle und die Nervenfaser umhüllt und etwa 70 Å dick ist (1 Å = ein zehnmillionstel Millimeter; Angström = dänischer Physiker, 1814-1874). Diese unvorstellbar dünne Membran besteht aus regelmäßig angeordneten Schichten von Lipoid- und Proteinbausteinen (Fette und Eiweiße), deren Eigenschaften maßgeblich die elektrischen Erscheinungen bei der Erregung bestimmen (**Abb. 23a und b**).

Man kann die Membran als eine Trennschicht zweier wässriger Lösungen von sehr unterschiedlicher Ionenzusammensetzung ansehen. Die Trennung ist aber keine absolute, da die Membran eine selektive Permeabilität (Durchlässigkeit) für Ionen besitzt; sie läßt z.B. Kalium- und Chloridionen leichter passieren als Natriumionen.

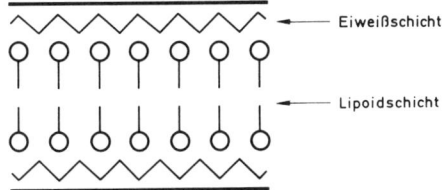 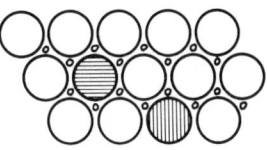

Eiweißschicht

Lipoidschicht

Abb. 23: Hypothetischer Aufbau erregbarer Membranen;
a) Membran als Doppelschicht von Lipoid- und Eiweißmolekülen,
b) Lipoidgruppe flächig dargestellt.
(Zwischen den Lipoidmizellen befinden sich „Poren", die in Wasser gelöste Moleküle von entsprechender Größe passieren lassen können. – Dicke der Membran ca. 80 Å, Durchmesser der Poren ca. 4 Å.) (Nach Lullies–Trincker: Taschenbuch der Physiologie, Bd. II.)

Ionentheorie

Die Ionen sind im Zellinneren anders verteilt als im Zelläußeren. Nach STEINHAU-SEN ist diese Verteilung bei Warmblütern wie folgt:

intrazellulär			*extrazellulär*		
Na^+	12	mval	Na^+	145	mval
K^+	155	mval	K^+	4	mval
Cl^-	3,8	mval	Cl^-	120	mval
HCO_3^-	8	mval	HCO_3^-	27	mval
Proteine und			Proteine		
Phosphate	155	mval	etc.	7	mval

(mval vgl. Tabelle 1.10.4)

61

Nach dieser Übersicht beträgt der Unterschied zwischen intra- und extrazellulär bei Na^+ 1:12, bei K^+ 38:1, bei Cl^- 1:30 und bei HCO_3^- 22:1. (Andere Tabellen zeigen aufgrund abweichender Meßmethode unterschiedliche, im Prinzip doch ähnliche Werte.)

Aus diesen Konzentrationsdifferenzen baut sich eine elektrische Spannungsdifferenz (Membranpotential) in Ruhe auf, das als Ruhepotential bezeichnet wird. Im wesentlichen ist dieses Ruhepotential ein doppelseitig wirksames K^+/Cl^- Potential, dessen Stärke im Ruhezustand zwischen 70 und 90 mV beträgt. Es ist so gerichtet, daß *die Innenseite der Membran negativ zur Außenseite ist.* (**Abb.** 24)

Wie aus der Tabelle ersichtlich, sind die K^+-Ionen innen höher konzentriert als außen. Durch Diffusionskräfte werden sie daher nach außen gezogen. Sie können aber nicht völlig frei nach außen »diffundieren«, weil sie durch die intrazellulären Eiweiß-Anionen – also durch negative elektrische Kräfte – daran gehindert werden. Sie lagern sich daher an der A u ß e n s e i t e der Membran an.

Die Cl^--Ionen sind außen höher konzentriert als innen. Sie streben aufgrund der osmotischen Kräfte nach innen. Doch können sie – umgekehrt wie die K^+-Ionen – nicht völlig nach innen dringen, weil sie durch die Na^+-Ionen der Außenseite daran gehindert werden. Sie lagern sich an der I n n e n s e i t e der Membran an.

Die Na^+-Ionen sind extrazellulär ebenfalls höher konzentriert als intrazellulär. Während aber bei K^+- und Cl^--Ionen elektrochemisch ein gewisses Gleichgewicht vorhanden ist (die positiven Kaliumionen werden durch negative Eiweiß-Anionen, die Cl^--Ionen durch die positiven Natriumionen in ihrem Diffusionsbestreben gehindert), streben bei *Na^+-Ionen beide Kräfte nach innen* (einmal infolge der negativen Ladung des Zellinnern, zum andern durch die osmotisch/chemischen Kräfte). Die elektro-chemischen Kräfte wirken gewissermaßen **passiv** auf die Ionenbewegung ein, und diese passive Einwirkung wird als Ionen-*Netto*-Bewegung bezeichnet.

Die Einwirkung der negativen Anionen auf die positiven Kationen (und umgekehrt) nennt man den »*elektrischen* Gradienten«. Der »*chemische*« Gradient wirkt in der Richtung des Konzentrationsgefälles. Wie bereits erwähnt, ist die Zellmembran keine absolute »Trennwand« zwischen Zellinnerem und -äußerem. Sie besitzt eine gewisse Durchlässigkeit. Es könnte also innerhalb einer relativ kurzen Zeit zu einer »Natrium-Überschwemmung« des Zellinneren kommen, während Kalium in größerem Maße nach außen diffundiert. Ein solches Mißverhältnis würde zu einem völligen Abbau des Ruhepotentials führen. Da dies nicht der Fall ist, muß ein Mechanismus vorhanden sein, der für den notwendigen Ausgleich sorgt, indem »überschüssiges« Natrium wieder nach außen und entsprechendes Kalium wieder nach innen transportiert wird. Diesen Mechanismus hat man »Natrium-Kalium-Pumpe« genannt. Unter dem Begriff »Pumpe« versteht man eigentlich eine *Umschreibung* eines sehr komplizierten *energieverbrauchenden* Systems, in welchem ATP (Adenosintriphosphat) verbraucht wird, wobei bisher unbekannte

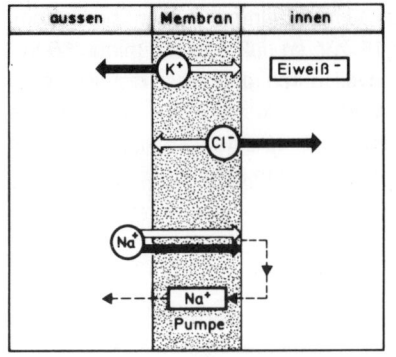
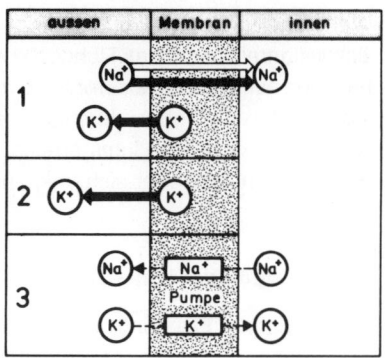

Abb. 24: Schematische Darstellung der Entstehung des Ruhepotentials (nach BAUST, Handbuch der Physikalischen Therapie, Bd. I).

Abb. 25: Schematische Darstellung des Ablaufes von Depolarisation (1), Repolarisation (2) und Restitution (3) (nach BAUST, Handbuch der Physikalischen Therapie, Bd. I).

chemische Substanzen (Carrier) Na$^+$ bzw. K$^+$ reversibel (= umkehrbar) binden, transportieren oder ablösen sollen. Für Chloride wird ein solches aktives Transportsystem nicht angenommen.

Der *aktive* Transport ist an die *lebendige, gesunde* Zelle gebunden. Eine Zelle, die z. B. durch sogenannte Stoffwechselhemmer wie Kaliumcyanid oder Strophantin vergiftet ist, hat die Fähigkeit verloren, Na$^+$ herauszuschaffen und K$^+$ intrazellulär zu konzentrieren.

Die Erregung:
Elektrische Potentialdifferenzen an Membranen und deren Änderungen sind mit dem Sauerstofftransport durch die Zellmembran verknüpft und spielen bei der Erregung und Erregungsleitung in Muskel- und Nervenfasern eine entscheidende Rolle. Wir sahen bereits, daß die Erregung als Reaktion auf Reize aufgefaßt werden kann, die »örtlich« oder »fortgeleitet« in Erscheinung tritt. Der auslösende Schwellenreiz muß eine gewisse Mindeststärke haben und ein gewisse Mindestzeit dauern. (Vgl. »Alles-oder-Nichts-Gesetz«.) So kann z. B. elektrischer Strom, der zur Änderung des Membranpotentials führt, als »elektrischer Reiz« eine Erregung bewirken. Umgekehrt führt aber auch eine Erregung zu einer elektrischen Veränderung – zu einem *Aktionspotential* – und zu einem elektrischen Strom – dem *Aktionsstrom* – der wiederum als elektrischer Reiz wirken kann. Daraus läßt sich die Möglichkeit der »Fortpflanzung der Reize« erkennen.

Das wesentlichste Merkmal einer Erregung ist die *Depolarisation*, also die *Umkehr des Membranpotentials* in Ruhe. *Dabei wird* die *Außenseite negativ* und die *Innenseite positiv.* (**Abb. 25**)

Das Ruhepotential der Membran wird mit einer Stärke von -80 mV angegeben (der

Wert ist schwankend und kann −70 bis 90 mV betragen). Der auslösende Schwellenreiz senkt das Ruhepotential um 15 mV, so daß dies auf minus 65 mV reduziert wird. Das Absinken ist möglich, weil durch den Reiz die Membran plötzlich für Na^+-Ionen durchlässiger wird und der Einstrom des Natriums die Austrittsstärke des Kaliums erreicht. Es kommt nun zu einem explosionsartigen Erregungsvorgang, der sich in knapp einer Millisekunde abspielt.

2.1.3 Depolarisation – Repolarisation – Restitution

Der Ablauf der Erregung, der sich zur völligen Wiederherstellung des ursprünglichen Ruhepotentials abspielt, läßt sich in drei Phasen darstellen (**Abb. 25**).

1. Phase: *Depolarisation*
   Die Durchlässigkeit der Membran für Na^+-Ionen wird größer, der Membranschwellenwert wird auf -65 mV gesenkt, der Na^+-Einstrom wird immer größer und übertrifft den K^+-Ausstrom, das Ruhepotential wird praktisch auf Null abgebaut.

2. Phase: *Repolarisation*
   Nach Beendigung des Na^+-Einstromes und somit der Beendigung der Depolarisation kommt es zu einer Repolarisation. Das bedeutet, daß zunächst ein Potential unter umgekehrten Vorzeichen entsteht: das Zellinnere erreicht auf dem Höhepunkt dieses Vorgangs ein *Plus* von ca. 40 mV »positiv« gegenüber dem Zelläußeren. Damit ist der eigentliche Erregungsprozeß abgeschlossen.

3. Phase: *Restitution*
   Durch die bereits beschriebene Natrium-Kalium-Pumpe wird das überschüssige Na^+ wieder nach außen und das K^+ nach innen transportiert, bis das ursprüngliche Ruhepotential von -80 mV wieder erreicht ist.

Die Potentialänderungen, die während der De- und Repolarisation stattfinden, werden *Aktionspotential* genannt. Im vorliegenden Beispiel betrug die Ausgangsspannung während der Ruhe -80 mV, und die am Ende der Repolarisation festgestellte intrazelluläre Spannung betrug +40 mV. Das ergibt zusammen ein Aktionspotential von 120 mV. (**Abb. 26**)
Der *Anstieg* des Aktionspotentials erfolgt in Bruchteilen von Millisekunden. *Charakteristisch ist die Umkehrung des negativen Ruhepotentials ins Positive.* Der über die Nullinie hinausgehende positive »Überschuß« wird auch »Overshoot« genannt.
Während der Dauer des Aktionspotentials ist die Membran völlig unfähig, auf einen weiteren Reiz zu reagieren. Sie befindet sich im sogenannten *absoluten Refraktärstadium,* auch absolute Refraktärphase genannt. Die Reizschwelle ist in diesem

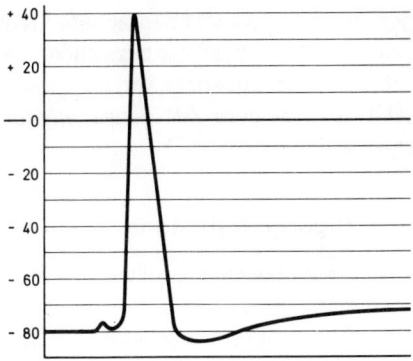

Abb. 26: Aktionspotential von −80 mV bis +40 mV ansteigend („overshoot" von 40 mV) (aus Taschenbuch der Physiologie von Lullies-Trincker).

Stadium außerordentlich hoch und kann daher nicht überschritten werden (**Abb. 27**).

An das absolute Refraktärstadium schließt sich ein *relatives Refraktärstadium* an, in welchem die Reizschwelle bereits wieder niedriger ist, wodurch zunächst eine lokale Reizbeantwortung, dann aber – mit wachsendem zeitlichen Abstand – ein Aktionspotential mit zunehmender Amplitude erzeugt werden kann.

Die Dauer der gemessenen absoluten Refraktärphase ist von der jeweiligen Meßmethode abhängig und beträgt ungefähr um 1 Millisekunde. Durch diese Refraktärzeit ist auch die maximale Frequenz bestimmt, in der Impulse (= Aktionspotentiale) durch eine Nervenfaser geleitet werden können. Eine markhaltige Nervenfaser kann daher bei künstlicher Reizung höchstens 800 – 1000 Impulse/sec leiten; aber nach kurzer Zeit wird bei so hohen Frequenzen das

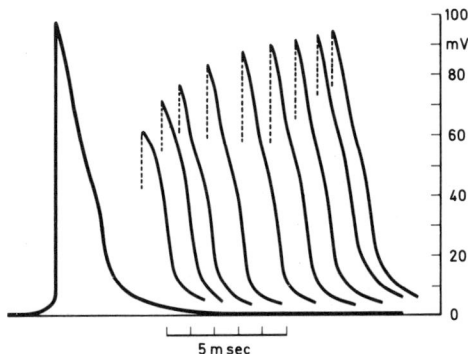

Abb. 27: Aktionspotentiale des RANVIER-Knotens während des relativen Refraktärstadiums. An das absolute Refraktärstadium schließt sich das relative an, in dem zunächst nur lokale Antworten möglich sind (nach LÜTTGAU).

Refraktärstadium länger und die maximal übertragbare Frequenz sinkt ab. Dies wird als typische »Ermüdung« eines Systems bezeichnet, das nach dem »Alles- oder Nichts-Gesetz« arbeitet. Mit Frequenzen von 50 – 100 Hz hingegen können markhaltige Nervenfasern über längere Zeit gereizt werden, ohne daß solche Ermüdungserscheinungen auftreten.

2.2 Elektrotonus – Erregungsfortleitung

Unter Elektrotonus versteht man bestimmte, einschneidende Zustandsverände- rungen am Nerven, die dadurch entstehen, daß man einen elektrischen Strom durch den Nerven leitet. Je nach Art der Erscheinungen spricht man von einem *physikalischen* und einen *physiologischen* Elektrotonus.

2.2.1 Der physikalische Elektrotonus

Am einfachsten lassen sich die Vorgänge durch die **Abb. 28** erläutern. Die Zeichnung zeigt schematisch einen Längsschnitt durch einen Teil des Nerven. Der Punkt »E« bezeichnet eine äußere Stromquelle, durch die der Strom in den Nerven geleitet wird. Links und rechts davon sind in gewissen Abständen »Ableitelektro- den« angesetzt. Die Buchstaben »G« bezeichnen Galvanometer, mit denen die abgeleiteten Ströme gemessen werden. Die Buchstaben A, M und J beziehen sich auf die »Kernleiterstruktur«, wobei A und J gutleitende Außen- bzw. Innenleiter darstellen, während M die polarisierbare Membran (Axonmembran bei marklosen, Markscheide bei markhaltigen Fasern) andeutet.

Die Stromimpulse breiten sich nicht nur zwischen den beiden Polen der Strom- quelle (also »intrapolar«), sondern auch darüber hinaus »extrapolar« in der Richtung der Pfeile aus. Es ist deutlich erkennbar, daß sich der Strom nach beiden Richtungen hin ausbreitet.

Wenn eine Erregung nicht künstlich von außen her gesetzt wird, sondern vom Gehirn oder vom Rückenmark ausgeht, pflanzt sich die Erregung nur in einer Richtung fort, z. B. beim motorischen Nerven stets peripherwärts (efferent). Dieser

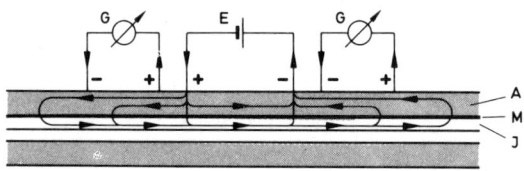

Abb. 28: Ausbreitung des Elektrotonus in der Nervenfaser und ihrer Kernleiterstruktur.
A = Außenleiter, J = Innenleiter,
M = Membran; E = äußere Stromquelle,
G = Galvanometer.

Umstand ist auf die Refraktärphase zurückzuführen, die jeder Erregung folgt, und die gewissermaßen eine Sperrfunktion ausübt. Es ist demnach nicht möglich, daß die Erregung in der gleichen Nervenfaser »umkehren« kann.

2.2.1.1 Die kontinuierliche Erregungsfortleitung

In der *marklosen* Faser erfolgt die Fortleitung kontinuierlich, d. h. daß die gesamte Membranoberfläche von der sich fortpflanzenden »Störung« ergriffen wird. **Abb. 29a** zeigt eine solche marklose Faser.

Die Buchstaben »AL« und »X« stellen die Außenleiter, »JL« den Innenleiter dar, während »M« die Membran bezeichnet. Die Außenleiter sind elektrisch positiv, der Innenleiter elektrisch negativ geladen. Die ovalen, mit Pfeilen versehenen Kennzeichen an der Membran zeigen »lokale Ströme« an, die von der Erregungsstelle durch die unmittelbar benachbarten Membranstellen fließen und dort eine Änderung des Membranpotentials bewirken, die zur weiteren Erregung führt. (Man könnte dieses Fortleiten mit einer Kette vergleichen, bei der der Bewegungsfluß von Glied zu Glied führt.) Ist die Änderung des Membranpotentials weitergerückt, so tritt am Ausgangspunkt der Erregung wieder »Ruhe« ein.

Die Vorstellung, daß sich die Potentialdifferenzen zwischen einer erregten und einer unerregten Nachbarschaft durch »lokale Strömchen« ausgleichen, geht auf die »Strömchentheorie der Erregungsleitung« zurück, die L. HERMANN vor etwa 100 Jahren entwickelt hat. Man darf jedoch nicht die »Strömchen« für die Erregung selbst halten; sie lösen nur durch ihre depolarisierende Wirkung eine Erregung aus.

2.2.1.2 Die saltatorische Erregungsfortleitung

In der *markhaltigen* Faser ist ein viel weiteres Ausgreifen des Aktionspotentials in der Längsrichtung möglich. Dabei spielt die isolierende Wirkung der Markscheide eine wesentliche Rolle. Auch hier lassen sich Einzelheiten am besten durch eine Abbildung darstellen (**Abb. 29b**).

Zu a: AL und X = Außenleiter,
M = Membran,
JL = Innenleiter

Zu b: AL = Außenleiter,
MS = Markscheide,
M = Membran,
JL = Innenleiter;
RRK = RANVIERscher Knoten in Ruhe,
ERK = RANVIERscher Knoten in
Erregung (Nach R. STRÄMPFLI)

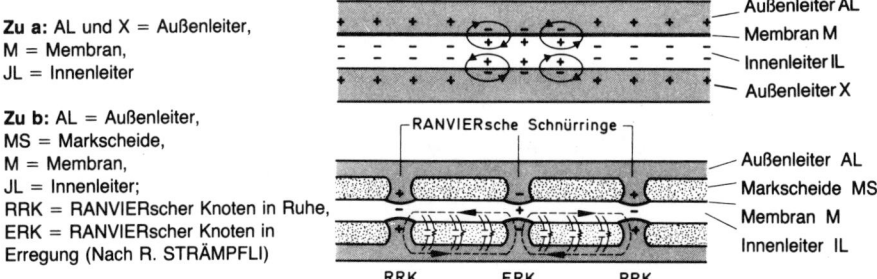

Abb. 29: Kontinuierliche und saltatorische Fortleitung des Impulses in der marklosen (a) und der markhaltigen (b) Nervenfaser

Markhaltige Fasern sind von einer Markscheide umgeben, die gegen Ströme stark isolierend wirkt. In Abständen von 1 – 3 mm weist die Markscheide »Einschnürungen« von etwa 5/1000 mm Breite auf. Die Abbildung zeigt die »Kernleiterstruktur« einer markhaltigen Faser. »AL« steht für Außenleiter. »MS« für Markscheide, »M« für Membran und »JL« für Innenleiter. Die Markscheide ist durch Schraffur besonders gekennzeichnet. In der Zeichnung weist sie drei Einschnürungen auf, die *RANVIERschen* Einschnürungen oder auch »Knoten« genannt. Das Stück zwischen zwei Knoten heißt »Internodium« (Nodus = Knoten). Der linke und der rechte Knoten befindet sich im Ruhezustand (RRK), dabei zeigt der Innenleiter negative Ladung und der Außenleiter positive Ladung. Der mittlere Knoten befindet sich im Zustand der Erregung (ERK); hier ist der Außenleiter negativ und der Innenleiter positiv.

Die Erregung geht also vom mittleren Knoten (ERK) aus und verbreitet sich nach beiden Richtungen, wie die Pfeile andeuten. Infolge der isolierenden Wirkung der Markscheide kann die am erregten RANVIERschen Knoten entstandene Erregung erst am nächstfolgenden RANVIERschen Knoten aus dem Innenleiter durch die Membran wieder nach außen abgegeben werden. Und hier an diesem Knoten entsteht durch Depolarisation die neue Erregung. Diese Art der Erregungsfortleitung wird als »saltatorische« bezeichnet.

Die **Abb. 29c** zeigt, wie die »Strömchen« von einem Nervenabschnitt zum andern verlaufen. Trotz der isolierenden Wirkung der Markscheide treten innerhalb des Internodiums gewisse Verluste ein, doch die entscheidenden Wirkungen kommen nur an den Knoten zustande, so daß die Erregung von Knoten zu Knoten mit hoher Geschwindigkeit »springt«. Durch die Markscheide mit ihren Unterbrechungen (Knoten) ist nicht nur eine bessere Isolation der Faser gegen Ionenverluste (= Energieverbrauch) gewährleistet, sondern auch eine hohe Leitungsgeschwindigkeit ermöglicht.

Die Geschwindigkeit, mit der eine Erregung fortgeleitet wird, ist für verschiedene Fasern recht unterschiedlich. Sie kann zwischen 0,5 und 120 (135) m/sec betragen. Sie ist umso größer, je dicker die Faser ist. Die oben beschriebene saltatorische Fortleitung ist gegenüber der kontinuierlichen eine Beschleunigung.

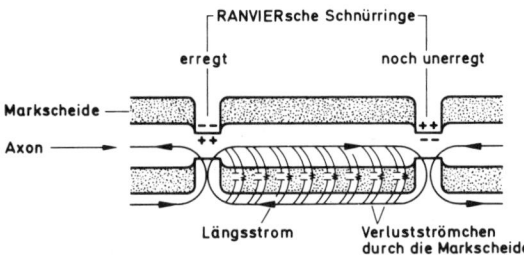

Abb. 29c: Saltatorische Erregungsfortleitung

Auch die Temperatur spielt für die Leitgeschwindigkeit eine Rolle. Die optimale Temperatur für Warmblüter liegt etwa bei 40 Grad.

Reizt man einen Nerven an zwei Stellen gleichzeitig, so laufen zwei Erregungswellen aufeinander zu. Sie können sich aber nicht überspringen, da jede Erregung von einer Refraktärphase gefolgt ist, und die Erregungswelle somit auf eine nicht erregbare Stelle trifft. Die aufeinander zulaufenden Erregungswellen löschen sich daher gegenseitig aus.

2.2.2 Der physiologische Elektrotonus

Bei der Abhandlung über den physikalischen Elektrotonus wurde dargelegt, daß ein elektrischer Reiz sich nicht nur »intrapolar«, sondern auch »extrapolar« ausbreitet. Dieser Ausbreitung entsprechend ändern sich auch Membranpotential und Erregbarkeit.

Ein konstant fließender Gleichstrom ruft noch keine Erregung hervor, *er verändert nur die Ausgangslage* des Membranpotentials und somit die *Erregbarkeit*. Dabei sind die Veränderungen an der Kathode denen an der Anode entgegengesetzt. An der *Kathode* wird die *positive Aufladung der Membran verhindert* (Ruhepotential und Polarisation nehmen ab), an der *Anode* wird das *Ruhepotential erhöht*. Diese Veränderungen sind aber bei schwachen, unterschwelligen Reizen bzw. bei Dauerdurchströmungen gleich groß. *Mit wachsender Reizstärke* wird die *Wirkung an der Kathode zunehmend größer*. Zu den passiven Erscheinungen des physikalischen Elektrotonus kommen die aktiven des *physiologischen Elektrotonus* hinzu. Erreicht die Reizstärke eine gewisse Mindestintensität und eine gewisse Mindestdauer, so entsteht aus der »lokalen Antwort« eine »fortgeleitete Erregung« (**Abb. 30**).

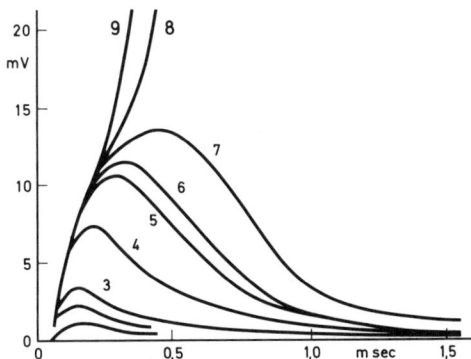

Abb. 30: 'Lokale Antworten' einer marklosen Nervenfaser auf Reizung mit kurzdauernden Reizen verschiedener Stärke. Solange der Reiz unterschwellig ist, gehen die Veränderungen immer wieder auf den Ort der Reizung zurück (1–7), erst wenn die Reizstärken überschwellig werden, entwickelt sich aus der 'lokalen Antwort' das Spitzenpotential (8 und 9). (Nach A. L. HODGKIN).

Entscheidend für das Zustandekommen einer »fortgeleiteten« Erregung ist die *Minderung* des Membranpotentials an der *Kathode* und die damit zusammenhängende *Durchlässigkeit* für **Na⁺-Ionen**. Zugleich – wenn auch etwas verlangsamt – erhöht sich auch die Durchlässigkeit für *K⁺-Ionen* (beides positive Ionen, also Kationen). Hat die Depolarisation eine gewisse Höhe erreicht, so nimmt die Durchlässigkeit für Na⁺-Ionen noch weiter zu (vgl. **Abb. 25**). Schließlich übertrifft der Na⁺-Einstrom den Fluß aller Ionen und sogar den Ausstrom für K⁺-Ionen.

2.2.2.1 Das polare Erregungsgesetz

Die folgende schematische Darstellung (**Abb. 31**) erläutert die Fakten am einfachsten:

Die Skizze besteht sozusagen aus zwei Teilen, einem oberen und einem unteren Teil. Im oberen Teil sehen wir einen Nerven, der an einem Ende durch Quetschung unerregbar gemacht wurde. Auf diesen gequetschten Teil setzen wir die Anode, und auf den erregbaren Teil die Kathode. Beim *Schließen des Stromkreises* an der Kathode erzielen wir eine Erregung des Nerven; das Galvanometer zeigt die Erregung an. Setzen wir (im unteren Teil der Skizze) die Kathode auf die gequetschte Stelle und die Anode auf den erregbaren Teil des Nerven, so erzielen wir eine Erregung beim *Öffnen des Stromkreises*.

Schlußfolgerung:

Erregend auf den Nerven wirkt die Ausbildung des Kathelektrotonus oder das Verschwinden des Anelektrotonus. (Polares Zuckungsgesetz/PFLÜGER.)

Legt man an einen unversehrten Nerven beide Elektroden an, so erhält man in der Regel beim Schließen *und* Öffnen des Stromkreises eine Muskelzuckung; beim Öffnen allerdings erst bei Anwendung größerer Stromstärken.

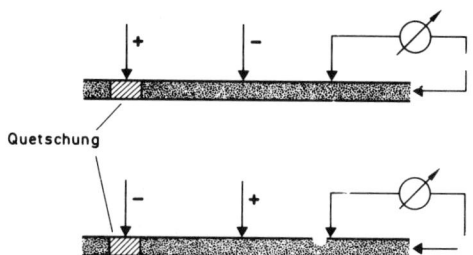

Abb. 31: Polares Erregungsgesetz (Nach REIN, Physiologie des Menschen, 11. Aufl.)

Ein weiteres Beispiel mag die unterschiedliche Wirkung von Kathode und Anode mehr praxisnahe zeigen:
Legt man die *Kathode* beim Reizen des Nerven *muskelnah*, so tritt die Muskelzuckung beim Schließen des Stromkreises auf; legt man die *Anode muskelnah,* so entsteht die Muskelzuckung beim Öffnen des Stromkreises.

Beim Schließen des Stromkreises (Ausbildung des Kathelektrotonus) vollzieht sich folgendes:
Die an der Außenseite der Membran liegenden Kationen wandern in Richtung Kathode und bilden dort eine »scheinbare« (virtuelle) Anode (Minderung der extrapolaren positiven Ladung). Beim Öffnen des Stromkreises wird hingegen die extrapolare positive Ladung erhöht, m.a.W.: Die in der Nähe der Anode befindlichen Kationen werden von ihr abgestoßen und an der Außenseite der Membran konzentriert (Membranverdichtung). Dies führt zur Hyperpolarisation, das Ruhepotential steigt an. Sobald der Stromkreis geöffnet wird, strömen die Kationen wieder in ihre alte Ruhelage zurück. Diesen *passiven Kationenrückstrom* nennt man »Polarisationsstrom«. Die Stärke des Polarisationsstromes ist gleich der bewegten Kationenmenge! Der Polarisationsstrom ist immer schwächer als der bei der Schließung fließende Primärstrom.

Die oben dargelegten Veränderungen an Kathode und Anode lassen sich tabellarisch übersichtlicher gestalten:

Schließen des Stromkreises:

Kathelektrotonus (KET)		Anelektrotonus (AET)
Depolarisierung	des Ruhepotentials . .	Hyperpolarisierung
(-80 / -65 mV)		(-80 / 120 mV)
Auflockerung	der Membran	Verdichtung
(Abzug der		(Konzentration der
positiven Ionen)		positiven Ionen)
Steigerung	der Erregbarkeit . . .	Herabsetzung

Öffnen des Stromkreises:		
Hyperpolarisation	des Ruhepotentials . .	Depolarisation
(-80 /120mV)		(120 / -65 mV)
Verdichtung	der Membran	Auflockerung
(Konzentration der		(Abzug der
positiven Ionen)		positiven Ionen)
Herabsetzung	der Erregbarkeit . . .	Steigerung

2.2.2.2 Die Stromdichte und ihre Bedeutung für die Reizwirkung

Wiederholt wurde gesagt: Wenn der elektrische Reiz die kritische Reizschwelle erreichen soll, muß er eine gewisse Mindeststärke und eine gewisse Mindestdauer aufweisen. Verwendet man Elektroden von unterschiedlicher Größe, so kann man mit dem Reizstrom eine unterschiedlich große Fläche der Nerven- oder Muskelzellen treffen. An der größeren Elektrode trifft der Strom auf eine größere Membranoberfläche, an der kleineren auf eine entsprechend kleinere. An der kleineren Elektrode »verdichtet« sich der Strom, und bei gleichbleibender Stromstärke ist dadurch die Reizwirkung größer.

Man kann also sagen: Primär ist – gleiche Stromstärke vorausgesetzt – nicht die Stärke, sondern die Dichte des Stromes wichtig! Oder: Entscheidend ist die Stromstärke pro getroffenem Membranquerschnitt.

Soll also an einer Stelle die Reizwirkung besonders groß sein (und soll die Umgebung nicht mitgereizt werden), dann muß die Reizelektrode möglichst klein sein. Die Elektrode, an der eine Reizwirkung nicht erwünscht ist, muß entsprechend größer sein und tunlichst weiter entfernt vom Reizort angelegt werden.

Die kleinere Elektrode nennt man »differente«, die größere »indifferente« Elektrode.

2.2.2.3 Die Zuckungsformel

Legt man die differente (kleinere) Elektrode auf einen hautnahen Nervenast (Nervenreizpunkt) und reizt diesen abwechselnd mit der Kathode und mit der Anode, so wird man feststellen, daß außer der KSZ u. ASZ auch die Kathodenöffnungszuckung ausgelöst werden kann, wenn man die Stromstärke entsprechend erhöht. Die Reihenfolge der ausgelösten Zuckungen ist dann folgende:

KSZ – ASZ – AÖZ – KÖZ

Bei der KSZ reizt man mit der Kathode, weil die Schließungszuckungen immer von der Kathode ausgehen, und weil man dabei den geringeren Strombedarf hat.

Bei der ASZ ist zwar die Anode die Reizelektrode, aber die Schließungszuckung geht *nicht von der Anode aus*, sondern *von den »kathodenwärts« gelegenen RANVIERschen Schnürringen*. Die Stromdichte ist aber in diesem Falle dort geringer, woraus sich der größere Strombedarf ableitet.

Bei der AÖZ ist die Anode die Reizelektrode. Die Öffnungszuckungen gehen immer von der Anode aus. Bei der Öffnungszuckung erzeugt der *Polarisationsstrom* (siehe weiter oben) die Erregung, also die AÖZ.

Bei der KÖZ ist die Kathode wieder die Reizelektrode. Aber die *Öffnungserregung geht nicht von der Kathode aus*, sondern *von den »anodenwärts« gelegenen Schnürringen*.

Die Erklärung für den höheren Strombedarf liegt sowohl bei der geringeren

Stromdichte, als auch bei dem Polarisationsstrom, der ja schwächer ist als der Primärstrom.

Die Zuckungsformel lautet also:

KSZ>ASZ>AÖZ>KÖZ.

Die Bedeutung dieser Zuckungsformel ist rein diagnostisch. Bei einer Schädigung des peripheren Nerven (Trauma/Entzündung) kann es zur Ausbildung einer Entartungsreaktion (EAR) kommen. Diese kann partieller oder kompletter Art sein. Die Erregbarkeit des Nerven ist dann herabgesetzt, d. h. die Reizschwelle ist erhöht. Sie kann so hoch liegen, daß es bei allmählicher Steigerung der Stromstärke zu einer Dauerkontraktion kommt, die man als *KST = Kathoden-Schließungs-Tetanus* bezeichnet. Außerdem k a n n es bei der Schließungszuckung zu einer »Umkehr« kommen, so daß *die ASZ größer ist als die KSZ.*

2.2.2.4 Akkommodation

Die beim KET und AET beschriebenen Schließungs- und Öffnungszuckungen beziehen sich auf das *plötzliche* Ein- und Ausschalten des Stromes, also auf das plötzliche Schließen und Öffnen des Stromkreises. Die Stromstärke steigt dabei steil an, die Zuckung ist schnell und blitzartig. Aber es bleibt bei der einmaligen Zuckung, obwohl man meinen könnte, daß nach Ablauf der Refraktärzeit eine neue Erregung von der Reizelektrode ausgehen könnte. Das ist aber nicht der Fall.

Genauere Prüfungen haben ergeben, daß von Beginn der Reizung an zusätzliche Veränderungen am Nerven – deren Wesen noch ungeklärt ist – zu einer fortlaufenden Schwellenerhöhung führen. Diesen Schwellenanstieg nannte NERNST (1864-1941) Akkommodation (= Anpassung). Das besagt, daß sich der Nerv der »davonlaufenden« Reizschwelle nur anpassen kann, wenn eine entsprechende Erhöhung der Stromstärke vollzogen wird (**Abb. 32**).

Beim Einschleichen mit dem Strom – also bei einer allmählichen Erhöhung der

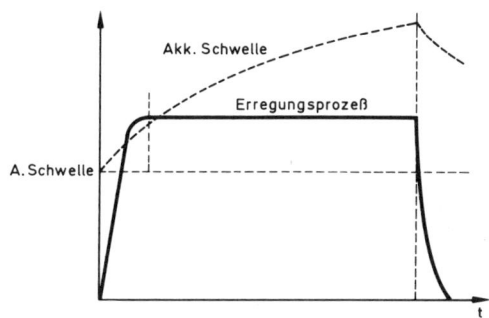

Abb. 32: Schematische Darstellung zur Akkomodation
(Nach H. SCHAEFER)

73

Stromstärke von Anfang an – wird eine Reizschwelle nicht erreicht (vgl. später: konstante Galvanisation). Es kommt dann wohl zu bestimmten physiologischen Veränderungen im erregbaren Gewebe, aber nicht zu einer Muskelzuckung. Die Akkommodationsfähigkeit verschiedener Gewebsstrukturen ist so unterschiedlich groß, daß die Akkommodabilität sowohl diagnostisch als auch therapeutisch genutzt werden kann.

2.2.2.5 Rheobase – Nutzzeit – Chronaxie

Als Rheobase (Grundschwelle) bezeichnet man diejenige *Stromstärke*, die bei plötzlich einsetzendem – aber länger anhaltendem – Stromschluß eine eben registrierbare Erregung auslöst.

Verkürzt man die Einwirkungsdauer (Flußzeit) des Stromes allmählich, so erreicht man einen Punkt, an dem die Rheobase nicht mehr ausreicht, eine Erregung hervorzurufen. Um eine Erregung auslösen zu können, muß die *Stromstärke erhöht* werden. Diejenige *Mindestzeit*, die ein *Strom von Rheobasenstärke* fließen muß, um eine Zuckung auszulösen, heißt **Nutzzeit**. Von besonderer Bedeutung ist aber diejenige Zeit, die bei *doppelter Rheobase* gemessen wird; sie heißt **Chronaxie (Abb. 33)**.

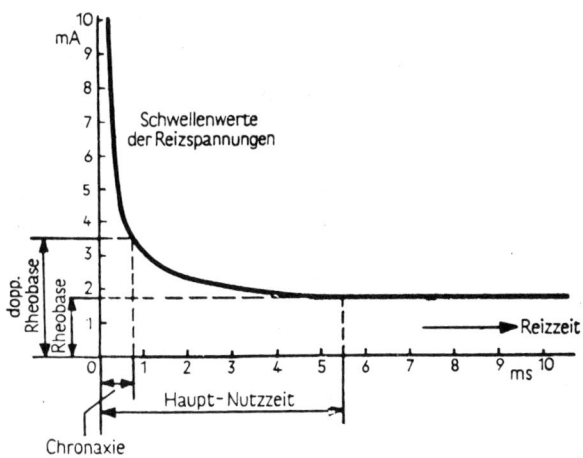

Abb. 33: Reizzeit/Reizstärke-Kurve (i/t-Kurve)

2.3 Alphabetische Kurzfassung: Physiologie

Anelektrotonus/Kathelektrotonus. Siehe Gesetz der polaren Erregung.

Akkommodation:
Anpassung an eine sich erhöhende Reizschwelle bei entsprechender Erhöhung der Stromstärke. Akkommodationsfähigkeit (Akkommodabilität) ist eine Eigenschaft des gesunden Nerven bzw. Muskels und geht mit dem Grade seiner Entartung verloren.

Aktionspotential:
Potentialveränderungen, die während der De- und Repolarisation stattfinden.

Alles-oder-Nichts-Gesetz:
Verhalten nervöser Strukturen, auf unterschwellige Reize nur lokal, auf überschwellige auch nach Steigerung der Reizstärke nicht vermehrt zu reagieren.

Chronaxie:
Ist diejenige Zeit, die ein Reizstrom bei doppelter Rheobase fließen muß, um eine Schwellenzuckung auszulösen (**Abb. 33**).

Depolarisation/Repolarisation:
(Abb. 24 und 25) Wesentlichstes Merkmal der Depolarisation ist die Umkehr des Membran-(Ruhe-)potentials, dabei wird die Außenseite der Membran negativ und die Innenseite positiv;
Nach Beendigung der Depol. kommt es zur Repolarisation; daran schließt sich das Stadium der Restitution an, wobei durch die Kalium-Natrium-Pumpe das ursprüngliche Ruhepotential wieder hergestellt wird.

Elektrotonus, physikalischer:
Leitet man einen Strom durch einen Nerven, so wird man feststellen, daß dieser sich nach beiden Richtungen hin ausbreitet und nicht nur »intrapolar« (zwischen den Elektroden) fließt. Auch »extrapolar« (im Ausbreitungsgebiet) ist die anodische und kathodische Polarisation verändert (**Abb. 21a**: Kernleiterstruktur).
In der m a r k l o s e n Faser erfolgt die Fortleitung der Erregung kontinuierlich, in der m a r k h a l t i g e n Faser »saltatorisch« über die RANVIERschen Schnürringe.

Elektrotonus, physiologischer:
Ein konstant fließender Gleichstrom ruft noch keine Veränderung hervor; er verändert nur die Ausgangslage des Membran-Potentials, d. h. die Erregbarkeit. Bei schwachen Strömen, also unterschwelligen Reizen, und bei Dauerdurchströmungen sind die Einflüsse von Kathode und Anode etwa gleich groß. Mit wachsender Reizstärke wird die Wirkung an der Kathode zunehmend größer. Erregend auf den Nerven wirkt die Ausbildung eines Kathelektrotonus oder das Verschwinden des Anelektrotonus. (Gesetz der polaren Erregung.)

Erregung/Ruhe:

In der Ruhe befinden sich die chem. und physikalischen Prozesse an der Zellmembran in einem gewissen »stationären« Zustand.

Die Erregung verändert periodisch diesen Zustand und löst damit chemisch-physikalische Vorgänge aus.

Erregungsgesetz, polares:

Siehe Elektrotonus, physiologischer (AET/KET).

Exzitabilität/Irritabilität:

Siehe unter Irritabilität.

Fortleitung der Erregung:

Kontinuierliche und saltatorische, siehe bei Elektrotonus, physikalischer.

Irritabilität/Exzitabilität:

Irrit. = Fähigkeit, auf Reize mit einer Erregung zu reagieren: Primäre Reaktion = lokale Antwort.

Exzitabilität = sekundäre Reaktion einer Gewebsstruktur ist spezifischer Art (Nervenzellen leiten Erregung weiter, Muskelzellen kontrahieren sich, Drüsen-zellen sezernieren).

Ionentheorie:

Die Ionenverteilung (intra- und extrazellulär) und die daraus resultierenden Konzentrationsdifferenzen bauen das Membran-(Ruhe-)Potential auf. Dieses ist im wesentlichen ein doppelseitig wirksames K^+/Cl^--Potential, dessen Stärke im Ruhezustand 80 mV (70-90 mV) beträgt. Dabei ist die Innenseite der Membran negativ zur Außenseite.

Na^+ ist extrazellulär höher konzentriert als intrazellulär und strebt aufgrund der chemisch-osmotischen und elektronischen Kräfte nach innen. K^+ und Cl^--Ionen sind elektrochemisch annähernd ausbalanziert. Es könnte daher zu einer Na^+-Überschwemmung des Zellinnern kommen, was einen völligen Abbau des Ruhepotentials zur Folge haben würde. Diese Gefahr wird durch die Na^+/K^+-Pumpe verhindert, indem sie überschüssiges Na^+ nach außen und entspre-chendes K^+ nach innen transportiert.

Dieser Transport ist nur bei einer gesunden Zelle möglich. Eine Zelle, die durch Stoffwechselhemmer (Kaliumcyanid oder Strophantin) vergiftet ist, hat diese Transportfähigkeit verloren.

Kernleiterstruktur:

Struktur der Nervenfaser und ihrer leitenden Elemente (Abb. 29a und Abb. 29b).

KET/AET:

Siehe Kathelektrotonus und Anelektrotonus bei »polares Erregungsgesetz« (Pflüger).

Kontinuierliche und saltatorische Fortleitung:

Siehe Elektrotonus, physikalischer.

Ka$^+$-Na$^+$-Pumpe:
Siehe Ionentheorie.

Kathoden-Schließungs-Tetanus/KST:
Bei herabgesetzter Erregbarkeit des Nerven ist die Reizschwelle erhöht. Sie kann so hoch liegen, daß es bei allmählicher Steigerung der Stromstärke zu einer Dauerkontraktion des Muskels kommt = KST.

Leitgeschwindigkeit des Nerven:
Ist für verschiedene Fasern unterschiedlich; sie ist um so größer, je dicker die Faser ist. Sie kann zwischen 0,5 und 120 (135) m/sec betragen.

Membran:
Umhüllt Nervenfaser und -zelle. Ist etwa 70 Å (Angström) dick. Besteht aus regelmäßigen Schichten von Lipoid- und Proteinbausteinen (Abb. 23). Sie ist die Trennschicht zwischen Zelläußerem und Zellinnerem, jedoch ist sie selektiv durchlässig.
Membranauflockerung: Beim Schließen des Stromkreises (KET) wandern die an der Außenseite der Membran liegenden Kationen zur Kathode, was zur Auflockerung der Membran und zur Depolarisation führt.
Membranverdichtung: Beim Öffnen des Stromkreises werden die in der Nähe der Anode befindlichen Kationen von ihr abgestoßen und an der Außenseite der Membran konzentriert (Membranverdichtung). Dies führt zu einer Hyperpolarisation und zum Ansteigen des Ruhepotentials.

Membranpotential (Ruhepotential):
Kraftfeld, das durch die Ionenverteilung zwischen intra- und extrazellulärem Raum entsteht. Dabei verhält sich das Zellinnere zum Zelläußeren negativ.

Nutzzeit:
Vgl. Abb. 33: Die Nutzzeit ist diejenige Zeit, die eben noch voll ausgenutzt wird, um bei der Rheobasenstärke eine Zuckung auszulösen. Diejenige Nutzzeit, die bei »doppelter Rheobase« gemessen wird, heißt Chronaxie (s. dort).

Öffnen des Stromkreises:
Siehe Zuckungsformel und Membranverdichtung.

Optimale Temperatur für Leitgeschwindigkeit:
Diese Temperatur wird mit 40°C angegeben.

Physikalischer und physiologischer Elektrotonus:
Siehe unter Elektrotonus.

Polares Erregungsgesetz:
Erregend auf den Nerven wirkt die Ausbildung eines Kathelektrotonus oder das Verschwinden des Anelektrotonus (Pflüger). Siehe auch unter Elektrotonus, physiologischer.

Polarisationsstrom:
Entsteht beim Öffnen des Stromkreises; die Kationen strömen in ihre alte Ruhelage zurück; diesen passiven Kationenrückstrom nennt man Polarisationsstrom. Vgl. AÖZ = Anodenöffnungszuckung / Zuckungsformel.

Refraktärphase; Refraktärstadium:
a) absolutes Refraktärstadium: Während der Dauer eines Aktionspotentials kann die Membran auf keinen weiteren Reiz reagieren.
b) relatives Refraktärstadium: schließt sich an das absolute an; nach einem gewissen zeitlichen Abstand kann wieder ein Aktionspotential mit zunehmender Amplitude erzeugt werden (Abb. 27).

Reize:
natürliche: Veränderungen, die an Nervenendigungen, an Synapsen oder durch Vermittlung der Rezeptoren ausgelöst werden;
künstliche: physikalische oder chemische (Druck, Licht, Schall und thermische Reize)
elektrische nehmen insofern eine Sonderstellung ein, als sie direkt am Membranpotential angreifen.

Reizschwelle:
Die Mindeststärke und Mindestdauer eines Reizes, um eine Erregung auszulösen.

Repolarisation/Depolarisation:
Siehe Abb. 25. Vgl. Depolarisation.

Rheobase:
Grundschwellenwert für die Reizung mit Gleichstromimpulsen (LAPICQUE), gemessen wird die Schwellenzuckung in mA.

Ruhe/Erregung:
Siehe Erregung/Ruhe.

Ruhepotential:
Membranpotential, siehe dort.

Saltatorische Fortleitung:
Siehe unter Elektrotonus, physikalischer.

Schließen des Stromkreises:
Siehe Zuckungsformel und Membranauflockerung (Membran).

Strömchentheorie (L. HERMANN):
Genauer »Strömchentheorie der Erregungsleitung«. Es werden Strömchen angenommen, die von einem Nervenabschnitt zum andern verlaufen, und die durch ihre depolarisierende Wirkung eine Erregung auslösen. (Sie sind aber nicht als Erregung selber aufzufassen.)

Stromdichte:

Bei zwei unterschiedlich großen Elektroden ist die Stromdichte an der kleineren Elektrode am größten. Gleiche Stromstärke vorausgesetzt, ist die Reizwirkung an der kleinen Elektrode stärker. Die kleinere Elektrode nennt man deshalb die »differente« und die größere die »indifferente« Elektrode.

Zuckungsformel:

KSZ>ASZ>AÖZ>KÖZ (PFLÜGER). Sie hat rein diagnostischen Wert bei Schädigung des peripheren Nerven.

Die Erregbarkeit eines geschädigten Nerven kann so herabgesetzt (Reizschwelle erhöht) sein, daß es bei dauernder, allmählicher Steigerung der Stromstärke zu einer Dauerkontraktion des Muskels kommt, die man als Kathodenschließungstetanus (KST) bezeichnet. Meist liegt dieser zwischen AÖZ und KÖZ.

Umkehrung der Zuckungsformel:

Bei einer Entartungsreaktion k a n n es zur Umkehrung der PFLÜGERschen Zuckungsformel kommen. In diesem Falle ist die ASZ>KSZ.

B Niederfrequenzströme
Mittelfrequenzströme
Hochfrequenzströme
Lichttherapie
Ultraschalltherapie

1 Gleich-Wechselstrom oder Nieder-, Mittel- und Hochfrequenzströme?

Diese Frage ist eigentlich mehr rhetorisch. Früher bevorzugte man die Einteilung nach der Stromart, heute richtet man sich mehr nach der Frequenz der Ströme. Die bisherigen Betrachtungen bezogen sich vorwiegend auf den Gleichstrom. Dieser Strom kann sowohl als konstant fließender Strom als auch in Form von Einzelimpulsen oder Impulsserien zur Anwendung kommen. Die Häufigkeit der Impulse bei Anwendung von Impulsserien wird auf die Sekunde bezogen und als Frequenz bezeichnet. Jeder Impuls kann in verschiedener Form, z. B. als Rechteck- oder Dreieckimpuls erzeugt werden. Die Impulsform, ihre Flußdauer (Impulszeit), die Pausendauer zwischen zwei Impulsen und die Stromstärke werden als Reizparameter bezeichnet. Auf die verschiedenen Gleich- und Wechselstromimpulse wird später näher eingegangen.

Zunächst soll eine weitere Form des Reizstromes, der sinusförmige Wechselstrom besprochen werden. Die Reizwirkung dieses Wechselstromes wird vielleicht am verständlichsten, wenn man sie als Gleichstromimpulse mit wechselnder Polrichtung auffaßt. Anstieg und Abfall einer jeder Halbwelle entspricht dem sinoidalen Verlauf, d. h. der Anstieg entspricht der Schließung, der Abfall der Öffnung des Stromkreises. Nach dem Abfall überschreitet die Kurve die Nullinie, wodurch der Polwechsel erfolgt. Im Wellental wiederholt sich dann der Anstieg und der Abfall – nur in »umgekehrter« Weise (**Abb. 34**).

Beim Anstieg ist zu berücksichtigen, daß er in einer mehr oder weniger flachen

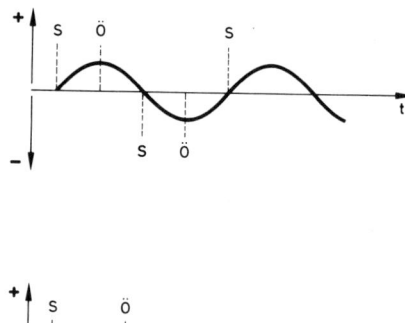

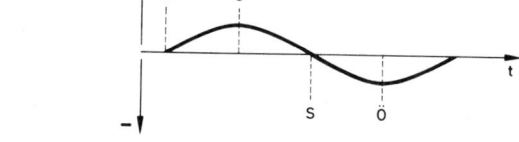

Abb. 34: Die Reizwirkung elektrischer Wechselströme wird verständlich, wenn man sie als aneinandergereihte Gleichstromimpulse auffaßt mit Schließung (S) und mit Öffnung (Ö) des Stromkreises. (Abgewandelt nach REIN, Physiologie des Menschen)

Kurve verläuft, wodurch eine gewisse Akkommodationswirkung entsteht. **Abb.** 34 zeigt auch, daß Frequenzänderungen die Anstiegs- und Abfallphase beeinflussen, d. h. mit höherer Frequenz (Verkürzung der einzelnen Perioden) werden Anstieg und Abfall steiler, mit niedrigerer Frequenz werden sie flacher (gleichbleibende Stromstärke vorausgesetzt).

Die Reizwirkung sinusförmiger Wechselströme und somit die Schwellenstromstärke ist für verschiedene Nervenfasern unterschiedlich. Für den motorischen Nerven des Skelettmuskels beträgt die optimale Frequenz 50 – 100 Hz. Das Optimum für langsamer arbeitende sympathische Nervenfasern liegt unter 10 Hz, für die sensiblen und parasympathischen Fasern zwischen 10 und 50 Hz.

Abb. 35 vermittelt einen Eindruck über die Beziehungen zwischen Reizschwelle und Frequenz. Die Reizschwelle liegt bei niedrigen Frequenzen (ca. 10 Hz) etwas höher (Einschleicheffekt), fällt dann deutlich ab (zunehmende Frequenz) und erreicht bei etwa 100 Hz den niedrigsten Stand. Dann steigt sie zunächst allmählich, ab 1000 Hz jedoch steil an. Bei Frequenzen ab 10^5 Hz wird die Flußzeit so kurz, daß die Reizschwelle praktisch nicht mehr erreicht wird.

Die Erklärung dafür liegt nahe: Die Konzentrationsänderungen der Ionen, welche die positive Halbwelle verursacht, werden von der folgenden (negativen) Halbwelle wieder ausgeglichen. Es findet gewissermaßen eine rasche Hin- und Herbewegung von Ionen statt. Mit zunehmender Frequenz wird die Flußzeit pro Halbwelle immer kürzer und die Konzentrationsänderungen immer kleiner, bis dann die Grenze erreicht ist, an der keine Reizwirkung auf motorische oder sensible Nerven mehr erfolgt. Bei sehr hoher Frequenz (ab 10^6 Hz) kann man Stromstärken von einigen *Ampere* durch den Körper schicken und erreicht damit nur eine Erwärmung im Gewebe (vgl. Hochfrequenztherapie).

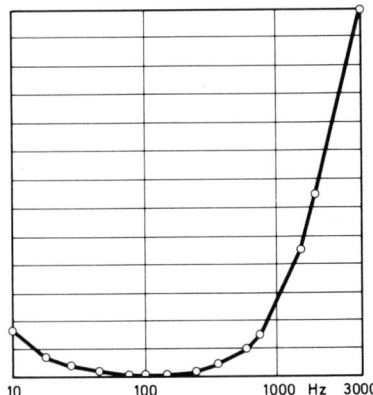

10   100   1000 Hz 3000

Abb. 35: Beziehung zwischen Wechselstromfrequenz und Reizschwelle bei sinusförmigen Wechselströmen
(Abgewandelt nach REIN, Physiologie des Menschen)

Die neuere Einteilung in Nieder-, Mittel- und Hochfrequenzen (NF, MF, HF) bezieht auch die niederfrequenten Reizströme mit Gleichstromcharakter und die gleichgerichteten Wechselströme mit ein. Die Einteilung in NF, MF und HF ist jedoch etwas willkürlich, da die einzelnen Frequenzbereiche nicht scharf abgegrenzt werden können, und weil in der Elektro t e c h n i k diese Grenzen etwas anders gezogen sind als im m e d i z i n i s c h e n Bereich.

GILDEMEISTER führte die Bezeichnung *Mittelfrequenzen* ein und begrenzte deren Bereich von einigen tausend Hertz bis 100000 Hz.

WYSS umriß die Grenze nach unten schärfer und nannte als unterste Grenze 1000 Hz, doch wahrscheinlich gilt diese Grenze nur für markhaltige Nervenfasern und für Muskeln. Heute teilt man die Frequenzbereiche wie folgt ein:

Niederfrequenzbereich: Frequenz »Null« (= galvanischer Strom) bis 1000 Hz, wobei praktisch nur die Frequenzen bis etwa 100 Hz therapeutisch genutzt werden.

Mittelfrequenzbereich: 1000 Hz bis 100 000 Hz.

Hochfrequenzbereich: Über 100 000 Hz.

Frequenzen ab 1000 Hz werden mit Kilohertz (kHz),

Frequenzen ab 1 000 000 Hz mit Megahertz (MHz) und

Frequenzen ab 1000 MHz mit Gigahertz (GHz) bezeichnet, vgl. Tabelle 2.

Im Niederfrequenzbereich werden vorwiegend Gleichstromimpulse oder »gleichgerichtete Wechselstromimpulse« therapeutisch genutzt, im Mittelfrequenzbereich vorwiegend Wechselströme (bisherige Ausnahme: Amplipuls-Gerät nach Jasnogorodskij), und im Hochfrequenzbereich kommen ausschließlich Wechselströme zur Anwendung.

2 Niederfrequenztherapie

Der konstante Gleichstrom (Frequenz »Null«) wird als stabile oder konstante Galvanisation und als Iontophorese angewendet.

2.1 Die Galvanisation

Bei dieser Behandlungsform bewegen sich die Elektrizitätsträger (Elektronen/Ionen) in dem leitenden Medium stets in der gleichen Richtung. Ist die treibende Kraft konstant, so ist auch die Bewegung der Elektrizitätsträger konstant. Bleibt dabei die Stromstärke unverändert, so spricht man von der stabilen oder konstanten Galvanisation.

Bis zu Anfang dieses Jahrhunderts wurde der »galvanische« Strom ausschließlich durch galvanische Elemente bzw. Batterien erzeugt. Heute bezieht man den Gleichstrom mittels Anschlußapparaten, die eine Gleichrichterfunktion haben, aus dem Wechselstromnetz. *Reinen* Gleichstrom erzeugt man auch heute noch mittels galvanischer Elemente. Seine Einsatzgebiete sind begrenzt (Laborversuche u. ä.).

2.1.1 Die Wirkung des galvanischen Stromes auf den Körper

beruht auf dessen Gehalt an wässrigen Lösungen von Salzen, Säuren und Basen, die in allen Gewebsflüssigkeiten vorhanden sind. Der Körper ist also – elektrochemisch betrachtet – ein Leiter II. Ordnung und kann daher als Elektrolyt bezeichnet werden.

Der Zerfall von Stoffen in einer solchen Lösung hat die Abspaltung mehr oder weniger freibeweglicher Ionen zur Folge, ein Vorgang, der *elektrolytische Dissoziation* genannt wird (s. dort). Diese Ionen laden sich bei der Abspaltung elektrisch (positiv oder negativ) auf. Dadurch wird die Lösung elektrisch leitfähig.

Es ist also nicht der Strom, der die Dissoziation verursacht; vielmehr stellt die elektrolytische Dissoziation die Voraussetzung für die elektrische Leitfähigkeit dar!

Bei der Besprechung der elektrischen Leiter (Seite 28) wurde gesagt, daß sich Leiter I. Ordnung (Metalle) beim Stromdurchfluß nicht verändern, daß hingegen Leiter II. Ordnung (Elektrolyte) stets eine Veränderung eingehen!

Wirkt ein Gleichstrom auf einen Elektrolyten ein, so wandern

die positiven Kationen zur Kathode,
die negativen Anionen zur Anode.

(*Kat*-Ionen = die zur *Kat*hode wandernden, *An*-Ionen = die zur *An*ode wandernden. (Ion = wandern bzw. gehen). Die ungleichnamigen Ladungen ziehen sich an! (Siehe: Elektrostatisches Grundgesetz!)

Sobald die Ionen an den Elektroden ankommen, verlieren sie ihre elektrische Ladung und scheiden sich entweder als neutrale Atome oder Moleküle ab, oder sie gehen mit Molekülen der Lösung neue Verbindungen ein. Diese chemische Zersetzung spielt sich ausschließlich an den *Grenzflächen* zwischen Elektroden und der leitenden Flüssigkeit ab. Dabei werden *am positiven Pol Sauerstoff und Säuren*, am *negativen Pol Wasserstoff und Alkalien* abgespalten. An der Haut können diese abgespaltenen Säuren und Laugen zu *Verätzungen* führen. Um dieses zu vermeiden, muß die Grenzschicht an den Elektroden durch eine Zwischenlage von feuchten Stoffen (mehrfach gefaltet) oder von feuchtem Viscoseschwamm in entsprechender Dicke abgesichert werden.

In der Abhandlung über *Ruhe und Erregung* wurde dargelegt, daß sich während der Ruhe die chemisch-physikalischen Prozesse im Gleichgewicht befinden. Erst durch das Anlegen einer Spannung kommt es zu dem Ionenstrom, der die Konzentrationsänderungen, die an der Zellmembran besonders stark sind, bewirkt.

Diese Konzentrationsänderungen sind die eigentliche Ursache der elektrischen Reizwirkung!
Ausschlaggebend für den Grad der Konzentrationsänderungen und somit für die Stärke der Reizwirkung sind die Strommenge (Q) und die Dauer der Einwirkung $(Q = I \cdot t)$

Nach Beendigung der galvanischen Durchströmung stellt sich das elektrische Gleichgewicht erst allmählich wieder her, d. h. die Ionenverschiebung, die während des Stromflusses stattgefunden hat, gleicht sich langsam wieder aus, bis das Ruhepotential erreicht ist. Der »rücklaufende« Strom (Polarisationsstrom) kann mit empfindlichen Meßgeräten nachgewiesen werden. Je nach Einwirkungsintensität (Stärke und Dauer) des Primärstromes verschwindet der Polarisationsstrom in etwa 60 Minuten (u. U. auch länger). Der rücklaufende Polarisationsstrom kann auch durch den »SCHATZKYschen Kartoffelversuch« sichtbar gemacht werden (vgl. Iontophorese).

Physiologische Wirkung und therapeutische Nutzung der konstanten Galvanisation.

Es wurde gesagt, daß der konstant fließende Gleichstrom an sich noch keine Erregung auslöst, daß er aber eine erhöhte Bereitschaft zur Erregung, also eine größere Ansprechbarkeit des Nerven und des Muskels verursacht. KOWARSCHIK wies darauf hin, daß z. B. Muskeln, die einer konstanten Galvanisation ausgesetzt wurden, *nicht nur* auf darauf folgende Stromreize, *sondern auch* auf thermische und mechanische Reize, ja sogar auf Willensimpulse besser ansprechen.

2.1.2 Die Wirkung auf sensible Nerven

wird auffallender Weise deutlich bei der Behandlung schmerzhafter Zustände, insbesondere bei neuralgischen und myalgischen Beschwerden. Diese analgesierende Wirkung wurde lange Zeit auf den Anelektrotonus im PFLÜGERschen Sinne zurückgeführt. Aber bereits ERB (1840-1921) hatte Bedenken gegen diese Erklärung. KOWARSCHIK konnte in »Tausenden von Fällen« (zitiert nach J. KOWARSCHIK »Physikalische Therapie«, 1948) nachweisen, daß es für den therapeutischen Erfolg bei der Schmerzdämpfung völlig gleichgültig ist, w o die Anode und w o die Kathode angelegt wird. Die schmerzstillende Wirkung des galvanischen Stromes dürfte also nicht auf dem Anelektrotonus, sondern auf den Veränderungen des Ionenmilieus beruhen, die auf dem g a n z e n W e g e zwischen den beiden Elektroden durch Ionenverschiebung zustandekommen.

Andererseits ist die unterschiedliche Wirkung von *ab*steigender und *auf*steigender Galvanisation auf das Zentralnervensystem und auf den Blutkreislauf sicher auf den Einfluß des AET bzw. KET zurückzuführen.

2.1.3 Die vasomotorische und trophische Wirkung

Gleich nach dem Einschalten des galvanischen Stromes kommt es zu einer – rasch vorübergehenden – Kontraktion der Gefäße, worauf dann eine Erweiterung im Sinne einer reaktiven Hyperämie erfolgt. Die Haut ist an den Einwirkungsstellen hell gerötet, die Hauttemperatur ist etwas erhöht. An der Kathode ist diese Hyperämie etwas stärker und bleibt auch in der Regel einige Stunden bestehen, um dann langsam zu verschwinden.

Die Ansprechbarkeit der Vasomotoren bleibt jedoch noch lange über die Behandlungsdauer erhalten, so daß mechanische oder thermische Reize, ja selbst psychische Erregungen die umschriebenen Rötungen an den Einwirkungsstellen wieder hervortreten lassen.

Die Gefäßerweiterung als Galvanisationsfolge bezieht sich aber nicht nur auf die oberflächlichen Gefäße, sie wirkt sich auch auf tiefergelegene aus, wie durch das Plethysmogramm nachgewiesen werden konnte. Es darf daher als sicher gelten, daß infolge der besseren Durchblutung auch die Voraussetzungen für eine bessere Ernährung und Funktionssteigerung der Gewebe und für eine raschere Resorption von Ergüssen oder örtlichen Ödemen gegeben sind.

Wie weit eine antiphlogistische (entzündungswidrige) oder eine bakterizide (bakterientötende) Wirkung als *direkte* Folge des galvanischen Stromes angenommen werden kann, hängt wahrscheinlich von der Dosierung ab, denn wo sich eine Hyperämisierung, eine Analgesierung abspielt, sind solche Wirkungen *indirekt* denkbar. Allerdings könnte eine zu hohe Dosierung bei Neuralgien etc. möglicherweise zu Verschlechterungen führen. Die *erregbarkeitssteigernde Wirkung* auf

den motorischen Nerven und auf den Muskel ist sicher auf die Konzentrationsän-
·derungen an der Membran zurückzuführen. Vielfach wurde eine konstante Galvanisation v o r der Reizbehandlung gelähmter Muskeln mit gutem Resultat durchgeführt.
Außerdem konnte auch eine Verkürzung der Chronaxiewerte nach galvanischer
Dauerdurchströmung festgestellt werden.

2.1.4 Die Beeinflussung des Zentralnervensystems

Im Tierversuch konnten die Wirkungen des konstanten galvanischen Stromes
deutlich dargestellt werden.
HOFF u. a. beschrieben bei »absteigender« Galvanisation (Anode cranialwärts,
Kathode caudalwärts) deutliche Anzeichen einer Betäubung und bei höheren
Stromstärken sogar einer »Galvanonarkose« bei einem im Wasser befindlichen
Frosch; die Extremitäten lagen dann schlaff in Richtung der Längsachse des
Körpers. Bei »aufsteigender« Galvanisation trat ein deutlicher »Galvanokrampf«
auf, bei dem die Extremitäten stark angebeugt waren.
Andere Beobachtungen wurden mit Fischen gemacht. Bei absteigender Galvani-
sation stellten sich die Fische mit dem Kopf zur Anode und mit dem Schwanz zur
Kathode. Auch sie zeigten dabei Betäubungserscheinungen. Bei umgekehrter
Stromrichtung zeigten sie Anzeichen von Erregung.
Beim Menschen wurde durch absteigende Galvanisation (besonders in hydroelek-
trischen Bädern) eine Dämpfung der Reflexe, besonders des Patellarsehnenrefle-
xes beobachtet, während es infolge aufsteigender Galvanisation zu einer Erreg-
barkeitssteigerung kam.
KOEPPEN berichtet von der tonusherabsetzenden Wirkung des absteigenden
Stromes im Vierzellenbad (Arme an der Anode, Beine an der Kathode).

2.1.5 Die Beeinflussung des Blutkreislaufs

Nach SCHNEE ist auch eine unterschiedliche Wirkung von ab- und aufsteigender
Galvanisation in dem (nach ihm benannten) Vierzellenbad auf den Blutkreislauf zu
beobachten. Danach wirkt die *absteigende Galvanisation* beschleunigend auf den
Blutstrom aus dem kleinen Kreislauf zum Herzen, auf den Rückstrom des venösen
Blutes aus den Lungen und den oberen Extremitäten und auf die Zufuhr von
arteriellem Blut zu den Organen des Pfortadersystems. Die *aufsteigende Galvanisation* soll den venösen Rückstrom aus den unteren Extremitäten und aus den
Organen des Pfortadersystems zum Herzen hin beschleunigen, die Zufuhr von
arteriellem Blut zu den Lungen und den oberen Extremitäten begünstigen, und den
Abfluß des venösen Blutes aus dem Herzen zu den Lungen erleichtern.
Ob diese spezifizierte Einteilung für jeden Fall Gültigkeit hat, ist allerdings *nicht
sicher.* Ausschlaggebend dürfte die Reaktion des Patienten auf die jeweilige Art
der Galvanisation sein, die sehr genau zu beobachten ist.

2.2 Die Ausführung der Galvanisation

Die technische Durchführung der Galvanisation richtet sich zunächst danach, ob man den Strom lokal oder mehr oder weniger über den ganzen Körper einwirken lassen will.

KOWARSCHIK vertrat den Standpunkt, daß man eine *punkt*förmige Galvanisation eigentlich *nur* zur *Reizbehandlung einzelner Nerven- oder Muskelpunkte vornehmen soll.* Andernfalls soll man möglichst die befallene Extremität oder aber größere, *über die Schmerzzonen hinausgehende* Bezirke in die Behandlung einbeziehen. Für die Behandlung größerer Körpergebiete oder des ganzen Körpers eignen sich besonders die hydrogalvanischen Bäder (Vierzellenbad oder Stangerbad), bei denen sich Stromwirkung und thermische Wirkung des Wassers kombinieren lassen. Voraussetzung für das hydroelektrische Vollbad (Stangerbad) ist allerdings, daß der Patient den hydrostatischen Druck des Wassers verträgt.

Abgesehen von diesen Bädern, bei denen das Wasser zur Elektrode wird, was den günstigen Nebeneffekt hat, daß es nicht zu Verätzungen der Haut kommen kann, verwendet man zur Durchführung der konstanten Galvanisation Bleche aus Zink oder Blei in einer Dicke von etwa 0,5 mm als Elektroden. Diese Bleche kann man sich für den jeweiligen Verwendungszweck größengerecht zuschneiden. Je nach Anwendungsfall benutzt man Elektroden von 200-300 cm^2 bis zu langen Streifenelektroden von 80–100 cm Länge. Letzere besonders zur Quergalvanisation des ganzen Beines (**Abb. 36**).

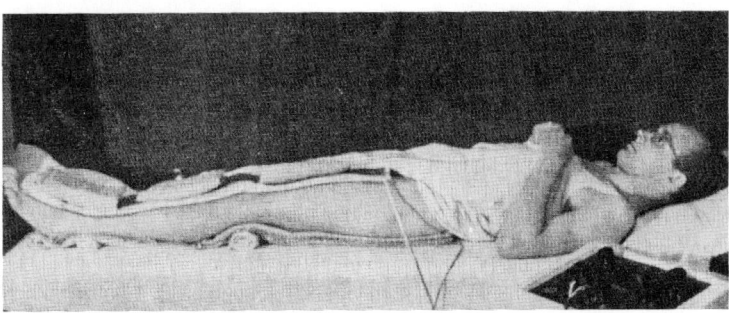

Abb. 36: Quergalvanisation des Beines nach KOWARSCHIK.

Streifenförmige Elektroden von 5–6 cm Breite und 50 cm Länge verwendet man auch als sogenannte »Ringelektroden«, von denen man z. B. die eine proximal, die andere distal vom Kniegelenk anlegt und so eine Längsdurchströmung des Gelenks durchführen kann. Die häufig erwähnten Bergonié-Masken-Elektroden, die man vorzugsweise zur Behandlung von Trigeminus- oder Fazialisschädigungen benutzt hat, sind eigentlich überflüssig geworden, weil man praktisch für jede

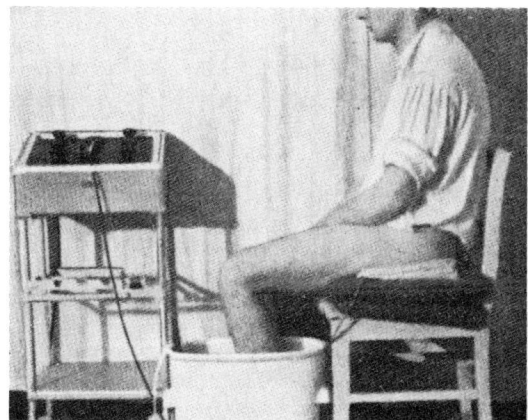

Abb. 37: Längsgalvanisation des Beines, der Unterschenkel steht in einer Porzellanwanne, der Patient sitzt auf der Gegenelektrode.

Gesichtsgröße besondere Elektroden und passende Unterlagen zurechtschneiden muß, die aber dann meistens auch nicht besser wirken als entsprechend große Plattenelektroden (**Abb. 38**).

Bei der Verwendung unterschiedlich großer Elektroden ist daran zu denken, daß an den kleineren Elektroden die größere Stromdichte herrscht. Die *Dosierung* der Stromstärke soll sich nach der *kleineren Elektrode* richten.

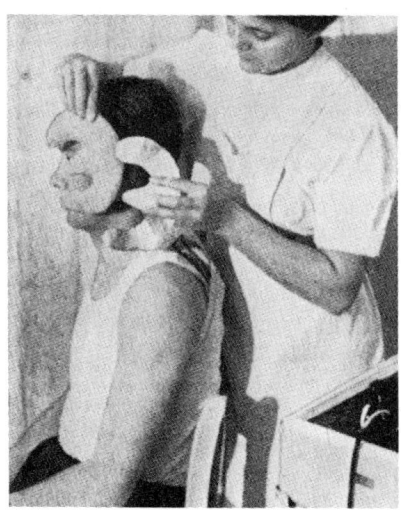 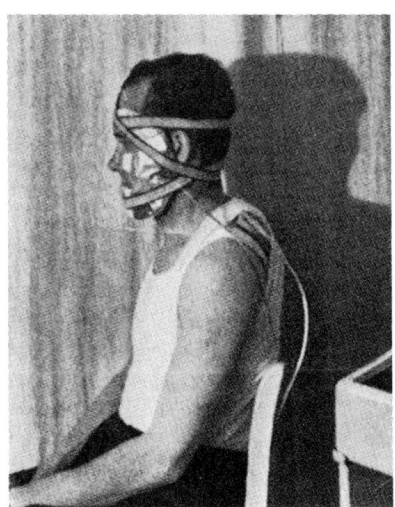

Abb. 38: Anlegen einer „Bergonie"-Maskenelektrode.
Rechts die fertig angelegte Elektrode wurde wegen der besseren Sicht nur mit dünnen Bändern fixiert. Gegenelektrode liegt im Nacken.

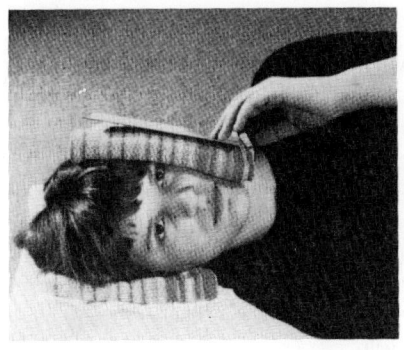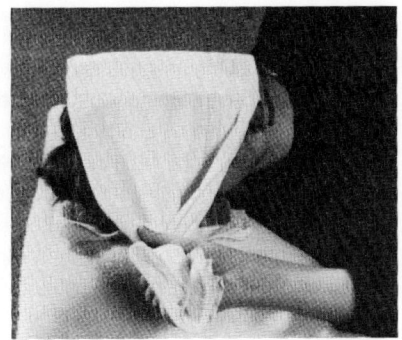

Abb. 39 a und b: Vereinfachtes Verfahren bei der Fixierung von Plattenelektroden bei Galvanisation im Bereich des Gesichtes.

Obwohl es bereits gesagt wurde, sei es wegen der Wichtigkeit nochmals wiederholt: Jedes Elektrodenblech muß mit einer gut durchfeuchteten (aber nicht triefend nassen) Unterlage von mehrfach gefaltetem Stoff oder entsprechend großen Viscoseschwammzwischenlagen in entsprechender Dicke unterlegt werden, um Verätzungen an der Hautoberfläche zu vermeiden. Diese Unterlagen sollen auch an jeder Stelle etwa 1 cm den Elektrodenrand überragen.

Die Elektroden müssen gut fixiert und gegen Verrutschen gesichert sein. In manchen Fällen genügt es, den Körperteil auf die Elektroden zu legen und so eine Fixierung zu erreichen, in anderen Fällen nimmt man Sandsäckchen oder Lochgummibänder zum Fixieren (**Abb. 37 und 40**).

Um zu verhindern, daß Bänder oder Sandsäckchen naß und so elektrisch leitend werden, empfiehlt sich immer eine Zwischenlage aus nichtleitendem Stoff (Plastikfolie etc.) (**Abb. 39a und b**).

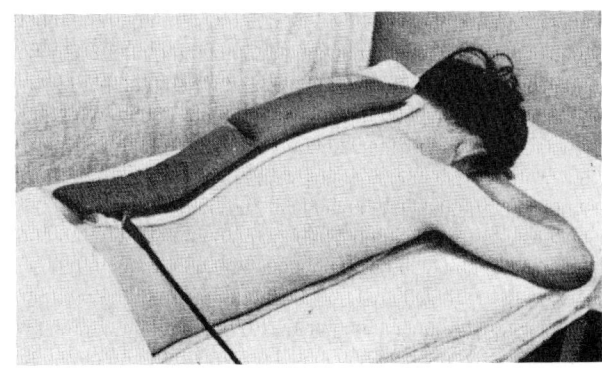

Abb. 40: A-P-Galvanisation bei Wurzelneuralgie über mehrere Abschnitte der Wirbelsäule; Anode dorsal, Kathode ventral.

2.2.1 Die Dosierung der Stromstärke

Häufig wird als Dosierungshinweis die mA-Zahl pro cm^2 angegeben. Langjährige Erfahrungen haben aber gezeigt, daß diese Angaben nicht in jedem Falle nützlich sind. Eine einfache Überlegung soll hier mehr Klarheit schaffen:
Die Stromempfindlichkeit ist bei den Menschen von Person zu Person verschieden groß; ferner ist sie bei ein und derselben Person an den Beuge- und Innenseiten größer als an den Streck- und Außenseiten. Darüber hinaus sind Patienten mit Hyperaesthesien wesentlich stromempfindlicher als gesunde Menschen.
Des weiteren ist zu berücksichtigen, ob man die konstante Galvanisation zur Analgesierung (Schmerzdämpfung) oder aber zur Steigerung der Erregbarkeit z. B. bei schlaffen Lähmungen anwenden will.
Es ist also auf jeden Fall sicherer, wenn man sich nach der Stromempfindlichkeit des Patienten als nach festen Zahlen richtet.

Zu Beginn der Behandlung soll man sich mit der Stromstärke allmählich »einschleichen« und am Schlusse wieder langsam »ausschleichen«. Dadurch vermeidet man Schließungs- und Öffnungseffekte und kann sich besser an die Verträglichkeit des Patienten anpassen.

Unterschwellig – überschwellig – Toleranzgrenze

Hat man die Elektroden ordnungsgemäß angelegt, so schleicht man sich mit der Stromstärke langsam ein, bis der Patient ein Stromgefühl (leichtes Kribbeln) wahrnimmt. Man hat dann die »sensible Reizschwelle« erreicht. Für die ersten Behandlungen reicht diese Reizschwelle allgemein aus. Bei besonders empfindlichen Patienten empfiehlt es sich (wenigstens für die ersten Sitzungen) sofort wieder mit der Stromstärke etwas zurückzugehen, so daß man »sensibel unterschwellig« dosiert. Mit der Besserung der Verträglichkeit kann man dann »sensibel schwellig« oder gar »sensibel überschwellig« dosieren. Die äußerste Dosis ist die Toleranzgrenze, also diejenige Stromstärke, die der Patient gerade noch gut verträgt. Diese Grenze darf nicht überschritten werden.
Empfindet der Patient unter der Stromeinwirkung ein Brennen, Stechen oder Tiefendruck, oder sagt er gar: »Es wird heiß!«, dann muß man sofort mit der Stromstärke auf Null zurückgehen, den Sitz der Elektroden kontrollieren und gegebenenfalls korrigieren. Erst dann darf man die Behandlung fortsetzen. Kleine Schrunden, Pickel usw. verursachen sofort nach dem Einschalten des Stromes ein unangenehmes Brennen oder Stechen. Deckt man die Hautstellen mit etwas Vaseline ab, so verschwindet das Brennen sofort.
Besondere Aufmerksamkeit erfordert die Behandlung von Patienten mit hypaesthetischen Zonen. Diese können natürlich keine klaren Angaben über die Reizschwelle machen. Bei ihnen sollte man die »Schwelle« an Hautstellen mit normaler Empfindlichkeit erproben, nötigenfalls im Nachbargebiet oder an der anderen

Extremität. Trotzdem sollte man solche Fälle bezüglich der Reaktionen besonders beobachten.

Hautrötungen im Auflagegebiet der Elektroden, besonders an der Kathode, sind als normal anzusehen, sofern sie nicht eine Dermatitis vermuten lassen. Nach einer Serie von Galvanisationen neigt die Haut an den Einwirkungsstellen zum Austrocknen. Entsprechende Hautpflege ist dann angezeigt. Aber vor jeder neuen Galvanisation sind Salbenreste etc. zu entfernen.

Bei der Dosierung (Stromstärke + Durchströmungsdauer) ist ferner darauf zu achten, wie dem Patienten die Behandlung bekommt, d. h. ob er innerhalb der nächsten 24 Stunden vermehrte Beschwerden bekommt oder nicht. Eine etwaige Schmerzzunahme, die nicht länger als 2 Stunden anhält, dann wieder zurückgeht, ist als normale Reaktion zu werten. Diese Reaktionen entscheiden auch darüber, ob die Behandlungen täglich oder in größeren Abständen (2-3 mal wöchentlich) zu verabreichen sind. Die Anzahl der Behandlungen kann zwischen 10 und 30 liegen. Eine zu lange Ausdehnung ist wenig sinnvoll, hingegen kann eine Behandlungs-pause von 8 Tagen (quasi zur »Reizverarbeitung«) nützlich sein.

Die feuchten Zwischenlagen sind *regelmäßig mit Wasser* und *Seife* zu reinigen! Sonst können sich elektrolytische Zersetzungsprodukte ansammeln! – Da sich nicht alle Metallsalze mit Wasser und Seife beseitigen lassen, empfiehlt KOWAR-SCHIK die Tücher zeitweilig mit einer 2%igen Essigsäurelösung auszukochen. Sicherer dürfte in jedem Falle eine *rechtzeitige Erneuerung der Tücher* sein!

Auf diese Fragen wurde deshalb so ausführlich eingegangen, weil die meisten Mißerfolge mit der konstanten Galvanisation auf *Überdosierung* zurückzuführen sind! Und dadurch gelangte diese an sich erfolgversprechende Therapie zeitweilig in argen Mißkredit.

2.2.2 Die Lagerung des Patienten

spielt bei der Analgesierungsbehandlung mit konstantem galvanischem Strom eine wesentliche Rolle. Leider lassen sich dafür keine festen Regeln, sondern nur allgemeine Hinweise geben.

Der Körper oder die Gliedmaßen sollen zur Behandlung *so* gelagert werden, daß der Patient über die Behandlungszeit einigermaßen beschwerdefrei liegen oder sitzen kann. Am besten ist es, man fragt ihn: »In welcher Körperhaltung haben Sie die wenigsten Beschwerden«. Danach richtet sich die Lagerung, die nötigenfalls durch Lagerungskissen usw. unterstützt wird. Hier ein paar Hinweise:

Rückenlage: Stufenbettlagerung der Beine, evtl. in unterschiedlicher Winkelstel-lung links zu rechts. Manchmal genügt es auch , das Kniegelenk in leichter Beugehaltung zu lagern.

Bauchlage: Falls flaches Liegen unmöglich ist, sollte man Kissen etc. unter den Bauch schieben, bis die Lagerung am erträglichsten ist. Mit zunehmender Besse-rung kann dann die Kissenhöhe abgebaut werden.

Seitenlage: Der Patient sagt selber, auf welcher Seite er am besten liegen kann. Manchmal ist es ratsam, das obenliegende Bein gebeugt zu lagern und ein Kissen unter Knie bzw. Unterschenkel zum »Höhenausgleich« zu legen. Für die oberen Extremitäten gelten ähnliche Hinweise. Meist kann der Arm beim sitzenden Patienten besser gelagert werden als beim liegenden. Auch in den hydroelektrischen Bädern sollte auf größtmögliche Schmerzentlastung geachtet werden. Im Stangerbad hilft ja die Auftriebskraft des Wassers bereits im erwünschten Sinne. Beim Ein- und Aussteigen sichtlich behinderter Patienten ist Hilfestellung zu leisten.

2.2.2 Indikationshinweise

In dem Abschnitt »Ausführung der Galvanisation« wurden bereits einige Indikationen angedeutet. Alle denkbaren Möglichkeiten eingehend zu beschreiben, würde einfach zu weit führen. Deshalb seien hier die wichtigsten Anzeigengebiete erwähnt.

Wohl die wichtigste Rolle spielt die Schmerzdämpfung, also die Analgesierung und Desensibilisierung, wobei die örtliche Hyperämisierung mit wirksam ist.

Bei Myalgien legt man die Anode auf die schmerzhafte Stelle und achtet darauf, daß die Nachbargebiete mit in die Behandlung einbezogen werden.

Bei Neuralgien ist je nach Lage und Ausdehnung entweder die Quergalvanisation (s. **Abb. 36**) oder die absteigende Galvanisation (s. **Abb. 37**) angezeigt.

Arthralgien/Arthrosen kann man in Form der Querdurchströmung des Gelenkes oder aber als absteigende Galvanisation (Elektroden ringförmig: proximal = Anode, distal = Kathode) durchführen. Je nach Lagerungsmöglichkeiten sind auch Abwandlungen der Elektrodenlagen möglich (**Abb. 39a und b**).

Myogelosen sowie muskulärer Hartspann können durch kleinere Elektroden (5:5 cm differente Elektrode) behandelt werden, unmittelbar anschließend ist eine geeignete Massage angezeigt. Für die Trigeminusbehandlung sowie für die Facialisgalvanisation siehe **Abb. 39a/b**.

In einigen Fällen ist für die Galvanisationsbehandlung Zurückhaltung empfohlen. So z. B. bei *metallischen Implantaten;* hier ist das Implantationsfeld zu umgehen. In ausreichendem Abstand bestehen keine Bedenken. – Bei ausgeprägten »*Gallenpunkten*« sollte man diese »Zone« ebenfalls von der Behandlung ausschließen. Im Bereich des *linken Ganglion stellatum* kann eine Galvanisationsbehandlung gelegentlich nächtliche Herzunruhe auslösen. In solchen Fällen ist von der Behandlung abzusehen. (Desgleichen bei Herzschrittmachern!)

In seltenen Fällen kommt es vor, daß ein Patient während der »absteigenden« Galvanisation Anode kranial, Kathode kaudal im Bereich der Halswirbelsäule und der oberen Brustwirbelsäule einschläft. (Ursache bisher ungeklärt.) Nachteilige Folgen konnten bisher nicht beobachtet werden. Doch wird empfohlen, den Sitz der Elektroden zu kontrollieren, da es möglich ist, daß sich der Patient im Schlaf bewegt und die Elektroden verrutschen (Verätzungsgefahr).

Das *Vierzellenbad* (Abb. 41) hat sich für die Galvanisation sehr bewährt. Arthralgien, Myalgien und Neuralgien behandelt man in einem Wasser, das mit etwa 35 °C temperiert wird, 10–20 Minuten lang. Stromstärke: sensibel schwellig. Polung: Anode. Schlaffe Lähmungen werden an der Kathode angeschlossen und sensibel überschwellig dosiert. Wassertemperatur ca. 35 °C. Behandlungsdauer bis zu 25 Minuten.

Durchblutungsstörungen nach Poliomyelitis oder bei Varicosis dürfen selten überschwellig dosiert werden. Polung beliebig. Wassertemperatur ca. 38-40° C, Behandlungsdauer ca. 15 Minuten. Bei arteriellen Durchblutungsstörungen ist Vorsicht geboten. Bei Angiospasmen soll die Wassertemperatur anfangs der Hauttemperatur entsprechen. Dann steigt man mit der Wassertemperatur (wie bei Hauffeschen Bädern) vorsichtig an bis zum Indifferenzpunkt (ca. 35° C). *Erst jetzt* soll man sich mit dem Strom langsam einschleichen. Da diese Patienten sehr selten die sensible Reizschwelle angeben können, soll man anfangs nicht über 5–6 mA hinaus dosieren. Bei guter Verträglichkeit (Verlängerung der Gehstrecke) darf dann bis zu 10 mA dosiert werden. Meistens stellt sich dann auch das Gefühl beim Patienten wieder ein, so daß er von sich aus Angaben machen kann. Die Durchströmungsdauer sollte nicht mehr als 10 Minuten betragen.

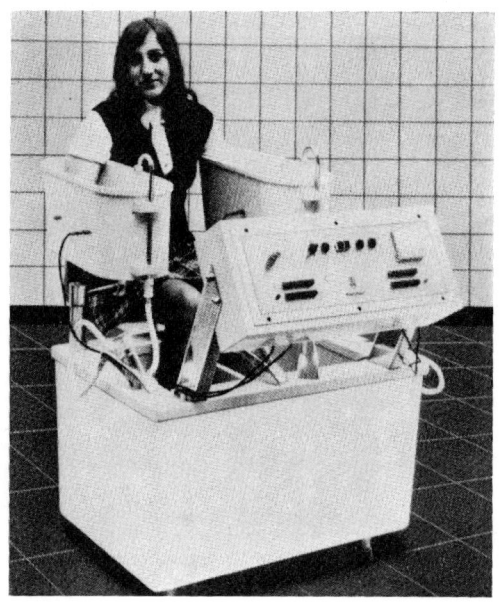

Abb. 41: Vierzellenbad, Modell UKS-Fischer. Die Stromrichtung kann an der vorderen Schalttafel nach Wahl geregelt werden.

95

Das *Stangerbad* (**Abb. 42**) (hydroelektrisches Vollbad) hat eine weitaus größere Allgemeinwirkung als das Vierzellenbad. Die Stromstärke ist hier wesentlich höher zu veranschlagen als beim Vierzellenbad oder gar bei der örtlichen Galvanisation. Der Grund:

1. verteilt sich der Strom über die gesamte Körperoberfläche und ist deshalb pro cm^2 viel geringer,
2. gehen etwa 2/3 der angezeigten Stromstärke »am Körper vorbei«, weil das Wasser besser leitet und weil *neben* dem Körper kein Hautwiderstand zu überwinden ist.

Es ist also beim Stangerbad besonders wichtig, sich nach dem »Stromgefühl« des Patienten zu richten. Im allgemeinen dosiert man »sensibel schwellig«.

Der Indikationsbereich ist beim Stangerbad ziemlich groß und vielseitig. Hier einige kurzgefaßte Hinweise:

Periphere Lähmungen: Wassertemperatur 35–36° C; nur wenn der Patient angibt, das Wasser sei ihm zu kühl, darf man 1–2° C höher temperieren. Badedauer: ca. 10 Minuten.

Zentralmotorische Strörungen (spastische Lähmungen, Hyperkinesen): Absteigende Galvanisation! Falls es die Kreislaufverhältnisse erlauben, darf das Wasser 37-38° C haben. Dauer des Bades: Bis zu 20 Minuten.

Polyneuropathien und Myalgien: Absteigende Galvanisation! Bei akuten Fällen

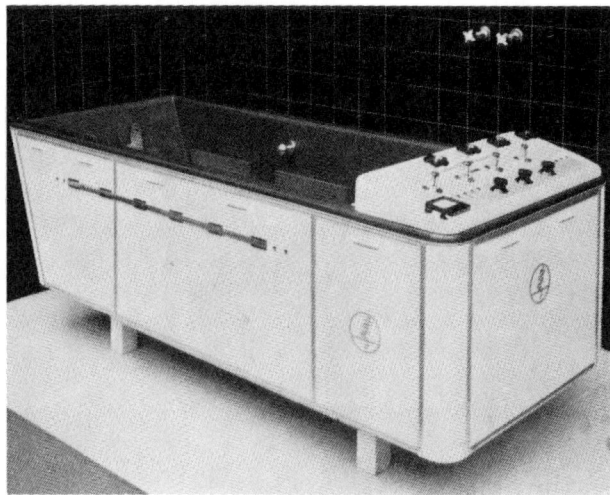

Abb. 42: Hydroelektrisches Vollbad (Kombinationseinrichtung mit Unterwasserdruckstrahlmassage). (Gesellschaft für Elektrotherapie, Stuttgart)

schwächere, bei chronischen Fällen höhere Stromstärken (akut = unterschwellig, chronisch schwellig bis überschwellig). – Fallweise ist auch ein mehr direktes Einwirken der Anode vorzuziehen. In manchen Fällen kann die Stromrichtung entsprechend variiert werden, wozu an jedem Stangerbad übersichtliche Schaltskizzen vorhanden sind.

Gelenkerkrankungen: Behandelt werden vorwiegend die chronischen Fälle. Stromrichtung »absteigend«. Stromstärke sensibel überschwellig. Wassertemperatur je nach Kreislauf 37–38 °C. Dauer bis 20 Minuten. Behandelt werden die chronischen Formen von Polyarthritis, Arthrosen, Spondylarthrosen und Bechterew.

Frauenleiden: Auch hier werden nur die chronischen Formen behandelt. Besonders bewährt hat sich die Kombination mit Moorbädern bzw. -packungen. Indikationsbereich: Endo- und Parametritis, Adnexitis, Amenorrhoe, Dysmenorrhoe und vasomotorische Störungen im Klimakterium.

Kreislaufschwäche: Es werden *nur* die leichteren Grade im Stangerbad behandelt. Die Wirkung entspricht »in ungefähr« derjenigen der CO_2-Bäder, weshalb auch das Wasser entsprechend temperiert werden soll: für die ersten Bäder 35 °C, später absteigend auf 33–32 °C.

Bevor der Strom eingeschaltet wird, soll sich der Patient erst ein paar Minuten lang an den *hydrostatischen Druck* gewöhnen. Evtl. darf das Wasser nicht bis zum Hals, sondern nur bis zum Rippenbogen reichen. Dosierung: Sensibel unterschwellig bis schwellig. Dauer: ca. 10–15 Minuten.

Kontraindikationen: Alle Hautentzündungen, Herzschrittmacher.

3. Die Iontophorese

wird auch gelegentlich als Elektrophorese, Ionentherapie oder Dielektrolyse bezeichnet. Sie stellt ein Verfahren dar, mit dem man mittels des galvanischen Stromes durch die unverletzte Haut unter Umgehung des Magen-Darm-Traktes Arzneimittel in den Körper hineinführen kann. Die ersten Versuche reichen schon sehr weit zurück, stießen aber auf allgemeine Ablehnung. Erst als LEDUC 1907 seinen »Grundversuch« (**Abb. 43**) mit zwei Kaninchen durchführte, begann sich das Interesse der Iontophorese zuzuwenden.

Mit dem Kartoffelversuch nach SCHATZKY konnte man sogar die Ionenwanderung sichtbar machen und auch den Polarisationsstrom optisch nachweisen (**Abb. 44**).

Für die Praxis ist es wichtig zu wissen, wie sich die Moleküle bei der Abspaltung in einer Lösung (elektrolytische Dissoziation) aufteilen und welche Ladung sie annehmen. Die nachstehende Übersicht zeigt die wichtigsten chemischen Stoffe, ihre Aufspaltung und ihre elektrische Ladung:

	Chem. Bezeichnung	Molekül	Kation (+)	Anion (-)
Salze:	Kochsalz	$NaCl$	Na	Cl
	Kalium jodatum	KJ	K	J
	Kalziumchlorat	$CaCl_2$	Ca	ClCl
	Natriumsalicylat	$NaC_7H_5O_3$	Na	$C_7H_5O_3$
	Kaliumpermanganat	$KMnO_4$	K	MnO_4
	Zinksulfat	$ZnSO_4$	Zn	SO_4
Säuren:	Salzsäure	HCl	H	Cl
	Schwefelsäure	H_2SO_4	HH	SO_4
	Salpetersäure	HNO_3	H	NO_3
	Salpetrige Säure	HNO_2	H	NO_2
	Salicylsäure	$HC_7H_5O_3$	H	$C_7H_5O_3$
Basen:	Natronlauge	$NaOH$	Na	OH
	Kalilauge	KOH	K	OH
	Salmiaklauge	$NH_4(OH)$	NH_4	OH
	Kalziumlauge	$Ca(OH)_2$	Ca	2 (OH)

Als Grundregel für die Ionenverhältnisse der anzuwendenden Arzneimittel kann man sich merken:

Anionen sind (oder es verhalten sich wie diese): die Halogene (Cl, Br, J), die Säureradikale (Salzsäure, Karbolsäure), sowie Salicylat, Acetat und Oxalat.

Kationen sind (oder es verhalten sich wie diese): Die Metalle (Fe, Cu, Hg), die Alkaloide (Morphin, Chinin, Kokain, Histamin, Strychnin), die Alkalimetalle (Li, Na, K) und die Erdalkalimetalle (Mg, Ca).

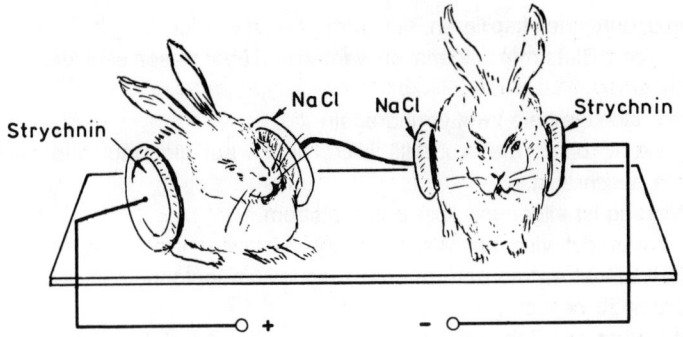

Abb. 43: Grundversuch nach LEDUC.

An zwei Kaninchen wurde je eine NaCL-Elektrode und eine Strychnin-Elektrode angelegt; bei dem Kaninchen rechts war Strychnin an der Kathode angeschlossen, bei dem Kaninchen links an der Anode; nur das linke Kaninchen zeigt eine Strychninwirkung.

Die Ionen dringen also durch die Haut in den Körper ein und wandern i n Richtung auf den ungleichnamigen Pol. Damit ist aber nicht gesagt, daß sie diesen erreichen! Ihre Eindringungstiefe ist begrenzt! Außerdem gibt es Unterschiede bzgl. der Wanderungsgeschwindigkeit: es gibt »schwerfällige« und »leichtbewegliche« Ionen. Das schnellste von allen ist das H-Ion. Nach KOWARSCHIK wandert es viermal so schnell wie das Cl-Ion und siebenmal so schnell wie das Na-Ion. Ferner dürfte ihrer Eindringungstiefe (in Richtung auf den Gegenpol)

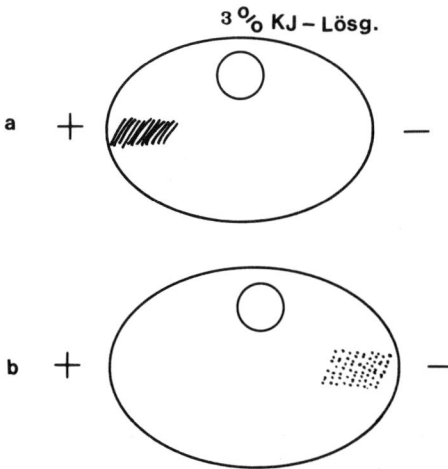

Abb. 44: Kartoffelversuch nach SCHATZKY
a) Jod-Stärke-Reaktion an der Anode
b) 1 Std. nach Abschalten tritt die Jod-Stärke-Reaktion an der Kathode auf.

eine Grenze durch den kapillaren Blutstrom gesetzt werden. Es gilt als sicher, daß sie dort von dem Blutstrom mitgerissen werden und über diesen eine Allgemeinwirkung entfalten.

Man merke sich deshalb zwei Grundregeln:

1. Die Wirkung bleibt mehr oberflächlich, örtlich auf die Haut und hautnahe Gebiete beschränkt.
2. Die Wirkung ist allgemein über den Blutstrom.

Wie weit 3. eine cuti-viscerale Wirkung möglich ist, wird nicht einheitlich beurteilt. Nach KÖHLER ist es möglich, mit der Magnesium-Iontophorese pectanginöse Beschwerden zu bessern.

Die Haut ist *vor* der Behandlung zu reinigen. Geeignet dafür ist Seifenlösung. Alkohol darf auf keinen Fall zur Reinigung benutzt werden.

Neben der Arzneimittelwirkung ist auch bei der Iontophorese immer an die Wirkung des galvanischen Stromes zu denken, vor allem an die durchblutungsfördernde Wirkung, die das Eindringen des jeweiligen Mittels sicher begünstigt, sowie daran, daß innerhalb gewisser Grenzen der galvanische Strom auch desensibilisierend wirkt. Der Strom ist also nicht *nur* als Transportmittel anzusehen.

Ein weiterer Umstand, der besonders durch die Arbeiten von NIKOLOVA-TROEVA bekannt wurde, dürfte darin zu sehen sein, daß – bei entsprechender Indikation – gleichzeitig *ein* Medikament von der Kathode *und* eins von der Anode aus angewendet werden kann. Es ist auch denkbar, daß ein und dasselbe Medikament von der Kathode und von der Anode her einwirken kann, wenn es gleichzeitg Kationen und Anionen enthält.

Neben dem konstant fließenden Strom werden auch gelegentlich Gleichstrom-Impulse und gleichgerichtete Wechselströme für die Iontophorese verwandt. Bevorzugt werden dabei die Frequenzen um 100 Hz. Sicher ist mit diesen Frequenzen eine Iontophorese durchführbar, nur ist die gelegentlich zitierte Vorstellung, daß mittels dieser Frequenzen das Medikament gleichsam »eingehämmert« wird und deshalb wirksamer ist, kaum haltbar.

3.1 Die Technik der Iontophorese

Die Technik der Iontophorese ist praktisch die gleiche, wie bei der konstanten Galvanisation. Bei Anwendung von *Lösungen* »tränkt« man die Stoffzwischenlagen mit dem jeweils anzuwendenden Mittel, bei Verwendung von *Salben* trägt man die Salbe dünn auf die vorher gereinigte Haut auf und feuchtet die Stoff- oder Viscosezwischenlage ebenso an, wie bei der Galvanisation. (**Abb. 45**). Nach der Behandlung sind Salbenreste wieder zu entfernen. Histaminhaltige Mittel erzeugen gelegentlich Quaddeln auf der Haut; im Bereich des Gesichtes sowie bei histaminempfindlichen Patienten kann diese Form nicht benutzt werden. Hingegen

100

konnten negative Reaktionen bei jodempfindlichen Patienten bei der Verwendung von Jod-Kali-Lösungen (3–5%) nicht beobachtet werden.

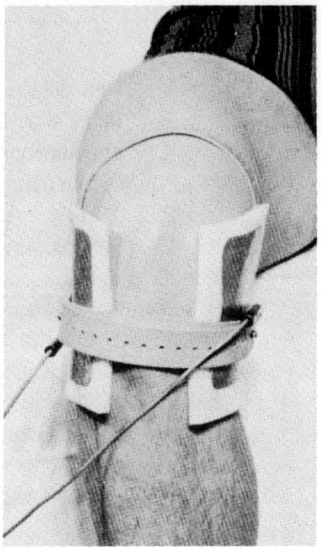

Abb. 45: Iontophorese des Kniegelenks

Im Vierzellenbad werden statt des gewöhnlichen Wassers auch Seesalzlösungen oder Badewässer von Bad Kreuznach zur Iontophoresebehandlung benutzt.
Die nachstehende Tabelle soll Hinweise über Anwendungsmöglichkeiten geben.
Die Indikationen sind alphabetisch geordnet und stellen keine Wertung dar.

3.2 Indikationshinweise

Indikation	Pol	Dauer	Medikament
Abszesse Furunkel etc.	–	15–30'	Penizillin 200–1000 Einheit. pro ccm phys. Kochsalzlösung oder Biomycin, Aureomycin
	+	15–30'	Dioninlösung
Akne	+	ca. 15'	0,002% Histaminlösung
Arthritiden,			Dioninlösung oder Novokalinlösung
Arthrosen, arthrogene	+	bis 30'	
Kontrakturen	–	15–30'	3–5% Kal. jod. Lösung
Morb. Bechterew	–	bis 30'	3–5% Kal. jod. Lösung alternierend
	+	bis 30'	mit Novokain bzw. Dioninlösung
Bursitis	+	ca. 15'	Novokainlösung oder Penizillinlö-
	–	ca. 15'	sung
Morb. Dupuytren (Frühstadium)	–	bis 30'	5% KJ-Lösung
Ekzem	+	ca. 10'	Adrenalinlösung oder 5% Ammoniaklösung
Endangiitis	+	cave! 30'	Novokain (sensibel *unter*schwellig).
Epikondylitis	+	ca. 15'	Histacon, Novokain oder Hydrocortisonsalbe
Fisteln	+	30–40'	Zinksulfat
Frakturen (s. auch Kallus)	+	15–30'	Priscollösung 5–10%
Frostschäden	+	15–20'	Novokain oder Dioninlösung
Gelenkerkrankungen Kontrakturen siehe Arthritiden etc.			
Hämatome oberflächliche	–	ca. 15'	3–5% KJ-Lösung
Kallusbildung, verzögerte	+	15–30'	CaCl
Kallusbildung, hypertrophe	beides	ca. 30'	KJ-Lösung (–) zugleich Novokainlösung (+) / *quer*
Keloide	–	15–30'	3–5% KJ-Lösung (2mal tägl.)
Keloide	+	15–30'	Lasonil oder 5% Thioharnstofflösung in Glycerin

Mastitis	–	ca. 20'	Penizillin oder KJ-Lösung
Meniskus, auch postoperat.	beides	15–30'	5% KJ-Lösung (–) und 3% Novokainlösung (+), querdurchström.
Muskelzerrungen	+	15–20'	Acethylcholin-Salbe oder Novokain-, Kodein-, Dioninlösung.
Myalgien	+	15–20'	wie oben
Neuralgien			3% CaCl-Lösung oder
Neuropathien	+	15–20'	5% Chinin. bimuriat. Lösung
Sklerodermien	–	10–15'	3% Jod-Natriumlösung
Tendovaginitis	+	15–20'	Novokainlösung, Hydrocortison bei chron. Fällen.
Transzerebrale Durchströmungen	–	cave! bis 20'	Brom (*unter*schwellig) +) 10–15 Sitzungen.
Thromboplebitis	+	ca. 15'	Heparin (1200 Einheiten je Sitzung)
Weichteilverletzungen	+	bis 30'	Apikursalbe, Forapinsalbe, beides mit B_1.

+) Brom nicht bei Bromismus, transzerebrale Durchflutungen nicht bei fortgeschrittener Arteriosklerose, präapoplektischen Zuständen oder Tumoren.

3.3 Kritische Stimmen zur Iontophorese

Die Iontophorese hat nicht zu allen Zeiten volle Zustimmung gefunden! Es gab und gibt auch heute noch kritische Stimmen der Zurückhaltung. Die Kritiker melden folgende Bedenken an:

1. Den relativen Mangel an experimentellen Untersuchungen.
2. Da die meisten Medikamente Ionen *beider* Polarität enthalten, kommt bei der üblichen Applikation nur derjenige Anteil zur Wirkung, der nur zu einem Pol Beziehung hat, der andere Anteil bleibt ungenutzt.
3. Die ungleich schnelle Wanderung der Ionen.
4. Die Menge des eingedrungenen Stoffes ist schwer zu kontrollieren. Es gibt Medikamente, die erst in Gramm, andere bereits in Zenti- oder Milligramm wirken.

Manche Autoren empfehlen, das Medikament per os zu verabreichen und die besonders zu beeinflussende Stelle mit der stabilen (konstanten) Galvanisation zu behandeln.
Wie dem auch sei: In sehr vielen Fällen hat sich die Iontophorese als ein gutes Therapeutikum erwiesen. Ihre Wirkung steht und fällt allerdings mit der gewissenhaften Durchführung.

4 Alphabetische Kurzfassung:
Therapie der Galvanisation/Iontophorese

Galvanisation:

Kationen (+) wandern zur Kathode,

Anionen (−) wandern zur Anode;

Bezeichnungen sind von der »Ziel«-Elektrode abgeleitet.

Am positiven Pol (+) bilden sich Säuren,

am negativen Pol (−) bilden sich Alkalien;

dadurch Verätzungsgefahr, wenn Metallelektroden bei fließendem Strom mit der Haut in Berührung kommen.

Galvanisation, Ausführung:

a) Lagerung d. Patienten in Schmerzentlastung,

b) Dosierung: sensibel unterschwellig, überschwellig, Toleranzgrenze,

c) Elektroden, meist Plattenelektroden, Größe dem Fall angepaßt (feuchte Stoffschicht zur Verhütung von Verätzungen),

d) Vierzellenbad und

e) Stangerbad (hydroelektrisches Vollbad) = Kombination von Strom und Wassertemperatur, Wasser als Elektrode = keine Verätzungsgefahr.

Galvanischer Strom, physiolog. Wirkungen:

auf sensible Nerven analgesierend, desensibilisierend,

auf motorische Nerven kontraktionserregend für die Muskeln (Konzentrationsänderung an der Membran als Ursache für die Reizwirkung),

vasomotorische und trophische Wirkung: Gefäßerweiterung, bessere Durchblutung,

absteigende Wirkung auf das ZNS: Tierversuch: Galvanonarkose,

Beobachtungen am Menschen: Dämpfung der Reflexe, Tonus Herabsetzung

Bei *absteigender* Galvanisation = Anode kranialwärts, Kathode kaudalwärts.

Bei *aufsteigender* Galvanisation, Kathode kranialwärts.

(Galvanokrampf bei Tierversuch).

Gleichstrom (galvanischer Strom):

fließt in einer Richtung; als »reiner« galvanischer Strom: Erzeugung im galvanischen Element. Sonst: Im allgemeinen durch Gleichrichter aus dem Wechselstrom erzeugt.

Iontophorese:

Transkutane Applikation bestimmter Arzneistoffe unter Umgehung des Magen-Darm-Traktes.

Grundregel für die »Polung« der Medkamente:

Anionen sind: Halogene (Cl, Br, J), Säureradikale (Salzsäure, Karbolsäure), Salicylat, Acetat und Oxalat;

Kationen sind: Metalle (Fe, Cu, Hg), Alkaloide Alkalimetalle (Li, Na, K) und die Erdalkalimetalle (Mg, Ca).

Da Anionen zur Anode wandern, müssen sie an der Kathode angelegt werden; die Kationen müssen an der Anode angelegt werden.

NF, MF, HF:

Abgrenzung nach WYSS:

NF bis 1000 Hz, MF bis 100000 Hz, HF darüber.

In der Elektro*technik* gelten *andere* Abgrenzungen.

Wechselstrom:

wechselt stets die Polrichtung; graphische Darstellung in sinusförmigen Kurven (Abb. 15 und 16)

Wechselstrom: Frequenz und Reizschwelle (vgl. Abb. 35)

5 Niederfrequenzströme (Impulsströme)

Obwohl der konstant fließende Gleichstrom auch einen Reiz auf Nerven und Gefäße ausübt, spricht man vom Reizstrom im engeren Sinne erst dann, wenn der Strom in Einzelimpulsen oder in Impulsserien zur Anwendung kommt. Die Impulse können entweder mittels Handunterbrecher oder durch elektronisch gesteuerte Impuls- und Pausenzeiten ausgelöst werden. Die Impulse lassen sich in ihrer Form verändern, mit großer Genauigkeit darstellen und beliebig oft reproduzieren. Auf die verschiedenen Impulsformen soll hier näher eingegangen werden:

5.1 Rechteckimpuls

Diese Impuls**form** entspricht der alten »galvanischen« Muskel- und Nervenreizung mit dem Handunterbrecher. Bei dieser Anwendungsweise »springt« die Stromstärke beim Schließen des Stromkreises »plötzlich« auf die eingestellte Höhe an und fällt beim Öffnen des Stromkreises ebenso plötzlich und steil wieder ab. Die Methode konnte zur Ermittlung der Rheobase, der Chronaxie und der Größe von Schließungs- und Öffnungszuckungen benutzt werden.

Heute kann man neben der Handunterbrechung auch die elektronisch gesteuerte Auslösung von Impulsen verwenden. Der Vorteil dieser Methode liegt vor allem darin, daß die Impuls- und Pausendauer sowie die übrigen Reizparameter (**Abb. 46**) sehr genau reguliert werden können. Zeichnet man diese Impulsform nach dem Oszillographen genau auf, so wird man sehen, daß beim Schließen des Stromkreises der Anstieg des Impulses plötzlich (in einer nicht mehr meßbaren Zeit) auf die eingestellte Stromstärke »springt«, daß er auf dieser Höhe eine kurze Zeit konstant bleibt, und daß er dann ebenso plötzlich und steil wieder auf »Null« abfällt. Eine Serie solcher Impulse stellt graphisch eine Aneinanderreihung von Rechtecken dar, weshalb diese Form auch »Rechteckstrom« genannt wird.

5.2 Dreieckimpuls

Diese Bezeichnung hat sich für Impulsformen mit verzögertem linearem Anstieg eingebürgert. Die Anstiegsflanke (s. Reizparameter) erfolgt nicht rechtwinklig steil,

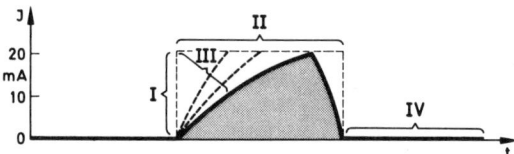

Abb. 46: Die vier Reizparameter des Dreieckstromes mit verzögertem Anstieg (Exponentialstrom)

sondern mit einer gewissen Verzögerung. Neben dem sogenannten »progressiven« Anstieg (galvanisation progressive) gibt es den linear-dreieckigen Anstieg und den »exponentiellen« Anstieg. Letzterer führte zu der Bezeichnung Exponentialstrom (KOWARSCHIK). (**Abb. 46**).

Der wesentlichste Unterschied zwischen den rechteckigen und den zuletztgenannten Impulsformen liegt also in der Anstiegssteilheit. Während beim Rechteckimpuls der Anstieg unverändert gegeben ist, kann er bei den anderen Impulsformen verändert werden:

1. durch Steilerstellen der Anstiegsflanke,
2. durch Veränderung der Impulsdauer.

Je länger die Impulsdauer, desto flacher der Anstieg, je kürzer die Impulsdauer, desto steiler ist er. (**Abb. 50**).

Beim Überschreiten einer gewissen Reizschwelle kann mit entsprechender Stromstärke eine Muskelkontraktion ausgelöst werden. Folgen die Impulse in größeren Abständen, so erzielt man zeitlich auseinanderliegende Muskelzuckungen, ist die Pause zwischen den Impulsen kurz, so folgen auch die Kontraktionen rascher. Verkürzt man die Pausen so sehr, daß 20-30 (oder mehr) Impulse pro Sekunde aufeinander folgen, so kann der Muskel den einzelnen Impuls nicht mehr beantworten, es kommt zu einer Verschmelzung der Einzelreize (Tetanisierung). Die Frequenzen, die solche Dauerkontraktionen auslösen, nennt man tetanisierende Frequenzen.

5.3 Faradisation

Ursprünglich benutzte man zur Erzeugung solcher Frequenzen den faradischen Strom. Dieser wurde mittels eines Induktoriums aus dem Gleichstrom gewonnen. Man konnte ihn als Wechselstrom »eigener Prägung« bezeichnen, denn er hatte Amplituden nach beiden Richtungen, wie aus **Abb. 47** ersichtlich ist.

Die wirksamere Amplitude entsprach der Öffnung des Primärkreises. Sie hatte einen steileren Anstieg und war entsprechend groß. Die Frequenz des faradischen Stromes war in gewissen Grenzen regulierbar, lag aber optimal bei etwa 50 Hz. Der Nachteil dieses Stromes lag in der Unregelmäßigkeit der Impulse und der

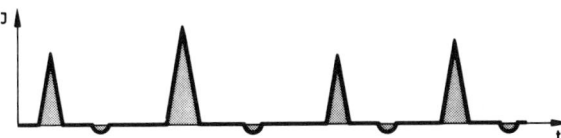

Abb. 47: Graphische Darstellung des alten faradischen Stromes mit unregelmäßigem Impuls- und Pausenverlauf sowie ungleicher Spitzenstromstärke.

Impulsfolge, und die Stromstärke war nicht exakt meßbar. Die Bezeichnung »faradischer Strom« hat sich bis heute erhalten, obwohl es diesen Strom in seiner ursprünglichen Form nicht mehr gibt.

5.4 Thyratronstrom

Mit Einführung der Röhrentechnik benutzte man zur Erzeugung tetanisierender Frequenzen eine Glühkathodenröhre (vgl. Gasentladungsröhre mit Gitter), die den Namen Thyratron hatte. Damit erzeugte man aus dem sinusförmigen Wechselstrom einen »gleichgerichteten« Strom, also einen Strom, bei dem nur die positive Amplitude wirksam wurde. Diese Amplitude wurde noch »halbiert«, so daß die

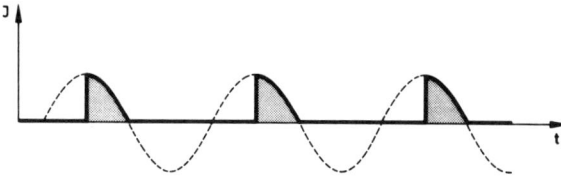

Abb. 48: Graphische Darstellung einer Thyratronstromkurve (schraffiert: die Impulse).

Reizwirkung dem Schließungsimpuls des Rechteckstromes mit gleicher Frequenz sehr ähnlich war.

Die Frequenz des Thyratronstromes war zwar regelmäßiger als die des alten faradischen Stromes, doch konnte auch seine Stromstärke nicht exakt gemessen werden (**Abb. 48**).

5.5 Neofaradisation

Darunter verstehen wir die Anwendung von dreieckförmigen Gleichstromimpulsen mit einer Impulsdauer von 1 Millisekunde und einer Pausendauer von 20 Millisekunden, was einer Frequenz von rund 48 Hz entspricht. Es handelt sich also um tetanisierende Frequenzen. Der Unterschied zu den beiden vorgenannten Stromarten besteht darin, daß bei der Neofaradisation die Stromstärke genau reguliert und gemessen werden kann.

5.6 Schwellstrom

Schwellstrom wird eigentlich nur bei den tetanisierenden Stromarten angewandt. Die Dauereinwirkung solcher Frequenzen würde zu einer unphysiologischen Dauerkontraktion des Muskels führen und eine erhebliche sensible Belästigung verursachen. Deshalb läßt man bei diesen Frequenzen die Stromstärke in regulierbarem Rhythmus an- und abschwellen. Man hat also beim Schwellstrom zweierlei zu beachten: die »Impulsfrequenz«, in der das An- und Abschwellen der Stromstärke erfolgt. Die Impulsfrequenz wird – wie oben angeführt – nach Millisekunden (ms), die Schwellfrequenz nach Anzahl der Schwellungen pro Minute reguliert. (**Abb. 49**)

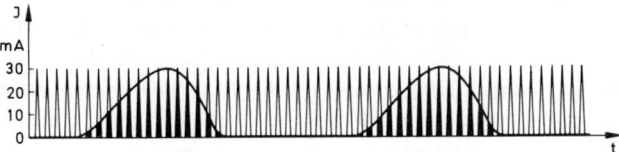

Abb. 49: Beim Schwellstrom unterscheidet man Impuls- und Schwellfrequenz, letztere dunkel schraffiert. Impulsfrequenz wird nach Millisekunden, Schwellfrequenz nach Minuten gerechnet.

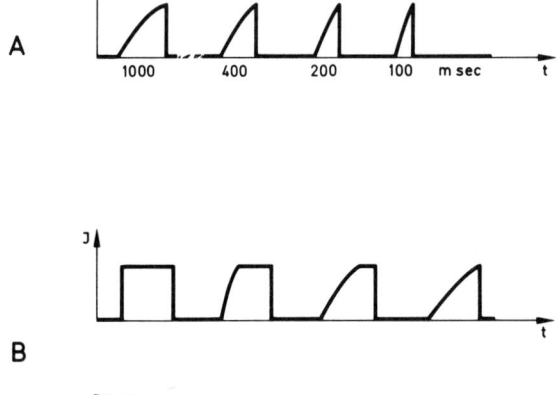

Abb. 50: A = Exponentialstromimpulse von unterschiedlicher Dauer, mit zunehmender Verkürzung des Impulses wird der Anstieg steiler.
B = Die Zuckungsstärke wird geringer, je schräger der Anstieg des Impulses ist.

109

6 Die wichtigsten Reaktionen des Skelettmuskels auf die oben beschriebenen Stromarten

6.1 Reaktion des gesunden Muskels

Bei einem intakten Nerv-Muskelsystem unterscheidet man zwei Reizungsmöglichkeiten:

1. Die *direkte* Reizung des Muskels an seinem Reizpunkt.
2. Die *indirekte* Reizung des Muskels über den ihn versorgenden motorischen Nerven.

Für beide Möglichkeiten benutzt man gewöhnlich die Kathode als differente Reizelektrode. Sie ist meistens punkt- oder bohnenförmig und an einem Handunterbrecher befestigt. Als indifferente Gegenelektrode benutzt man eine plattenförmige 100-200 cm^2 große Anode, die man entweder am Brustbein oder am Kreuzbein, jedenfalls möglichst entfernt von der zu untersuchenden Region aufsetzt. Durch den Flächenunterschied der Elektroden erreicht man an der Kathode eine ausreichende Stromdichte (vgl. Stromdichte und ihre Bedeutung für die Reizwirkung). Um Hautverätzungen zu vermeiden, unterlegt man jede Elektrode mit einer angefeuchteten Stoff- oder Viscoseschicht (mono- oder unipolare Reizung).

Dicke oder schwielige Hautschichten (manche Handflächen oder dickes Bauchfettpolster) sowie trockene Haut leiten den Strom schlechter und sollen deshalb gründlich angefeuchtet werden. Ausgekühlte Gliedmaßen sind vor der elektrischen Reizung in einem Teilbad (ca. 36–40 °C / 10 Min.) zu durchwärmen. (Wichtig für ambulante Behandlung in der kalten Jahreszeit.)

Bei der *direkten* Reizung reagiert der betroffene Muskel gewöhnlich allein, bei der *indirekten* Reizung ist zu beachten:

1. Es reagieren alle Muskeln, die von dem gereizten Nerven versorgt werden, und die distal von der Reizungsstelle liegen.
2. Man benötigt bei indirekter Reizung entschieden weniger bzw. geringere Stromstärken als bei der direkten Reizung.

6.1.1 Reizung mit Handunterbrecher bzw. mit Rechteckimpulsen

Beim plötzlichen Schließen und Öffnen des Stromkreises reagiert der *gesunde* Muskel (nach Überschreiten der Reizschwelle) mit einer einmaligen, blitzartigen Zuckung, die sich nach der PFLÜGERSCHEN Zuckungsformel richtet, und die relativ zeitunabhängig ist, d.h. von einer gewissen Mindestzeit an, wird durch Verlängerung der Impulsdauer keine weitere Zuckung ausgelöst.

6.1.2 Reizung mit tetanisierenden Frequenzen

Gleichgültig, ob mit dem alten faradischen Strom, mit dem Thyratronstrom oder mit dem neofaradischen Strom gereizt wird, kann der Muskel weder direkt noch indirekt die rasch aufeinanderfolgenden Impulse *einzeln* beantworten. Es kommt zu einer Dauerkontraktion, die so lange anhält, wie der Strom fließt. Aus diesem Grunde führt man die »faradischen« Prüfungen entweder mit einem Handunterbrecher oder mit automatischer Unterbrechung durch, wobei man den Strom im Abstand von 1-2 Sekunden einwirken läßt. Für die faradische Behandlung wendet man den Schwellstrom an.

6.2 Pathologische Reaktionen

Bei manchen Erkrankungen der Muskeln, sowie bei Erkrankungen oder Verletzungen des Nervensystems (ab Vorderhornzelle) können sich die Reaktionen auf elektrische Reizung verändern. Dabei kann die Reizschwelle erhöht oder erniedrigt sein und es verändert sich die Art des Zuckungsablaufes. Ist die Reizschwelle erhöht, so benötigt man höhere Stromstärken, um eine Reaktion auszulösen, ist sie erniedrigt, so ist der Muskel leichter erregbar. Da sich in diesen Fällen die Stromstärke (= Quantität) ändert, nennt man diese Veränderungen auch »quantitative« Veränderungen, wenn sich die »Qualität« der Zuckung verändert, spricht man von qualitativen Veränderungen. Beide Erscheinungen können gelegentlich gleichzeitig auftreten. Man spricht dann von »quantitativ-qualitativen« Veränderungen.

6.2.1 Die myotonische Reaktion (MyR)

Bei der Myotonia congenita (Thomsensche Erkrankung) ist die Reizschwelle sehr niedrig. Schon bei geringen »galvanischen« (rechteckigen) Einzelimpulsen kommt es zu einem Kathoden-Schließungs-Tetanus (KST). Die Kontraktion überdauert den Stromimpuls! Es können auch bei etwas höheren Stromstärken sogenannte Kontraktionswellen im Muskel auftreten, die in Richtung von der Anode zur Kathode verlaufen. Am deutlichsten sind diese Erscheinungen am Daumenballen zu beobachten.

6.2.2 Die myasthenische Reaktion (MyaR)

Diese Reaktion wird auch JOLLYsche Reaktion genannt. Sie tritt bei der Myasthenia gravis auf und äußert sich folgendermaßen: Bei faradischer Reizung von 1–2 Minuten nimmt die Erregbarkeit deutlich ab und erlischt schließlich ganz. Nach einer Erholungspause von wenigstens 2 Minuten kehrt die Erregbarkeit wieder, doch wiederholt sich das Ganze bei jedem neuen Versuch.

111

6.2.3 Die Entartungsreaktion (EAR)

Für die Praxis am bedeutsamsten sind diejenigen Veränderungen quantitativer und qualitativer Art, die unter dem Begriff Entartungsreaktion zusammengefaßt werden. Eine Entartungsreaktion tritt auf bei Erkrankungen oder Schädigungen des peripheren motorischen Neurons, also desjenigen Teiles der motorischen Nervenleitung, der aus der Vorderhornzelle des Rückenmarks, der vorderen Wurzel und dem peripheren Nerven besteht. Diese führt zu einer schlaffen Lähmung, verbunden mit Atrophie, Tonusverlust der betroffenen Muskeln und Abschwächung oder Ausfall der Reflexe.

Man unterscheidet eine *partielle* EAR, als Ausdruck einer geringgradigen Schädigung, von einer *kompletten* EAR, dem Zeichen einer schweren Schädigung (z. B. bei vollständiger Durchtrennung des Nerven, Unterbrechung der Nervenleitung durch Zerreißung, Druck, u. a.). Bei so schwerer Schädigung entsteht:

1. Verlust der direkten und indirekten faradischen Erregbarkeit nach Ablauf von 3–4 Tagen.
2. Verlust der indirekten galvanischen Erregbarkeit nach etwa 14 Tagen.
3. Änderung des Zuckungsablaufes bei direkter galvanischer Reizung des Muskels; die Zuckung ist dann nicht mehr blitzartig, sondern träge/wurmförmig.

Liegt nur eine »Neuropraxie« vor, d. h. ein zwar vollständiger Funktionsausfall der Muskulatur aber ohne Leitungsunterbrechung des Nervens, so bleibt auch nach Ablauf von 4 Tagen die faradische Erregbarkeit erhalten, obwohl die Parese auch noch nach dieser Zeit weiter besteht. In diesem Falle spricht man von einer partiellen EAR, die sich wie folgt darstellt:

1. Die faradische Erregbarkeit ist meistens noch erhalten.
2. Bei galvanischer Reizung ist die Zuckung anfangs nicht mehr träge, geht aber nach einer Reihe von Impulsen wieder in eine träge wurmförmige Zuckung über.
3. Die PFLÜGERsche Zuckungsformel k a n n sich umkehren, d. h., die ASZ > KSZ.

Der Unterschied zwischen partieller und kompletter EAR ist nur graduell. Bei Verschlechterung des Zustandes kann aus einer partiellen eine komplette EAR werden, und umgekehrt kann bei zunehmender Besserung eine komplette EAR in eine partielle übergehen. Im allgemeinen liegt der Zeitpunkt für eine diagnostisch/prognostische Beurteilung ungefähr bei 3 Wochen nach der Läsion.

Nachstehend eine Übersicht über die Erregbarkeitsverhältnisse.

Art der Reizung	partielle EAR	komplette EAR
Faradisch indirekt	herabgesetzt	erloschen
Galvanisch indirekt	herabgesetzt	erloschen
Faradisch direkt	herabgesetzt	erloschen
Galvanisch direkt	herabgesetzt	träge, wurmförmige Zuckung

Die Reizung mit galvanischem und faradischem Strom wird auch als »konventionelle« Untersuchungs- bzw. Behandlungsmethode bezeichnet. Sie reicht diagnostisch auch völlig aus, wenn man sich einen raschen Überblick über ein Lähmungsgebiet verschaffen will. Therapeutisch ist sie in mancher Hinsicht unbefriedigend. Weitaus größere Möglichkeiten bietet der in seiner Impulsdauer regelbare Rechteckstrom und der ebenfalls regelbare Exponentialstrom, den wir auch als Dreieckstrom bezeichnen wollen, um ein bildhaftes Gegenstück zum Rechteckstrom zu haben.

Zum besseren Verständnis wollen wir kurz rekapitulieren:

1. *Rechteckimpulse* erzeugen beim gesunden Muskel eine einmalige, blitzartige Zuckung, wobei die KSZ>ASZ.

2. *Dreieckimpulse* haben einen mehr oder weniger verzögerten Anstieg. Der gesunde Muskel kann sich dem verzögerten (einschleichenden) Anstieg in gewissen Grenzen anpassen und reagiert erst bei deutlicher Erhöhung der Schwellenstromstärke mit einer Kontraktion. Diese erfolgt umso langsamer, je flacher der Anstieg ist; sie wird mit Steilerwerden des Anstiegs schneller und deutlicher wahrnehmbar.

Der *gesunde* Muskel reagiert also auf *Rechteck*impulse bei *niedrigerer* Stromstärke, während er auf *Dreieck*impulse erst nach mehrfacher Erhöhung der Schwellenstromstärke anspricht. Das heißt: Er paßt sich dem schrägen Anstieg an. Diese Anpassungsfähigkeit nennt man Akkommodabilität, den Vorgang selber Akkommodation.

Der paretische Muskel hat – je nach Entartungsgrad – diese Anpassungsfähigkeit eingebüßt. Er reagiert also auf Dreieckimpulse mit weit geringerer Stromstärke als der gesunde Muskel.

Reizt man z. B. einen geschädigten Muskel in einer gesunden Umgebung mit Rechteckimpulsen, so kann man häufig beobachten, daß die gesunden Antagonisten (oder Nachbarn) rascher und kräftiger reagieren als der kranke Muskel, dem die Behandlung eigentlich gilt. Man spricht dann vom »Durchschlagen der Antagonisten«.

Reizt man aber den geschädigten Muskel mit Dreieck- bzw. Exponentialstromimpulsen, so kann er sich dem Kontraktionsreiz nicht entziehen, während sich die gesunden Antagonisten aufgrund ihrer Akkommodationsfähigkeit von selber »ausschalten«. Man spricht dann von der »selektiven« Reizung des geschädigten Muskels.

Bei der Behandlung schlaffer Lähmungen ist die *selektive* Reizung von großer Bedeutung. Dafür muß man den Reizbedarf des geschädigten Muskels möglichst genau feststellen.

7 Ermittlung der Erregbarkeitsverhältnisse

Zunächst prüft man monopolar nach der konventionellen Methode, welche Muskeln **noch** faradisch erregbar sind bzw. wie groß die Herabsetzung dieser Erregbarkeit ist. Dadurch verschafft man sich einen Überblick über die Ausbreitung eines Lähmungsgebietes.

Eine wesentlich genauere Information über den Reizbedarf eines Muskels erhält man durch die Ermittlung einer it-Kurve, wozu man allerdings ein hochwertiges Exponentialstromgerät benötigt.

Man prüft den Muskel oder die Muskelgruppe *direkt* mit rechteckigen und dreieckigen Impulsen und trägt die ermittelten Werte in ein vorgedrucktes Formblatt ein. Wenn es die Größe des Muskels zuläßt, prüft man gewöhnlich *bipolar*, d. h. man setzt beide Elektroden am Muskel an – *Anode proximal, Kathode distal*. Diese Methode hat den Vorteil, daß sich der Stromfluß mehr auf den zu prüfenden Muskel konzentriert. Ist der Muskel für die bipolare Technik zu klein, so prüft man ihn monopolar (unipolar), wobei man die Kathode am Muskelreizpunkt aufsetzt (Reizpunkte siehe **Abb. 51** bis **Abb. 53**). Man kann it-Kurven auch monopolar ermitteln, doch ist dies ungleich schwieriger als bipolar, wo man die Elektroden mit Lochgummibändern fixieren kann und dadurch eine Hand frei behält.

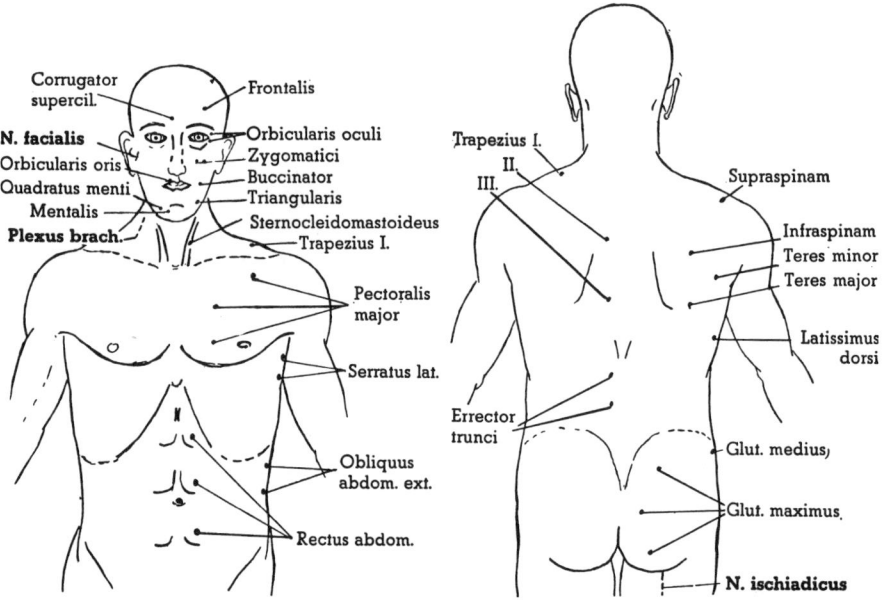

Abb. 51: Muskelreizpunkte am Rumpf für monopolare Reizung

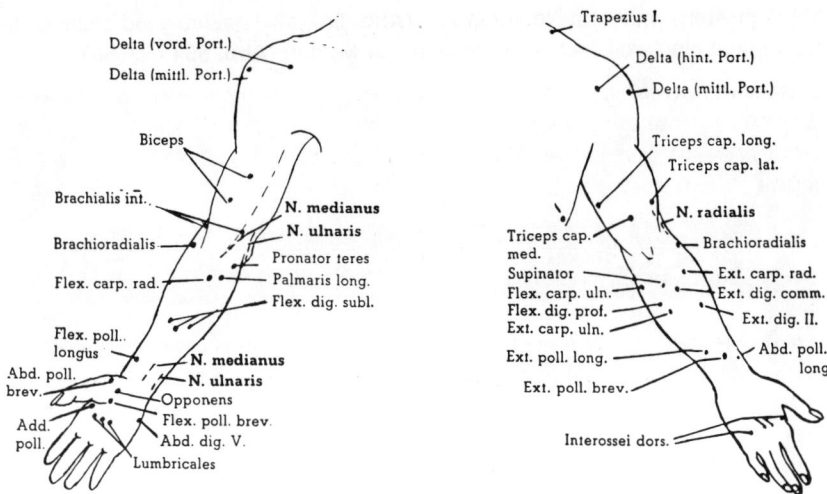

Delta (vord. Port.)
Delta (mittl. Port.)
Biceps
Brachialis int.
Brachioradialis
Flex. carp. rad.
Flex. poll. longus
Abd. poll. brev.
Add. poll.

N. medianus
N. ulnaris
Pronator teres
Palmaris long.
Flex. dig. subl.
N. medianus
N. ulnaris
Opponens
Flex. poll. brev.
Abd. dig. V.
Lumbricales

Trapezius I.
Delta (hint. Port.)
Delta (mittl. Port.)
Triceps cap. long.
Triceps cap. lat.
N. radialis
Triceps cap. med.
Supinator
Flex. carp. uln.
Flex. dig. prof.
Ext. carp. uln.
Ext. poll. long.
Ext. poll. brev.
Brachioradialis
Ext. carp. rad.
Ext. dig. comm.
Ext. dig. II.
Abd. poll. long.
Interossei dors.

Abb. 52: Muskel- und Nervenreizpunkte am Arm für monopolare Reizung

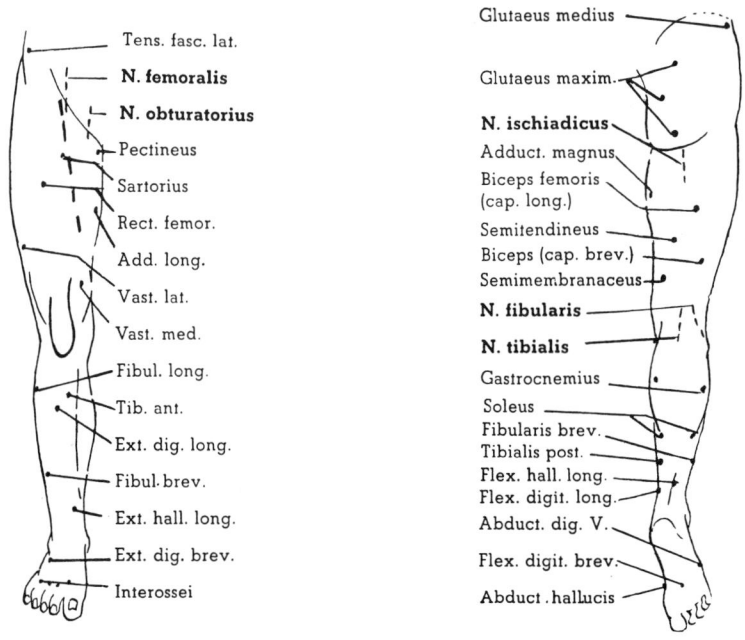

Tens. fasc. lat.
N. femoralis
N. obturatorius
Pectineus
Sartorius
Rect. femor.
Add. long.
Vast. lat.
Vast. med.
Fibul. long.
Tib. ant.
Ext. dig. long.
Fibul. brev.
Ext. hall. long.
Ext. dig. brev.
Interossei

Glutaeus medius
Glutaeus maxim.
N. ischiadicus
Adduct. magnus
Biceps femoris (cap. long.)
Semitendineus
Biceps (cap. brev.)
Semimembranaceus
N. fibularis
N. tibialis
Gastrocnemius
Soleus
Fibularis brev.
Tibialis post.
Flex. hall. long.
Flex. digit. long.
Abduct. dig. V.
Flex. digit. brev.
Abduct. hallucis

Abb. 53: Muskel- und Nervenreizpunkte (gestrichelt) am Bein für monopolare Reizung

115

Mit dem Aufnahmegerät Neuroton 726 (**Abb. 54**), sind nachfolgend gezeigte It-Kurven mit bipolarer Technik aufgenommen worden (**Abb. 55a** bis **55d**).

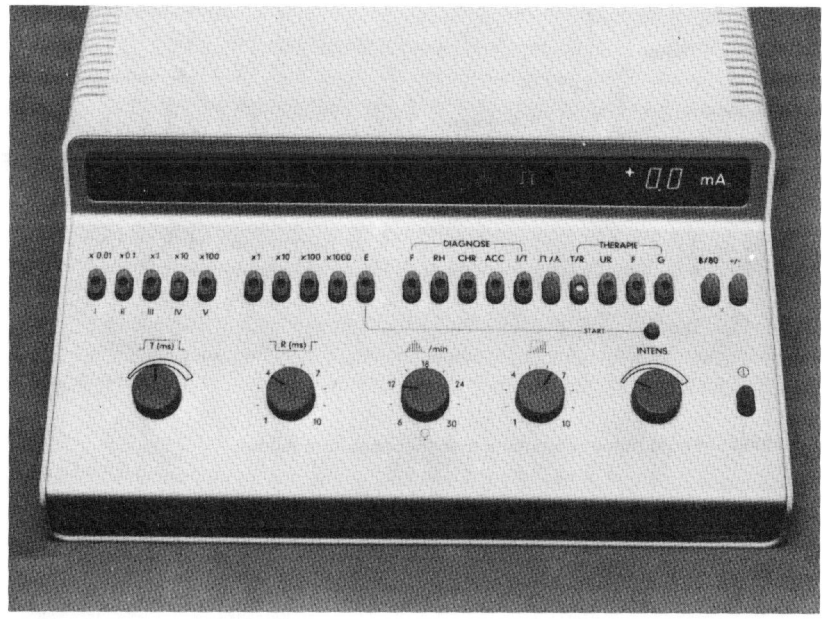

Abb. 54: Universal-Neuroton 726
Weiterentwicklung des Neuroton 626. (Die Schaltplatte ist übersichtlicher; die Impulsbereiche sind nach Dekaden eingeteilt; dieser Einteilung entsprechen auch die neuen Formblätter. Vgl. Abb. 55 d)

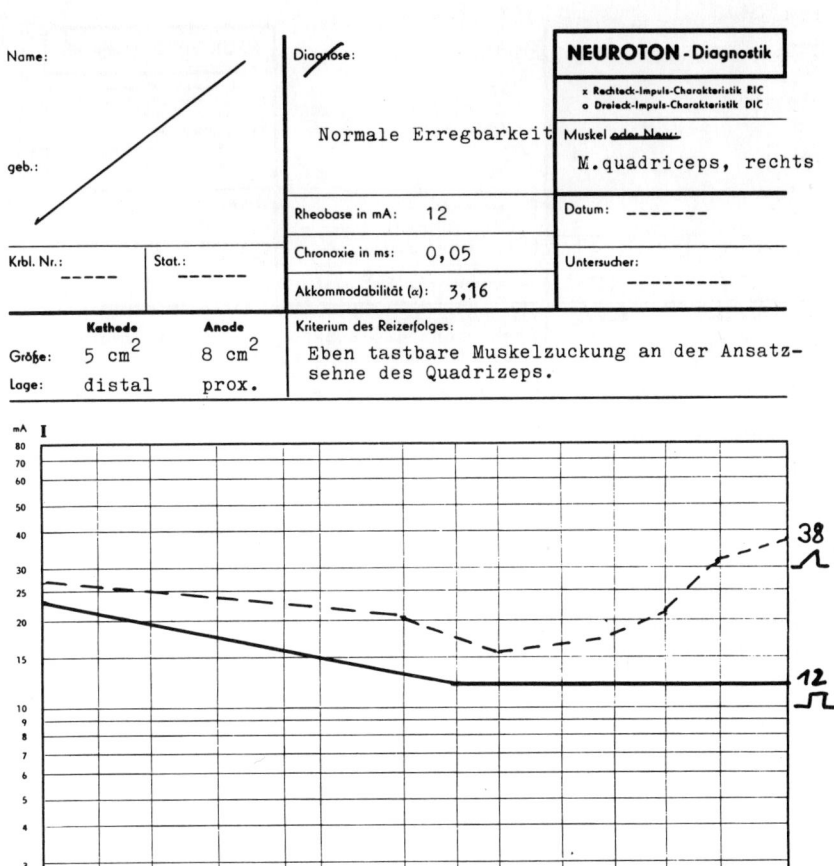

Name:			Diagnose:		**NEUROTON** - Diagnostik
					x Rechteck-Impuls-Charakteristik RIC o Dreieck-Impuls-Charakteristik DIC
geb.:			Normale Erregbarkeit	Muskel oder Nerv: M.quadriceps, rechts	
			Rheobase in mA: 12	Datum: _ _ _ _ _ _	
Krbl. Nr.: _ _ _ _	Stat.: _ _ _ _ _		Chronaxie in ms: 0,05	Untersucher: _ _ _ _ _ _ _ _	
			Akkommodabilität (α): 3,16		

	Kathode	Anode	Kriterium des Reizerfolges:
Größe:	5 cm^2	8 cm^2	Eben tastbare Muskelzuckung an der Ansatz-
Lage:	distal	prox.	sehne des Quadrizeps.

P/F 311 (5411)

LNr. 130 271

Abb. 55 a: normaler Kurvenverlauf

117

Name:	Diagnose:	**NEUROTON** - Diagnostik

Periphere
Femoralisschädigung
durch Trauma

x Rechteck-Impuls-Charakteristik RIC
o Dreieck-Impuls-Charakteristik DIC

geb.:

Muskel ~~M. quadriceps~~:

M. quadriceps, links

	Rheobase in mA: 9	Datum:
Krbl. Nr.:	Stat.:	Chronaxie in ms: 2,0	Untersucher:
		Akkommodabilität (α): 2,6	

	Kathode	**Anode**	Kriterium des Reizerfolges:
Größe:	5 cm²	5 cm²	Eben sichtbare Zuckung im Rectus femoris
Lage:	distal	prox.	bei schräg einfallendem Licht.

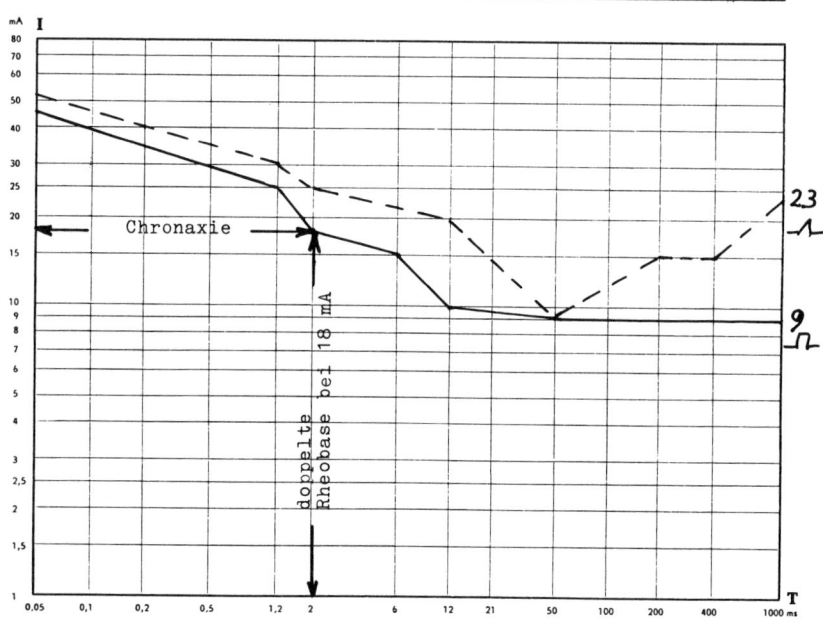

Name:			Diagnose:		**NEUROTON** - Diagnostik

Name:

Diagnose:

Hochgradige Entar-
tung nach Polio-
myelitis, keine
Motoaktivität

NEUROTON - Diagnostik

x Rechteck-Impuls-Charakteristik RIC
o Dreieck-Impuls-Charakteristik DIC

Muskel ~~XXXXXX~~ x
M.quadriceps, links

geb.:

Rheobase in mA:	13	Datum: _____

Krbl. Nr.: _____   Stat.: _____

Chronaxie in ms:	27	Untersucher: _____

Akkommodabilität (α):	1

	Kathode	**Anode**
Größe:	10 cm^2	16 cm^2
Lage:	distal	prox.

Kriterium des Reizerfolges:

Tastbare Schwellenzuckung am oberen
Patellarrand

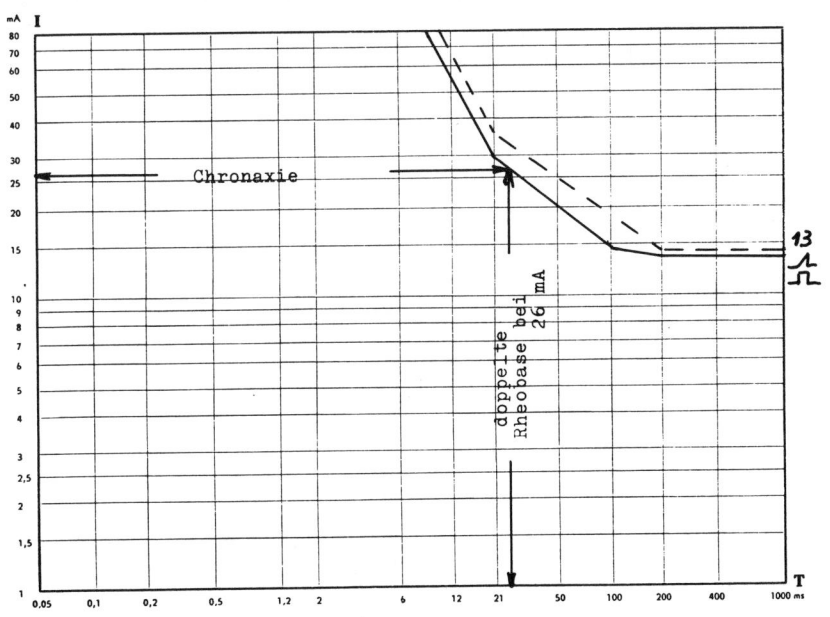

Chronaxie

doppelte Rheobase bei 26 mA

13

Abb. 55 c: schwere Entartung des Muskels

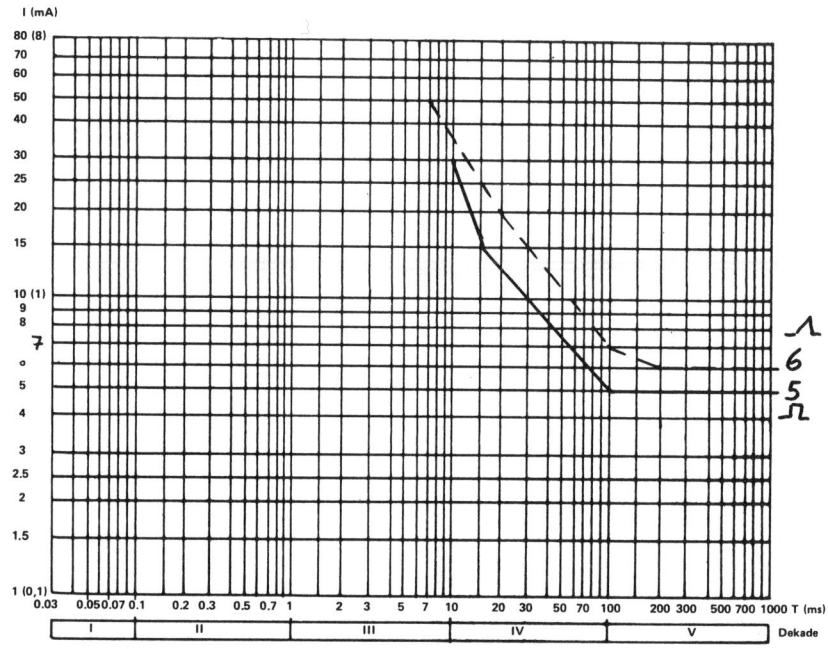

Abb. 55 d: Abbruch der It-Kurvenaufzeichnung wegen 'Durchschlagen' der Antagonisten. (Die Kurven wurden in dem neuen Formblatt eingetragen, das auf das Neuroton 726 abgestimmt ist; die Eintragungen werden nach Gruppen (Dekaden) gemacht, wie sie auf dem Gerät angegeben sind.)

7.1 Rechteckstrom

Bei einer Impulsdauer von 1000 ms und einer Pausendauer von 2000 ms wurde zunächst die Rheobase, d. h. der Grundschwellenwert (LAPICQUE) ermittelt. Gemessen wurde dabei diejenige Stromstärke, mit der eine e b e n t a s t b a r e Zuckung auszulösen war. Die Zuckungsstärke entspricht etwa der Stärke eines kräftigen Radialispulses. (Von der früher geübten »eben sichtbaren« Zuckung nahmen wir Abstand, weil beispielsweise bei stärkerem Hautfettpolster keine einwandfreien Resultate zu erzielen waren.)

In das vorgedruckte Formblatt trugen wir das Ergebnis auf der Ordinate (bei 1000 ms) ein. Bei gleichbleibender Stromstärke verkürzten wir die Impulsdauer, wobei wir uns nach den vorgegebenen Zeiten gerichtet haben. Trotz Verkürzung der Impulsdauer verlief die Rheobasenstärke *zunächst unvermindert* auf gleicher Höhe. Bei weiterer Verkürzung kamen wir an einen Punkt, an dem die Rheobasenstärke nicht mehr ausreichte, um eine Schwellenzuckung auszulösen. Der Strombedarf und somit die Kurve stieg an. Die Zeit, die *eben noch ausreicht,* um eine Zuckung auszulösen, wird als »Nutzzeit« (GILDEMEISTER) bezeichnet. Diese »Mindestzeit an erforderlicher Impulsdauer« ist aber sehr von der Elektrodenlage abhängig. Um genauere Meßwerte zu erzielen, wird bei »doppelter Rheobase« die sogenannte »Chronaxie« (LAPICQUE) ermittelt. Dabei wird *nicht* die *Stromstärke,* sondern die *Impulszeit* gemessen.

Die it-Kurve für Rechteckimpulse (Rechteckimpulscharakteristik oder RIC) ergibt demnach folgende Anhaltspunkte: Die Rheobase (mA), die Nutzzeit und die Chronaxie (ms).

7.2 Dreieckstrom

Das unterschiedliche Reaktionsvermögen zwischen gesunder und geschädigter Muskulatur kommt aber deutlicher zum Ausdruck; wenn man außer der RIC auch noch die DIC (Dreieckimpulscharakteristik) aufnimmt.

Analog zur Rheobase wird bei 1000 ms Impulsdauer und 2000 ms Pausendauer die *Akkommodationsschwelle* ermittelt. Dividiert man dann:

$$\frac{\text{Akkommodationsschwellenwert (mA)}}{\text{Rheobase (mA)}}$$

so erhält man den Akkommodationsquotienten. Dieser Quotient ist ein guter Hinweis für die Akkommodabilität. Normalerweise liegt er zwischen 3 und 6. Ein Absinken unter 3 zeigt ein Nachlassen der Akkommodabilität und somit den Beginn einer Entartung an. Ein Quotient von 1 bedeutet den völligen Verlust der Akkommodabilität und somit eine schwere Entartung.

Bei der Aufnahme der DIC verfährt man vergleichsweise so, wie bei der RIC. Man wird feststellen, daß mit zunehmender Verkürzung der Impulsdauer die Zuckung kräftiger wird. Das ist verständlich, weil bei Verkürzung der Anstieg steiler und so dem Rechteckimpuls ähnlicher wird. Man regelt aber bei jeder Messung die Stromstärke so weit herunter, bis man wieder die Schwellenzuckung ertastet. Die hier gefundene Stromstärke trägt man in das Formblatt ein. Im Laufe der Testung sinkt die Stromstärke und somit auch die Dreieck-Kurve deutlich ab. Das geht soweit, bis man an einen Punkt gelangt, an dem die Stromstärke trotz steiler werdendem Anstieg nicht mehr ausreicht, um eine Schwellenzuckung auszulösen. Man hat also den »Fußpunkt« der DIC erreicht. Von nun an muß die Stromstärke wieder zunehmen, die Stromstärke und somit die Kurve steigt wieder an. Je kürzer die Impulszeit wird, desto steiler wird der Anstieg, der Dreieckimpuls wird dem Rechteckimpuls immer ähnlicher, die beiden Kurven konvergieren mit zunehmender Impulsverkürzung (**Abb. 55a**).

Der Verlauf beider Kurven vermittelt ein weiteres Bild über die Erregbarkeit: Ein besonders langer waagerechter Verlauf der RIC auf Rheobasenhöhe, ein flacher Endanstieg sowie eine extrem kurze Chronaxie (unter 0,05 ms) lassen auf eine hohe Erregbarkeit schließen. Ebenso deutet ein extrem hoher Quotient (in Ausnahmefällen bis 8 oder 12), ein steiler Abfall der DIC innerhalb der langen Impulszeiten, auf eine hohe Erregbarkeit hin. Ist die nervöse Versorgung des Muskels intakt, so verlaufen beide Kurven kontinuierlich, der Muskel ist »homogen« gleichmäßig versorgt. Bei einer »inhomogenen« Versorgung zeigt die RIC sogenannte »Stufen« und die DIC »Mulden«. Die Stufen in der RIC weisen auf Muskelanteile mit unterschiedlicher Chronaxie hin, die Mulden in der DIC auf Anteile mit unterschiedlicher Akkommodation.

Eine Chronaxie von 0,05 bis 1,0 ms ist gewöhnlich nur bei einem gesunden Muskel anzutreffen. Bei peripheren Schädigungen leichterer Art steigt die Chronaxie an und kann bis zu 10 ms betragen. Chronaxiewerte über 20 ms lassen auf eine schwere Entartung schließen und sind prognostisch wenig günstig.

Die Aufnahmetechnik von it-Kurven setzt eine gewisse Übung und Erfahrung voraus. Bei der Aufnahme der RIC ergeben sich kaum Schwierigkeiten. Anders bei der DIC bei Impulszeiten zwischen 500 und 1000 ms. Hier läuft die Kontraktion ebenso langsam ab wie der Stromanstieg. Dabei kommt es zu einem heftigen Brennen auf der Haut. Dies veranlaßt den Patienten (bei geringgradigen Schädigungen) zu einer Abwehrspannung, die das Ermitteln der Akkommodationsschwelle erschwert.

Vor Beginn der DIC mit 1000 ms sollte daher der Patient darauf aufmerksam gemacht werden, daß es bei dieser einen Einstellung etwas brennen könnte, daß dies aber bedeutungslos sei. Hat man es mit einem sehr empfindlichen Patienten zu tun, so soll man die it-Kurve nicht mit 1000, sondern zunächst mit 400 oder 500 ms beginnen. Bei diesen Impulszeiten wird kaum ein Brennen verspürt. Man nimmt dann ab 400 (500) ms die DIC bis zu Ende auf. Aus dem Kurvenverlauf kann man dann in der Regel abschätzen, welche Stromstärke man bei 1000 ms benötigt. Man stellt dann die voraussichtliche Stärke bei abgeschaltetem Patientenstromkreis ein. Beim Einschalten des Patienten benötigt man dann meistens nur ein paar Impulse, um die Akkommodationsschwelle festzustellen. Auf diese Weise wird der Patient geschont. Das dürfte wichtig sein, denn andernfalls wird der Patient oft »therapiescheu«.

Hat man es allerdings mit einem Patienten zu tun, der in dem Hautareal, in dem die Elektroden angelegt werden sollen, eine Hyperaesthesie hat, so wird man auf die Elektrounteruchung verzichten müssen.

Es wurde schon darauf hingewiesen, daß Unterkühlung der Gliedmaßen zu einer Veränderung der Meßwerte führen kann. Bei ambulanten Untersuchungen sollte man grundsätzlich (besonders in der kalten Jahreszeit) v o r der Prüfung (auch vor der Reizstromtherapie) ein warmes Teilbad (ca. 40° C/10 Min.) durchführen.

In relativ seltenen Fällen kann es auch trotz Dreieckstrom bei kürzeren Impulszeiten zum Durchschlagen der Antagonisten kommen. **Abb. 55d** zeigt ein solches Beispiel. In diesem Falle ist die Aufnahme dort abzubrechen, wo das Durchschlagen der Antagonisten einsetzt. Ein Weiterführen wäre sinnlos.

»Ermüdungserscheinungen« treten nicht selten bei »Neuropraxien« auf. d. h. wenn der Muskel bei den ersten Rechteckimpulsen bereits eine blitzartige Zuckung aufweist, aber nach einigen Kontraktionen wieder eine träge Zuckung eintritt. Diese Erscheinungen sind vor allem dann zu beobachten, wenn man nach der konventionellen Methode untersucht.

Auch nach intensiver Übungsbehandlung kann der Muskel manchmal rascher »ermüden«. Dann ist ihm Ruhe zu gönnen. Aber auch beim Untersucher kann die tastende Hand ermüden, wenn er viele it-Kurven zu machen hat. Daher sind angemessene Pausen wichtig, und die palpierende Hand soll entspannt gelagert werden, damit sie nicht so rasch ermüdet. Sonst kommt es zu Ungenauigkeiten.

8 Alphabetische Kurzfassung: Nerven- und Muskelreizung

NF = niederfrequente Reizströme:
Rechteckimpulse:»Galvanische« Stromstöße mit steilem Anstieg und steilem Abfall; die graphische Darstellung einer Rechteck-Impulsfolge stellt eine Aneinanderreihung von Rechtecken dar.
Dreieckimpulse: »Galvanische« Stromstöße mit verzögertem Anstieg (vgl. Exponentialstrom).
Faradischer Strom: Heute nicht mehr gebräuchlich; nur die Bezeichnung hat sich erhalten.
Thyratron-Strom: Nachfolgeform des »faradischen« Stromes; Anstieg steil wie beim Rechteckimpuls. Frequenz ca. 50 Hz; erzeugt Tetanisierung des Muskels. Nur noch selten in Gebrauch.
Neofaradisation: Heute übliche Form von tetanisierenden Frequenzen. Anstieg = Dreieckform, Impulsdauer = 1 ms, Pausendauer = 20 ms, Frequenz annähernd 50 Hz. Stromstärke kann abgelesen werden.
Schwellstrom: Kein eigentlicher Strom, sondern »neofaradischer Strom (tetanisierende Frequenzen)« von annähernd 50 Hz, bei dem die Stromstärke rhythmisch an- und abschwillt; die Schwellfrequenz ist nach Bedarf regulierbar.

Reaktionen des Muskels auf Reizung mit NF-Strömen:
a) Gesunder Muskel:
   Auf rechteckige Einzelimpulse reagiert er direkt und indirekt mit einer einmaligen, blitzartigen Zuckung, die sich nach der PFLÜGERschen Zukkungsformel richtet (KSZ>ASZ);
   auf »faradische Reizung« mit einer Dauerkontraktion, die solange anhält, wie der Strom fließt.
b) Geschädigter Muskel (Schädigung des peripheren motorischen Nerven):
   Die direkte Reaktion auf rechteckige Einzelimpulse bleibt erhalten, nur der Ablauf der Zuckung verlangsamt sich.
   Die Reaktion auf »faradische Reize« ist deutlich herabgesetzt oder erloschen.
   Siehe folgende Tabelle:
   Tabellarische Übersicht:

Art d. Reizung	kompl. EAR	part. EAR
Faradisch indirekt	erloschen	herabgesetzt
Galvanisch indirekt	erloschen	herabgesetzt
Faradisch direkt	erloschen	herabgesetzt
Galvanisch direkt	träge Zckg.	herabgesetzt

Bei beiden Entartungsgraden *kann* es außerdem zu einer Umkehrung der Zukkungsformel kommen, so daß die ASZ>KSZ.

c) Die myotonische Reaktion (MyR):
Thomsensche Erkrankung, myotonia congenita, Muskelkontraktion überdauert Reizung. Besonders typisch am Daumenballen auslösbar. Evtl. auch Kontraktionswellen, die von der Anode zur Kathode verlaufen.

d) Die myasthenische Reaktion (MyaR):
tritt bei der Myasthenia pseudoparalytica auf. Zeichen: Rasche Erschöpfung der Kontraktion auf rasch hintereinanderfolgende Reizungen (z.B. bei Faradisation). Nach Erholungspause kehrt die Erregbarkeit zurück, der Vorgang wiederholt sich.

Reizzeit/Reizstärke-Kurven: (it-Kurven)

Diagnostische Methode, bei der Reizzeit und Reizstärke a) mit Rechteckimpulsen, b) mit Dreieckimpulsen aufgenommen werden.

Bei der Rechteckkurve werden Rheobase, Chronaxie ermittelt, bei der Dreieckkurve Akkommodationsfähigkeit und die für die Therapie »günstigste« Impulsdauer.

Aus der Division des Akkommodationsschwellenwertes mit dem Wert der Rheobase ergibt sich der Akkommodationsquotient. Dieser liegt normalerweise bei 3 bis 6 und fällt mit zunehmender Entartung ab, um bei völliger Entartung auf 1 abzusinken.

Reizung, monopolar:

Reizelektrode am Nerven- oder Muskelreizpunkt ansetzen.

bipolare Reizung: Anode proximal, Kathode distal am Muskel oder an der Muskelgruppe ansetzen.

9 Über die Elektrobehandlung von schlaffen Lähmungen

Vorrangig ist die Frage: Wann darf mit der Reizbehandlung begonnen werden? Die Antwort muß lauten: Bei allen Lähmungen entzündlicher Genese darf mit der Reizbehandlung erst nach Abklingen der Entzündungsvorgänge begonnen werden! Bis zum Beginn der Reizbehandlung können andere physikalische Maßnahmen zur Anwendung kommen (Wärmezuführung, warme Teilbäder, unterschwellige bis schwellige stabile [konstante] Galvanisation). Grundsätzlich dürfen einem geschädigten Nerven niemals zu hohe Stromstärken aufgezwungen werden!

Durch die Einführung des *Exponentialstromes* haben sich gegenüber der konventionellen Methode weitere Möglichkeiten eröffnet. Es ist jedoch nötig, die vier Reizparameter sinnvoll aufeinander abzustimmen, damit ein o p t i m a l e r Reizerfolg erzielt werden kann. Dieser ist durch fünf Punkte gekennzeichnet:

1. Die elektrisch ausgelöste Muskelkontraktion soll – soweit es in dem betreffenden Falle überhaupt möglich ist – den gelähmten Muskel a l l e i n treffen (selektive Reizung).
2. Die Muskelkontraktionen müssen ausreichend kräftig sein, da nur solche einer Atrophie entgegenwirken können.
3. Die sensible Belästigung durch Stromimpulse soll so gering wie möglich sein.
4. Läßt die Kontraktion nach, so soll die Stromstärke *nicht* erhöht werden (keine Stromstärken aufzwingen!); besser ist es, wenn die Sitzung abgebrochen wird.
5. Die Stromstärke soll also nicht höher und die Impulsdauer nicht länger sein, als dies zur Auslösung einer ausreichend kräftigen Kontraktion nötig ist.

Ergänzend dazu ist zu sagen, daß die selektive Reizung einen möglichst schrägen Anstieg erfordert, während die optimal kräftige Kontraktion einen möglichst steilen Anstieg benötigt. *Der Anstieg soll also so steil wie möglich, aber so schräg wie nötig sein.* Auf *die Impulsdauer* bezogen bedeutet das: Diese *muß so kurz wie möglich, aber so lang wie nötig sein.* Die günstigste Impulsdauer läßt sich an der DIC ablesen; es ist jene Zeit, bei der die DIC den tiefsten Punkt erreicht. *Diese Zeit* ist aber nur auf die *Schwellenstromstärke* bezogen und ist *für die Behandlung viel zu niedrig.* Sie muß demnach für die Behandlung deutlich erhöht werden. Als allgemeine Richtschnur kann hier die Verdoppelung der mA-Werte angegeben werden. Bei kleineren Muskeln (z.B. Daumenballenmuskeln) wird man weniger, bei großen Muskeln (z.B. Quadrizeps) etwas mehr als das Doppelte benötigen. Zusammenfassend ist über die Reizparameter zu sagen, daß sie sich möglichst dicht an der jeweils tragbaren Grenze derjenigen Einstellung halten sollen, die den normalen Reizbedingungen am weitesten nahekommt.

Je weiter sich das Reizverhalten des Muskels normalisiert, desto kürzer können Impuls- und Pausendauer sein, und desto steiler wird demzufolge der Anstieg. Die Impulsfolge kommt dann in den Bereich der »tetanisierenden« Frequenzen. Um hierbei eine unphysiologische Dauerkontraktion zu vermeiden, wendet man diese Frequenzen als »Schwellstrom« an (s. dort).

Jetzt ist auch der Augenblick gekommen, in dem die *aktive* Übungsbehandlung die elektrische Reizbehandlung ablösen soll. Immerhin gibt es Fälle, in denen beide Behandlungsarten nebeneinander angewandt werden können. Das kann besonders dann der Fall sein, wenn der Patient nach längerer Lähmungszeit die Vorstellung des Bewegungsablaufes verloren hat (Verlust des psychomotorischen Bildes). Durch Koppelung des elektrischen Impulses mit dem aktiven Bewegungsimpuls kann dann diese Vorstellugn von neuem »gebahnt« werden.

Auch nach längerer Ruhigstellung in Schienen- und Gipsverbänden kann die Funktion der betroffenen Muskeln durch elektrische Unterstützung leichter eingeübt werden.

9.1 Elektrodentechnik bei der Behandlung schlaffgelähmter Muskeln

Die monopolare Technik:

Man unterscheidet hierbei die direkte Reizung von der indirekten. Als Reizelektrode benutzt man in der Regel die Kathode. Diese wird am Muskel- oder am Nervenreizpunkt aufgesetzt, je nachdem man »direkt oder indirekt« reizen will. Die indifferente Elektrode (Anode) setzt man »fern vom Reizungsort« entweder am Brustbein oder am Kreuzbein an.

Bei der direkten Reizung (am Muskelreizpunkt) reagiert der gereizte Muskel allein mit einer Kontraktion. Bei der indirekten Reizung (vom Nervenreizpunkt aus) reagieren alle Muskeln, die von dem betreffenden Nerven versorgt werden und die distal vom Reizpunkt liegen.

Die monopolare Reizung benutzt man auch , wenn man sich einen Überblick über das Lähmungsgebiet verschaffen will. Man prüft sowohl mit »faradischem« (neofaradischem) Strom als auch mit »galvanischem« Rechteckstrom. (Vgl. hierzu S. 112: Tabelle der Erregbarkeitsveränderungen.)

Das Auffinden der Reizpunkte ist reine Übungssache. Anleitung hierzu geben die Reizpunkttabellen Abb. 51–53.

Es ist falsch, die Reizelektrode zögernd aufzusetzen! Hierdurch vergrößert man nur die lästige Stromempfindung beim Patienten. Man setzt also die Reizelektrode fest auf. Hat man den Reizpunkt nicht sofort gefunden, so gleitet man unter Beibehaltung des Auflagedrucks langsam weiter, bis man den Reizpunkt gefunden hat.

Die bipolare Technik:

Hierbei werden *beide* Elektroden an dem zu reizenden Muskel oder an der funktionell zusammenhängenden Muskelgruppe appliziert. Die Kathode legt man distal an. Diese Technik wendet man auch bei der Erstellung der It-Kurven an. Die Elektroden werden mit Lochgummibändern fixiert, wobei es aber nicht zu Einschnürungen an der Haut kommen soll. Siehe Abbildungen im Kapitel »Periphere Lähmungsbilder«.

10 Die peripheren Lähmungsbilder

Die wichtigste Voraussetzung für eine einwandfreie elektrische Reizbehandlung schlaff gelähmter Muskeln ist eine gründliche Kenntnis ihrer Lage und ihrer Funktion. Der Behandler muß sich Rechenschaft darüber ablegen können, ob die elektrisch ausgelöste Muskelkontraktion auch tatsächlich von dem zu behandelnden Muskel stammt. Er muß auch wissen, auf welche Weise der geschädigte Muskel optimal entlastet werden kann. Und schließlich ist es von Vorteil, wenn er weiß, welche Muskeln zur »Ersatzfunktion« herangezogen werden können, falls die Rückbildung der Lähmung ungenügend oder gar nicht erfolgt. Alle diese Kenntnisse geraten leider allzu schnell in Vergessenheit, wenn man sich längere Zeit nicht mit der Materie beschäftigt hat. Die nachfolgend beschriebenen *peripheren Lähmungsbilder* sollen eine Hilfe sein.

10.1 Facialislähmung

Man unterscheidet eine zentrale von einer peripheren Facialislähmung. Bei der peripheren Lähmung fällt der Unterschied der beiden Gesichtshälften am meisten auf. Die gelähmte Seite hängt schlaff herab und ist ohne Ausdruck. Die Stirn ist glatt und faltenlos. Sie kann nicht gerunzelt und die Augenbraue kann nicht gehoben werden. Letztere steht auf der kranken Seite tiefer als auf der gesunden. Das Schließen des Auges ist nicht möglich. Beim Versuch, das Auge zu schließen, rollt zwar der Augapfel nach oben, aber das Auge bleibt offen, bzw. der Augenschluß ist unvollständig. Die Lidspalte ist weiter als auf der gesunden Seite. Der Augapfel tritt stärker hervor. Der Lidreflex fehlt. Das Auge tränt, und es treten leicht Entzündungen auf.

Die Sprechfalte ist verstrichen, und der Mundwinkel der kranken Seite hängt herab und kann aktiv nicht mehr gehoben werden. Das Zeigen der oberen Zahnreihe, das Mundspitzen, Pfeifen, Sprechen und Kauen ist erschwert (**Abb. 56**). Die Nasenspitze zeigt meistens nach der gesunden Seite hinüber.

Wesentlich seltener als die einseitige Facialislähmung ist die symmetrische. **Abb. 57** zeigt eine beiderseitige Parese nach C_2H_5OH – Abusus. Der untere Ast ist nur wenig betroffen. (Die Lähmung bildete sich spontan zurück).

Im Gegensatz zur peripheren Facialislähmung zeigt die zentrale nur Ausfälle im Bereich des unteren Facialisastes. Die Stirn kann also gerunzelt, die Augenbraue gehoben und das Auge geschlossen werden.

Vom N. facialis versorgte Muskeln und deren Funktionen:

Venter frontalis m. occipito-frontalis (Stirnmuskel) zieht die Augenbraue hoch und legt die Stirn in Querfalten.

M. orbicularis oculi (Augenschließmuskel) schließt die Augen und runzelt die Haut in der Umgebung der Lider.

M. corrugator supercillii (Stirnrunzler) legt die Stirn in senkrechte Falten.

Mm. zygomatici (Jochbeinmuskeln) heben den Mundwinkel nach außen und oben, vertiefen die Sprechfalte.

M. levator labii superioris alaeque nasi (Nasen- und Lippenheber) hebt Nasenflügel und Lippen.

M. buccinator (Trompetermuskel) drückt die Lippen und die Wange an die Zähne, preßt die Luft aus dem Munde.

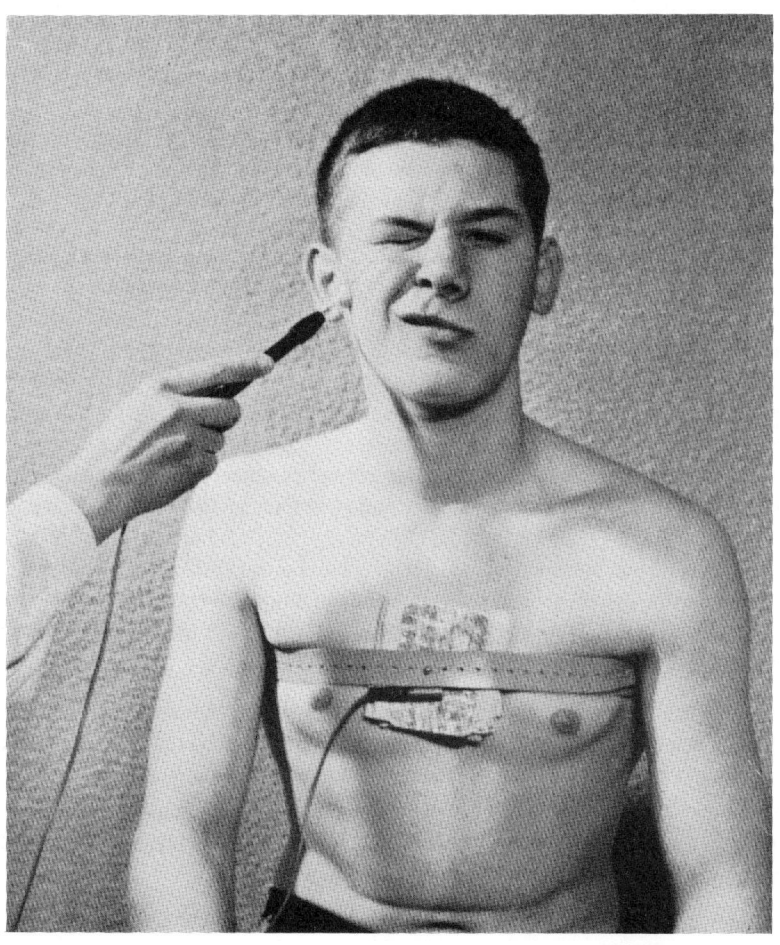

Abb. 56: Monopolare Reizung des Facialis-Stammes mit tetanisierenden Frequenzen (demonstriert an einem gesunden Muskel)

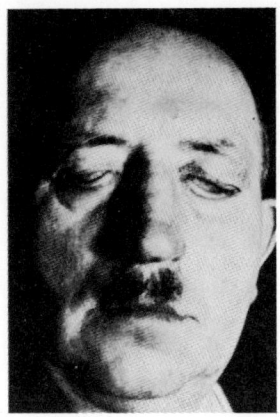

Abb. 57: Beiderseitige Facialisparese nach C_2H_5OH-Abusus. Der untere Ast ist nur wenig betroffen. Die Parese bildete sich spontan zurück.

M. orbicularis oris (Mundschließmuskel) schließt und spitzt den Mund.

M. depressor labii inferioris (viereckiger Lippenmuskel) zieht die Unterlippe abwärts.

M. mentalis (Kinnrunzler) hebt und runzelt die Haut des Kinns.

M. depressor anguli oris zieht den Mundwinkel nach unten und außen.

10.2 Accessoriuslähmung

Besonders auffallend bei dieser Lähmung ist die eigenartige Stellung der Schulter, die sogenannte Schaukelstellung (**Abb. 58** bis **60**):

Das Schulterblatt wird durch das Gewicht des Armes nach unten (Schultertief-

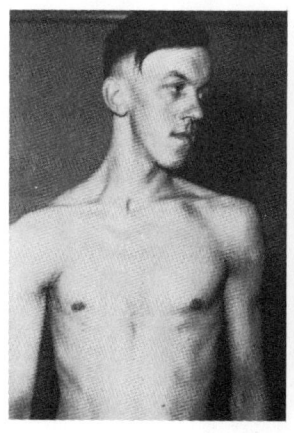

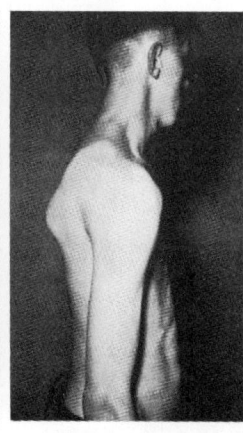

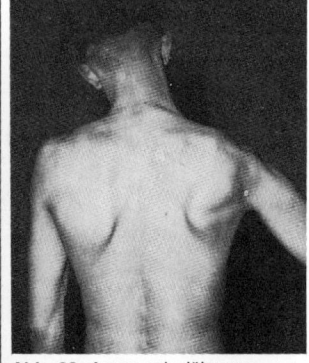

Abb. 60: Accessoriuslähmung Beim Versuch den Arm zu abduzieren, fällt die Schulter weiter ab; trotz intaktem M. Deltoideus kann der Arm nicht bis zur Waagerechten erhoben werden.

Abb. 58: Schultertiefstand bei Accessoriuslähmung

Abb. 59: Schaukelschulter bei demselben Patienten.

131

stand) und außen gezogen. Die beiden medialen Schulterblattwinkel stehen jedoch höher als auf der gesunden Seite, sie sind aber von der Wirbelsäule weiter entfernt als auf dieser. Der mediale Schulterblattrand verläuft von unten/innen nach oben/außen. Heben und Zurücknehmen der Schulter ist erschwert oder völlig aufgehoben. Das Heben des Armes ist trotz des voll funktionsfähigen M. deltoideus behindert, beim Versuch, den Arm bis zur Waagerechten zu abduzieren, fällt die Schulter noch mehr nach vorn und unten.

Das Wenden des Kopfes nach der gesunden Seite hin ist stark behindert. Beim Heben des Kopfes aus der Rückenlage wird dieser nach der gelähmten Seite hin gedreht.

Bei beiderseitiger Accessoriuslähmung ist der Kopf stark nach rückwärts gezogen und kann nur mit Anstrengung nach vorn gebracht werden. Das Anheben des Kopfes in Rückenlage ist bei beiderseitiger Lähmung nicht möglich.

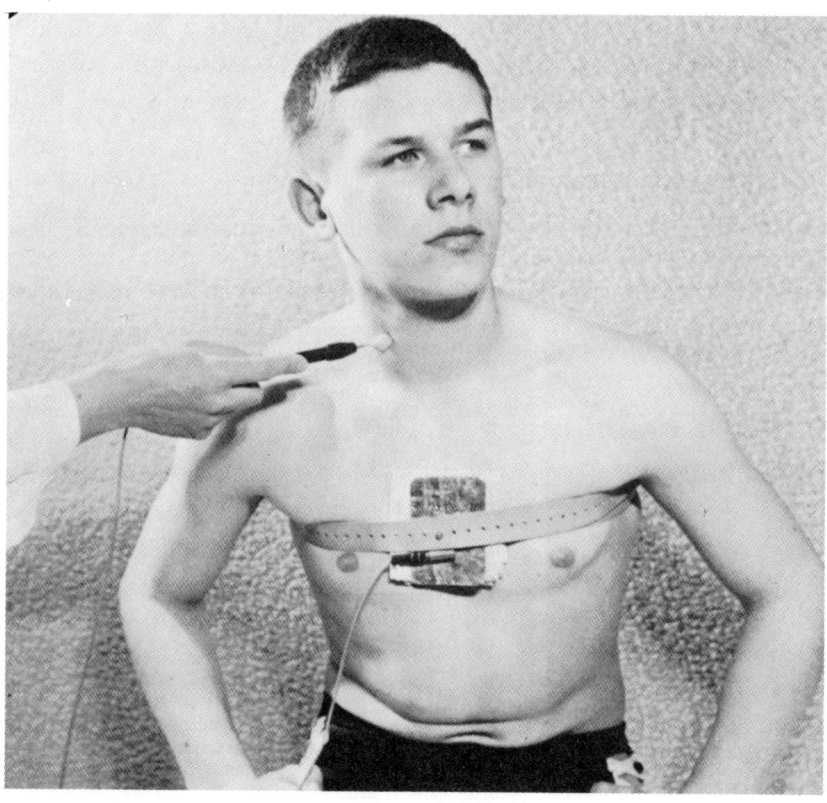

Abb. 61: Monopolare Reizung des M. sternocleidomastoideus (N. accessorius).

Vom N. accessorius versorgte Muskeln und deren Funktionen:

M. sternocleidomastoideus (Kopfnicker) wendet den Kopf nach der anderen Seite. Bei beiderseitiger Anspannung zieht er den Kopf nach vorn. **(Abb. 61)**
M. trapezius (Trapez- oder Kapuzenmuskel):
   I. Obere Portion hebt die Schulter.
   II. Mittlere Portion zieht die Schulter nach hinten.
   III. Untere Portion zieht die Schulter nach hinten und unten.
Beiderseitige Funktionen aller Portionen: Zurücknehmen der Schultern, Vorwölben des Brustkorbes.

10.3 Lähmungen der Äste des Plexus brachialis

10.3.1 N. dorsalis scapulae

Betroffen sind die Mm. rhomboidei und der M. levator scapulae (die Rautenmuskeln und der Schulterblattheber). Das Ziehen des Schulterblattes nach innen und oben (Mm. rhomboidei) und das Heben des Schulterblattes (M. levator scapulae) ist dadurch etwas abgeschwächt. Diese Lähmung tritt jedoch meistens erst dann deutlich in Erscheinung, wenn gleichzeitig eine Accessoriuslähmung besteht.

10.3.2 Nn. thoracici anteriores

Isoliert kommt diese Lähmung selten vor. Es fallen aus: M. pectoralis major und minor (großer und kleiner Brustmuskel). Dadurch ist das Adduzieren des Armes und das Vorziehen der Schulter beeinträchtigt. Besonders auffällig ist, daß die Hand der kranken Seite nicht mehr auf die gesunde Schulter gelegt werden kann. Das Heranziehen des Armes an den Körper, vor allem nach ventral, ist behindert; das Zuschlagen oder das Herabziehen des senkrecht erhobenen Armes ist nur mit verminderter Kraft möglich.

10.3.3 N. suprascapularis

Auch diese Lähmung tritt äußerst selten isoliert auf. Betroffen sind die Mm. supraspinatus und infraspinatus (oberer und unterer Grätengrubenmuskel). Ersterer hilft dem M. deltoideus etwas beim Abduzieren des Armes ventralwärts, außerdem spannt er die Gelenkkapsel. Bei intaktem M. deltoideus fällt sein Ausfall nicht sonderlich auf. Der M. infraspinatus spielt als Auswärtsroller des Armes eine Rolle. Sein Ausfall beeinträchtigt Tätigkeiten wie das Schreiben, Nähen usw. Wenn aber der vom N. axillaris versorgte M. teres minor noch intakt ist, übernimmt dieser kompensatorisch einen Teil der Arbeit.

10.3.4 Nn. subscapularis et thoracodorsalis

Bei dieser Lähmung fallen aus: M. subscapularis (Unterschulterblattmuskel), M. teres major (großer Rundmuskel) und M. latissimus dorsi (breitester Rückenmuskel). Die Einwärtsrotation des Armes, das Adduzieren – besonders nach dorsalwärts – ist behindert oder unmöglich. Der herabhängende Arm steht in Außenrotation und kann nur schwer oder gar nicht in die normale Stellung gebracht werden. Auch diese Lähmung ist selten.

10.3.5 N. thoracicus longus

Diese Lähmung ist mehr unter der Bezeichnung »Serratuslähmung« bekannt. Betroffen ist der M. serratus anterior (vorderer Sägemuskel). Diese Lähmung tritt relativ häufig auf. Sie ist durch folgendes Bild gekennzeichnet: Bei herabhängendem Arm steht das Schulterblatt näher an der Wirbelsäule und etwas höher als auf der gesunden Seite. Diese Stellung kommt durch das Tonusübergewicht der Antagonisten (Mm. rhomboidei, levator scapulae) zustande. Der mediale Schulterblattrand, besonders aber der untere mediale Winkel, steht von der Rippenwand ab. Wird der Arm nach vorn bis zur Waagerechten erhoben, so tritt das Schulterblatt flügelartig heraus (Scapula alata), vgl. **Abb. 62a** und **Abb. 62b**.

Beim Heben des Armes zur Seite tritt der untere mediale Winkel besonders dicht an die Wirbelsäule heran, steht aber dennoch deutlich von der Rippenwand ab. Der Arm kann nicht aktiv über die Waagerechte hinaus erhoben werden. Häufig tritt ein Dehnungsschmerz auf, der sich vornehmlich am unteren medialen Winkel lokali-

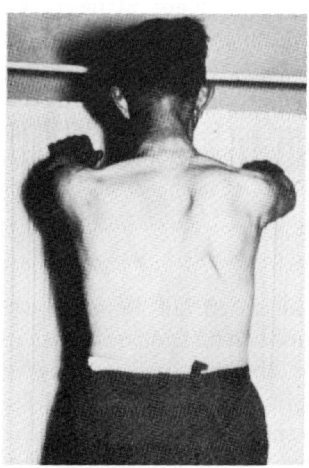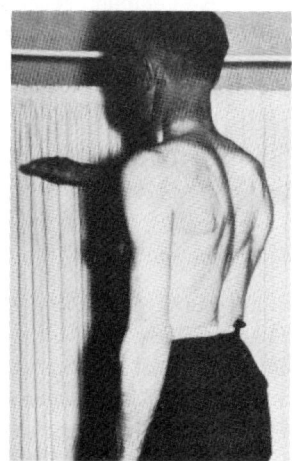

Abb. 62 a und b: Serratuslähmung; Scapula alata wird deutlicher, wenn der Arm nach vorn zur Waagerechten erhoben wird.

siert. Drückt man das Schulterblatt mit der flachen Hand an die Rippenwand heran, so hört der Schmerz fast augenblicklich auf. Geeignete orthopädische Bandage läßt ebenfalls den Schmerz verschwinden, außerdem kann dann der Arm – wenn auch nur wenig – über die Waagerechte erhoben werden, weshalb man solche Bandage auch »Übungsbandage« nennt. Auf jeden Fall wird dadurch die unerwünschte Dehnung des Muskels vermieden.

Vom N. thoracicus longus versorgter Muskel und dessen Funktion:

M. serratus anterior (vorderer Sägemuskel). Er zieht das Schulterblatt an die Rippenwand. Durch Auswärtskreiselung des unteren Schulterblattwinkels ermöglicht er das Heben des Armes über die Waagerechte hinaus bis zur Senkrechten. (**Abb. 63** zeigt die Lage der Kathode beim Elektrisieren des M. serratus anterior).

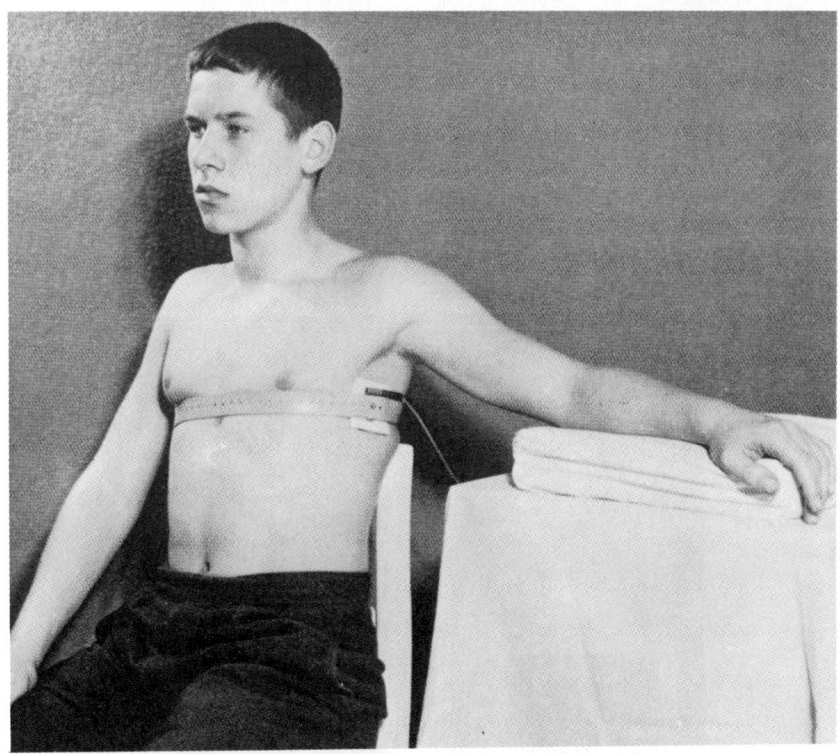

Abb. 63: Monopolare Reizung des M. serratus anterior bei Lähmung des N. thoracicus longus. (Anode entweder am Kreuzbein oder am Brustbein anlegen, Kathode auf den Muskelreizpunkt. Ist die Kathode oder das ihr untergelegte Tuch zu großflächig, so kommt es leicht zum unerwünschten Mitanspringen des M. pectoralis maj. des M. obl. abd. ext. oder des M. latissimus dorsi, je nachdem, in welches Reizgebiet die Kathode hineinragt. Die Kathode darf also nicht zu groß sein und muß genau plaziert werden.)

10.3.6 N. axillaris

Der Arm hängt schlaff herunter. Die Umgebung des Schultergelenks ist deutlich atrophiert, die Schulterhöhe (Akromion) tritt hervor. Versucht der Patient, den Arm zu abduzieren, so hebt er dabei die ganze Schulter hoch und weicht mit dem Rumpf zur gesunden Seite hin aus. Es kann sogar bei länger bestehender Lähmung zu einem sichtbaren Schulterhochstand kommen (**Abb. 64a** und **Abb. 64b**). Weiterhin fällt beim Abduktionsversuch auf, daß durch Serratuszug das Schulterblatt nach außen rotiert wird.

Es besteht die Gefahr einer Schultergelenkdiastase (Schlottergelenk) und einer Luxation des Gelenkes. Der Gelenkkopf gleitet in diesem Falle, der Schwere des Armes folgend, nach unten und kann in extremen Fällen mühelos (passiv) in der Pfanne hin und her geschoben werden. Auch bei der elektrischen Reizbehandlung soll der Arm in Abduktionsstellung gelagert werden (**Abb. 65**).

Vom N. axillaris versorgte Muskeln und deren Funktionen:

M. deltoideus (Deltamuskel).
I.   Vordere Portion hebt den Arm nach vorn.
II. Mittlere Portion hebt den Arm seitwärts.
III. Hintere Portion hebt den Arm nach hinten.
Ferner hilft die vordere Portion beim Einwärts-, die hintere beim Auswärtsrotieren des Armes.
M. teres minor (kleiner Rundmuskel), rotiert den Arm auswärts.

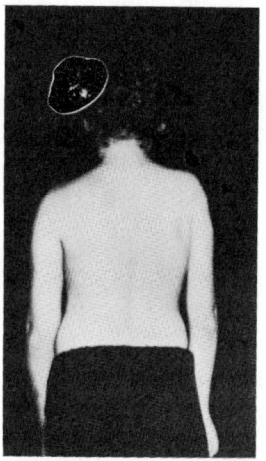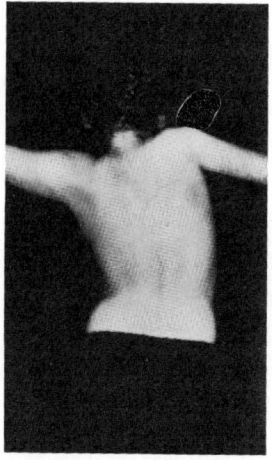

Abb. 64 a und 64 b: Lähmung des M. deltoideus, rechts.
a: Deutliche Atrophie im Bereich des Schultergelenks, Schulterhochstand rechts (Verkürzung der Schulterlinie)
b: Beim Versuch, den Arm zu abduzieren, wird die rechte Schulter stark angehoben, der Oberkörper weicht nach links aus, das Schulterblatt wird nach außen rotiert (Serratuszug).

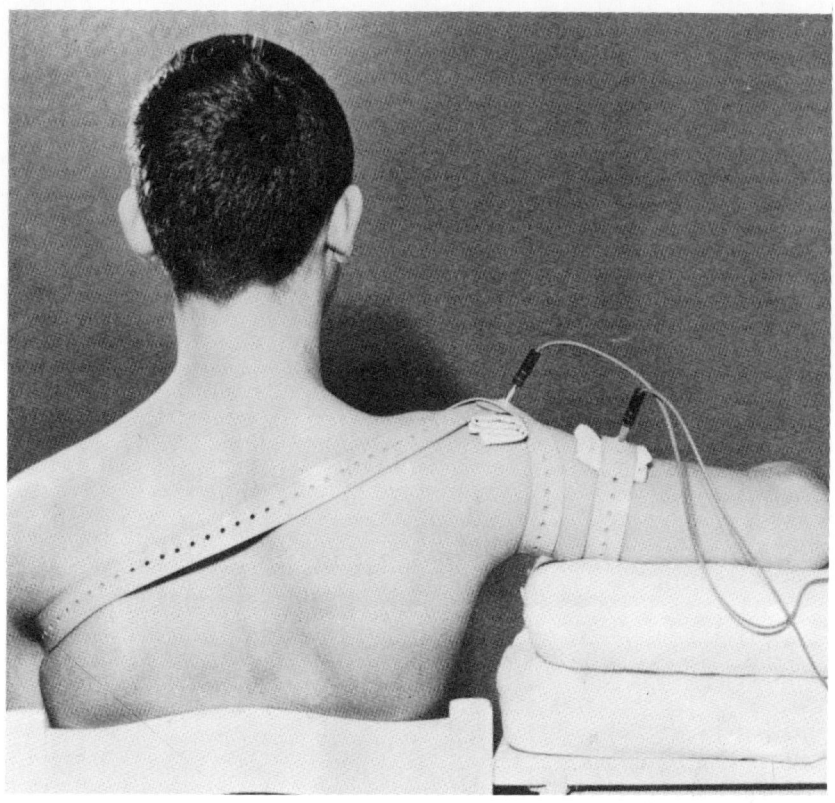

Abb. 65: Bipolare Reizbehandlung des Deltamuskels. Hierbei soll der Arm möglichst in Abduktionsstellung gelagert werden.

10.3.7 N. musculocutaneus

Diese selten auftretende Lähmung führt zu einer erheblichen Kraftminderung beim Beugen im Ellbogengelenk und bei der Supination. Es muß aber nicht zu einem Totalausfall dieser Bewegungen kommen, da 1. der M. brachioradialis (früher auch Supinator longus genannt) bis zu einem gewissen Grade die Beugefunktion, 2. der M. supinator die Supinationsfunktion übernehmen können, die beide vom N. radialis versorgt werden. Kompensatorisch kann der M. brachioradialis durch intensives Training soweit gekräftigt werden, daß seine Beugeleistung für den Gebrauch ohne besondere Belastung ausreicht.
Bewegungseinschränkungen durch den Ausfall des M. coracobrachialis sind nicht zu beobachten.

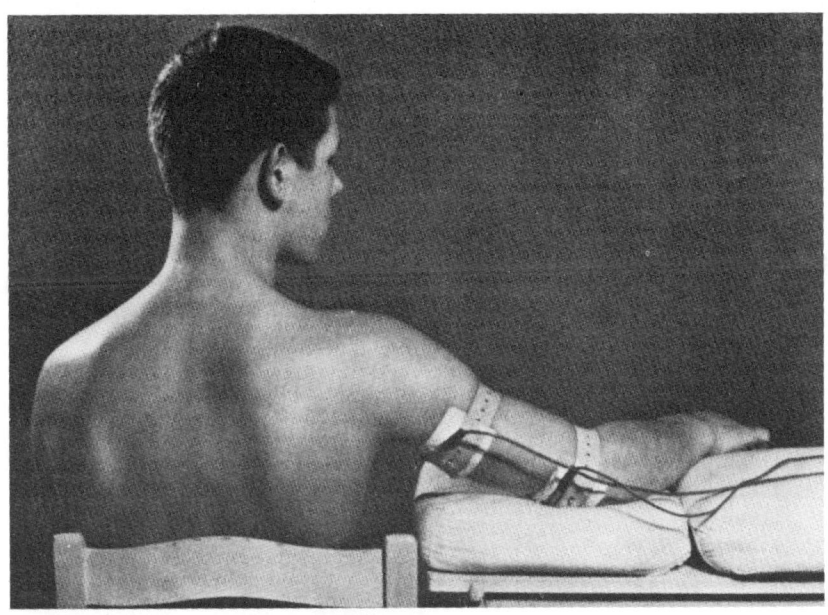

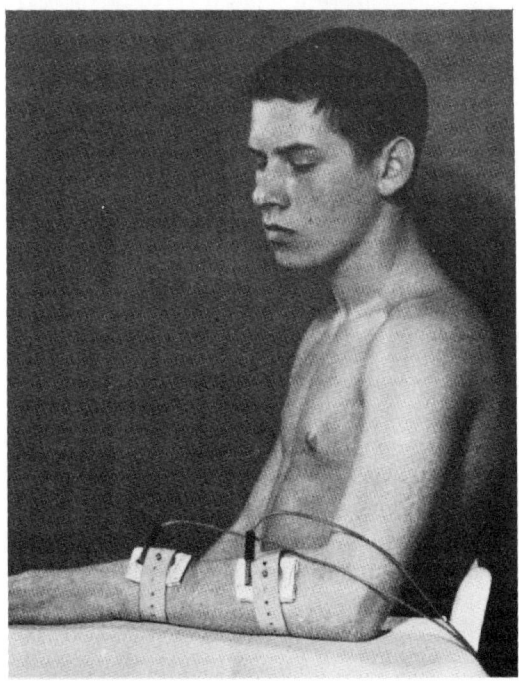

Abb. 66: Bipolare Reizung des M. triceps bei hochsitzender Radialislähmung (Kathode distal). Die Anode muß so großflächig sein, daß sie alle drei Muskelköpfe umfaßt.

Abb. 67: Bipolare Reizung der dorsalen Unterarmmuskeln (Radialisgruppe). Bei distaler Kathodenlage werden hauptsächlich die Mm. abd. poll. long. ext. poll. long. und ext. poll. brev. erfaßt, bei proximaler Kathodenlage mehr die Hand- und Fingerstrecker.

Vom N. musculocutaneus versorgte Muskeln und deren Funktionen:

M. Biceps brachii (zweiköpfiger Armbeuger) beugt den Unterarm gegen den Oberarm, supiniert den Unterarm.

M. brachialis (innerer Armbeuger) beugt den Arm.

M. coracobrachialis (Haken-Oberarmmuskel) adduziert den Arm und hilft beim Heben nach vorn.

10.3.8 N. radialis

Diese Lähmung kommt relativ häufig vor. Ihr auffallendstes Merkmal ist die Fallhand. Bei länger anhaltender Lähmung kommt es zu einer starken Atrophie der Streckmuskeln am Oberarm und am Unterarm. Die Knochenkanten von Radius und Ulna treten deutlich hervor.

Im Gegensatz zu der starken Beugestellung des Handgelenks sind die Finger nur wenig gebeugt. Der Daumen steht fast unter dem Zeigefinger, ist also der Hohlhand mehr genähert als auf der gesunden Seite (**Abb. 68**).

Bewegungsausfälle: Die Hand kann nicht gehoben (dorsalflektiert) werden. Die Abduktion der Hand ist sowohl radialwärts als auch ulnarwärts behindert. Strecken und Abduzieren des Daumens ist nicht möglich. Die Finger können in den Grundgelenken nicht gestreckt werden. Nur in den Mittel- und Endgelenken ist eine Streckung möglich, wobei aber die Grundgelenke noch mehr gebeugt werden (Funktion der Mm. interossei und lumbricales).

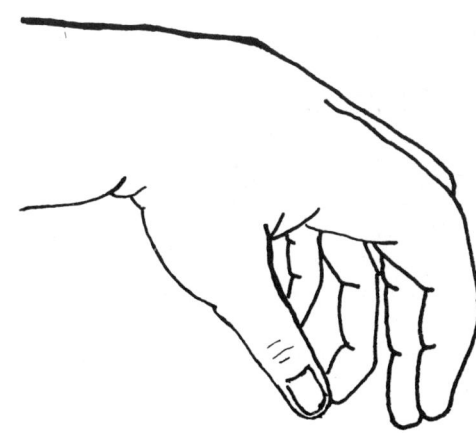

Abb. 68: Fallhand bei Radialislähmung

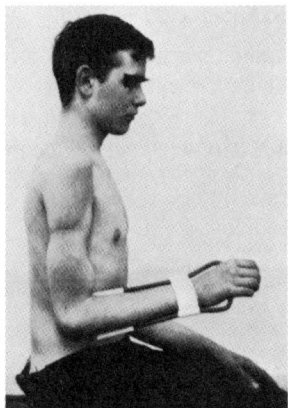

Abb. 69: Behelfsschiene zur Vermeidung der Fallhandstellung bei Radialislähmung.

Bei herabhängender Hand (pronierter Hand) ist der Faustschluß stark behindert. Bei hochsitzenden Radialislähmungen fällt auch der M. triceps aus. Der Arm kann somit nicht gestreckt werden. Hochsitzende Radialislähmungen sind seltener (**Abb. 69**).

Vom N. radialis versorgte Muskeln und deren Funktionen:

M. triceps (dreiköpfiger Armstrecker), streckt den Arm im Ellenbogengelenk. Der lange Kopf hilft etwas beim Adduzieren des Armes.

M. anconaeus (Ellenbogenmuskel) hilft beim Strecken und spannt die Gelenkkapsel.

M. brachioradialis (Oberarm-Speichenmuskel) beugt den Arm und bringt den Unterarm in Mittelstellung zwischen Supination und Pronation.

M. extensor carpi radialis longus (langer speichenwärtiger Handwurzelstrecker) streckt die Hand (Dorsalflektion) und abduziert sie radialwärts.

M. extensor carpi radialis brevis (kurzer speichenwärtiger Handwurzelstrecker) streckt (dorsalflektiert) die Hand.

M. extensor digitorum (Fingerstrecker) streckt zweiten bis fünften Finger in den Grundgelenken, hilft beim Dorsalflektieren der Hand.

M. extensor indicis (Zeigefingerstrecker) streckt den Zeigefinger.

M. extensor digiti minimi (Strecker des kleinen Fingers) streckt den kleinen Finger und abduziert ihn.

M. extensor carpi ulnaris (ellenwärtiger Handwurzelstrecker) streckt die Hand und abduziert sie ulnarwärts.

M. supinator (Auswärtsdreher des Unterarmes) supiniert die Hand.

M. abduktor pollicis longus (langer Daumenabspreizer) abduziert den Daumen und führt ihn etwas volarwärts.

M. extensor pollicis longus (langer Daumenstrecker) streckt den Daumen – vor allem im Endgelenk – und zieht ihn handrückenwärts.
M. extensor pollicis brevis (kurzer Daumenstrecker) streckt den Daumen im Grundgelenk und abduziert ihn.

10.3.9 N. medianus

Die Medianuslähmung tritt häufig mit der nachfolgend beschriebenen Ulnarislähmung gemeinsam auf, da beide Nerven an der Innenseite des Oberarmes dicht nebeneinander verlaufen und dort gemeinsam Schädigungen ausgesetzt sind.

Ins Auge fällt die eigenartige Handstellung, die als *Affenhand* bezeichnet wird. Sie entsteht dadurch, daß die Daumenballenmuskulatur ausfällt und der Daumen vom langen Daumenstrecker handrückenwärts gezogen wird, so daß er dicht neben dem zweiten Mittelhandknochen zu liegen kommt.

Bewegungsausfälle: Der Daumen kann im Endgelenk gar nicht, im Grundgelenk

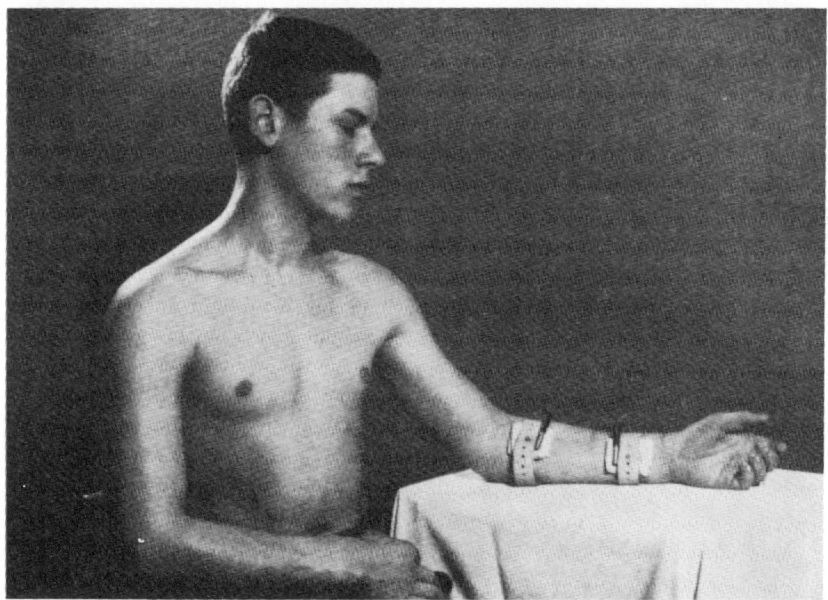

Abb. 70: Bipolare Reizung der volaren Unterarmmuskeln (vorwiegend Medianusgruppe). Bei distaler Kathodenlage werden hauptsächlich die Hand- und Daumenbeuge erfaßt, bei proximaler Kathodenlage mehr die Mm. flex. carp. rad. und pronator teres

nur andeutungsweise gebeugt werden. Zeige- und Mittelfinger können nicht gebeugt werden, nur der Ringfinger und der kleine Finger können durch den tiefen Fingerbeuger (der für diese Finger vom N. ulnaris versorgt wird) gebeugt werden. Beim Versuch, die Faust zu schließen, bleiben Daumen, Zeige- und Mittelfinger gestreckt. Die Ähnlichkeit dieser Handstellung mit der zum Schwur erhobenen

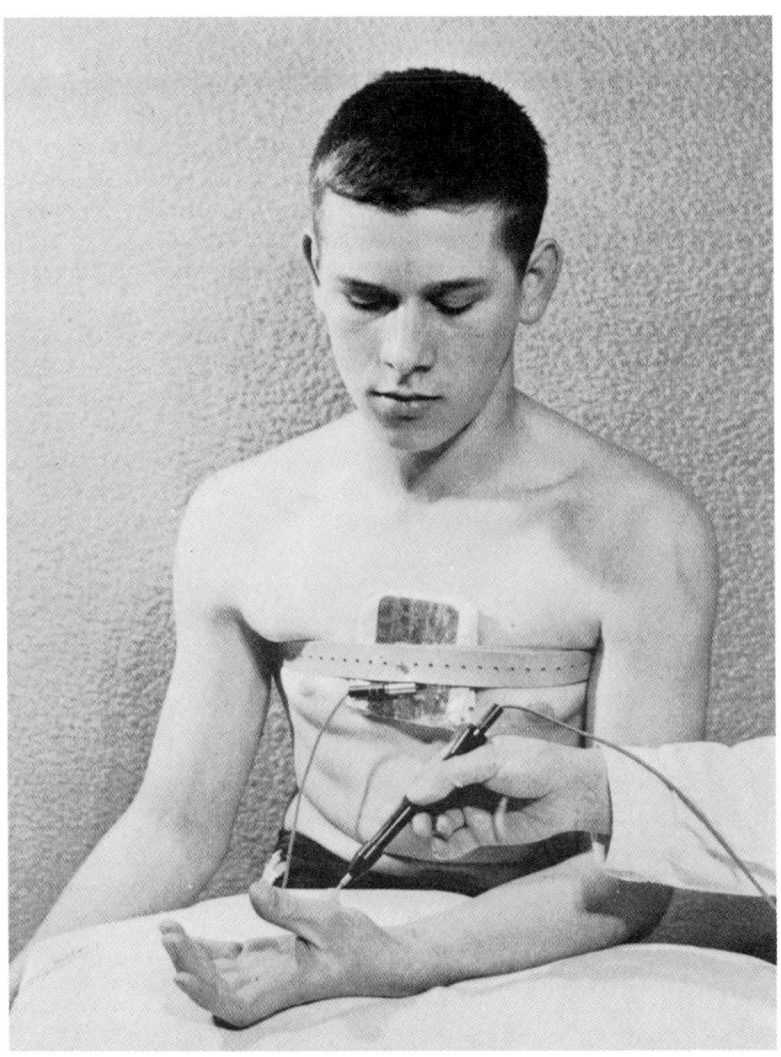

Abb. 71: Monopolare Reizung am Daumenballen bei Medianuslähmung

Hand führt zu der Bezeichnung *Schwurhand* (**Abb. 72**). Der Daumen kann den übrigen Fingern nicht gegenüber gestellt werden (**Abb. 73**).

Eine Flasche oder ein ähnlicher zylindrischer Gegenstand kann nicht umgriffen werden, es bleibt eine Lücke zwischen Flasche und der Hautfalte, die zwischen Daumen und Zeigefinger liegt (LÜTHY'sches Flaschenzeichen, **Abb. 74**). Die Beugung im Handgelenk ist stark eingeschränkt. Nur ulnarwärts besteht volle Beugekraft. Die Pronation der Hand ist nicht möglich; nur aus extremer Supinationsstellung ist eine leichte pronierende Bewegung möglich, die durch den M. brachioradialis bewirkt wird, der die Mittelstellung zwischen Supination und Pronation herstellt.

Vom N. medianus versorgte Muskeln und deren Funktionen:

M. pronator teres (runder Einwärtsdreher) proniert den Unterarm und hilft beim Beugen im Ellenbogengelenk.

M. flexor carpi radialis (speicherwärtiger Handbeuger) beugt die Hand volar- und radialwärts, hilft bei der Pronation.

M. flexor digitorum superficialis (oberflächlicher Fingerbeuger) beugt 2. bis 5. Finger im Mittelgelenk.

M. flexor digitorum profundus II und III (tiefer Fingerbeuger für den 2. und 3. Finger) beugt diese Finger im Endgelenk. (Derselbe Muskel für den 4. und 5. Finger wird vom N. ulnaris innerviert).

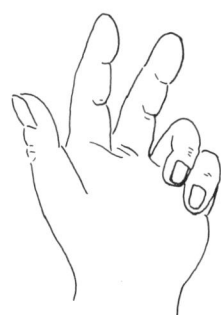

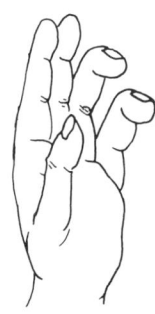

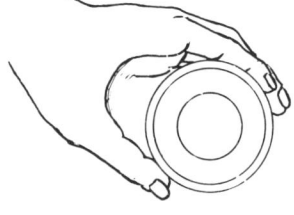

Abb. 72: Schwurhand bei der Medianuslähmung

Abb. 73: Oppositionsschwäche bei der Medianuslähmung

Abb. 74: LÜTHYsches Flaschenzeichen bei Medianuslähmung (Eine Flasche oder ein zylindrischer Gegenstand kann nicht umgriffen werden, es bleibt eine Lücke zwischen der Hautfalte, die zwischen Daumen und Zeigefinder liegt)

M. flexor pollicis longus (langer Daumenbeuger) beugt den Daumen, besonders im Endgelenk.

M. pronator quadratus (viereckiger Einwärtsdreher) proniert den Unterarm.

M. abductor pollicis brevis (kurzer Daumenabspreizer) abduziert den Daumen und streckt ihn im Grundgelenk.

M. flexor pollicis brevis (kurzer Daumenbeuger) beugt den Daumen im Grundgelenk. Nur sein oberflächlicher Kopf wird vom N. medianus versorgt, der tiefe Kopf wird vom N. ulnaris innerviert.

M. opponens pollicis (Gegenübersteller des Daumens) stellt den Daumen den anderen Fingern gegenüber.

Mm. lumbricales I und II (wurmförmige Muskeln) beugen 2. und 3. Finger im Grundgelenk, strecken sie im Mittel- und Endgelenk. Die Mm. lumbricales für den 4. und 5. Finger werden vom N. ulnaris versorgt.

10.3.10 N. ulnaris

Die Ulnarislähmung führt zur Ausbildung einer *Krallen-* oder *Klauenhand* (**Abb. 75**). Die Grundglieder der Finger stehen dabei in starker Dorsalflexion, die übrigen in starker Volarflexion. Diese Stellung beruht auf einer Störung im Muskelgleichgewicht, die durch den Ausfall der Mm. lumbricales IV und V und der Mm. interossei bedingt ist. Der M. extensor digitorum kann daher die Grundgelenke *überstrecken*, und der M. flexor digitorum sublimis kann die Finger extrem beugen. Es fehlen die Gegenzügel der Lumbricales und Interossei.

Auffallend ist ferner die starke Atrophie zwischen Daumen und Zeigefinger sowie in den Zwischenknochenräumen, in der Hohlhand und an der ulnaren Kante des Unterarmes.

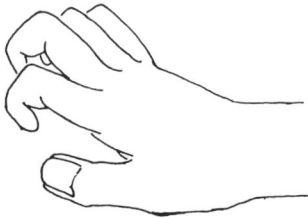

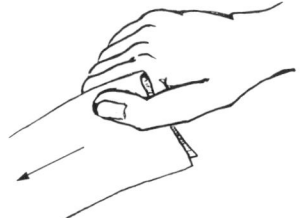

Abb. 75: Krallen- oder Klauenhand bei Ulnarislähmung

Abb. 76: FROMENTsches Zeichen bei Ulnarislähmung

Bewegungsausfälle: Der Daumen kann nicht adduziert werden. Beim Versuch, einen Gegenstand (Blatt Papier) zwischen Daumen und Zeigefinger festzuhalten, kommt es zu dem FROMENTschen Zeichen (der Daumen wird im Endgelenk zangenartig gebeugt) (**Abb. 76**).

Spreizen und Schließen der Finger ist nicht möglich. So kann z. B. ein Blatt Papier zwischen den Fingern nicht festgehalten werden. Der kleine Finger steht etwas in Abduktionshaltung (Zug des Kleinfingerstreckers). Diese Stellung des kleinen Fingers bleibt häufig als Überbleibsel einer überstandenen Ulnarislähmung bestehen.

Die Beugung des 4. und 5. Fingers im Endgelenk ist nicht möglich, ebenso fällt die Ulnarflexion des Handgelenks aus.

Vom N. ulnaris versorgte Muskeln und deren Funktionen:

M. flexor carpi ulnaris (ellenwärtiger Handbeuger) beugt die Hand volar- und ulnarwärts.

M. flexor digitorum profundus IV und V (tiefer Fingerbeuger für den 4. und 5. Finger) beugt diese Finger in den Endgelenken. Derselbe Muskel für den 2. und 3. Finger wird vom N. medianus versorgt.

M. adductor pollicis (Heranzieher des Daumens) zieht den Daumen an den 2. Mittelhandknochen heran, streckt den Daumen im Grundgelenk und ist etwas bei der Opposition beteiligt.

M. flexor pollicis brevis (kurzer Daumenbeuger) beugt den Daumen im Grundgelenk und hilft etwas bei der Opposition. (Nur der tiefe Kopf wird vom N. ulnaris versorgt, der oberflächliche vom N. medianus).

M. abductor digiti minimi (Abspreizer des kleinen Fingers).

M. flexor digiti minimi (Beuger des kleinen Fingers).

M. opponens digiti minimi (Gegenübersteller des kleinen Fingers). Die drei letztgenannten Muskeln bilden den Kleinfingerballen, ihre Funktion ist durch ihren Namen erklärt.

Mm. interossei (Zwischenknochenmuskeln). Die vier dorsalen spreizen, die drei volaren schließen die Finger. Die Spreizachse verläuft durch den Mittelfinger. Gemeinsam beugen sie die Finger in den Grundgelenken und strecken sie in den übrigen.

M. lumbricales III und IV (wurmförmige Muskeln für den 3. und 4. Finger. Sie beugen die Finger in den Grundgelenken und strecken sie in den übrigen. Lumbricales I und II werden vom N. medianus innerviert.

10.4 Kombinierte Lähmungen des Plexus brachialis

Die häufigsten Formen der kombinierten Plexullähmungen sind die E R Bsche und die K L U M P K Esche Lähmung. Die ERBsche Lähmung, auch Oberarmtyp genannt, befällt haupsächlich die Muskeln Bizeps, Brachialis, Brachioradialis und Deltoideus. Daraus ergeben sich folgende Bewegungsausfälle: Der Arm kann nicht mehr abduziert werden, auch ein Erheben über die Waagerechte hinaus ist nicht möglich. Im Ellenbogengelenk kann der Arm nicht gebeugt werden. Es können bei diesem Lähmungstyp noch die Mm. supra- und infraspinati sowie der M. supinator betroffen sein. In diesem Falle können Auswärtsrotation des Armes und Supination des Unterarmes völlig ausfallen.

Die KLUMPKEsche Lähmung, auch Unterarmtyp genannt, betrifft vor allem die kleinen Handmuskeln. Daumen- und Kleinfingerballen sowie die Mm. interossei und lumbricales fallen aus. Dadurch sind alle Daumen- und Fingerbewegungen erheblich behindert und fallen zum Teil völlig aus. In manchen Fällen sind auch die Beuger am Unterarm betroffen, wodurch die Hand- und Fingerbewegungen weiter beeinträchtigt werden.

10.5 Lähmungen der Äste des Plexus lumbosacralis

10.5.1 N. femoralis

Bewegungsausfälle bzw. -behinderungen: *Beugen im Hüftgelenk*. Bei beiderseitiger Lähmung kann der Rumpf aus der Rückenlage nicht mehr aufgerichtet werden. *Strecken im Kniegelenk* ist nicht möglich. Stehen und Gehen ist außerordentlich erschwert oder ganz unmöglich.
Beim Gehen wird das Bein der gelähmten Seite mit einem Hüftschwung nach vorn geschleudert. Sobald der Fuß auf den Boden gesetzt wird, wird das Gesäß deutlich nach rückwärts geschoben, damit die Schwerlinie des Beines *vor die Querachse* des Kniegelenks fällt und so das Zusammenknicken im Knie verhindert wird. Auffallend ist die Atrophie an der Vorderseite des Oberschenkels.

Vom N. femoralis versorgte Muskeln und deren Funktionen:

M. iliopsoas (Lenden-Darmbein-Muskel) beugt den Oberschenkel gegen das Becken, rotiert dabei etwas auswärts. Bei festgestelltem Bein beugt er das Becken vorwärts. Er ist der Antagonist des großen Gesäßmuskels.

M. quadriceps femoris (vierköpfiger Schenkelstrecker) streckt das Bein im Kniegelenk. Der lange Kopf (M. rectus femoris) hilft beim Beugen im Hüftgelenk.

M. sartorius (Schneidermuskel) beugt im Hüftgelenk und rotiert den Unterschenkel bei gebeugtem Knie einwärts, hilft bei der Abduktion des Beines sowie beim Auswärtsrollen in der Hüfte.

M. tensor fasciae latae (Spanner der Oberschenkelbinde). Dieser Muskel wird eigentlich vom N. glutaeus superior innerviert, doch erfährt er noch eine zusätzliche Versorgung durch den N. femoralis. Bei Funktionsprüfungen sollte jedenfalls immer an die zusätzliche Versorgung gedacht werden.

Funktion: Beugt im Hüftgelenk, rotiert den Oberschenkel einwärts, spannt die Schenkelbinde und ist mit dem M. glutaeus maximus bei der Schlußkreiselung im Kniegelenk beteiligt.

10.5.2 N. obturatorius

Diese Lähmung stört beim Gehen nur wenig. Behindert ist die Adduktion des Beines, das kranke Bein kann nicht über das gesunde geschlagen werden. Bei Glätte des Fußbodens oder bei Glatteis besteht die Gefahr des Ausrutschens nach außen. Auffallend ist die Atrophie an der Innenseite des Oberschenkels. Die Adduktion kann teilweise von der kaudalen Portion des M. glutaeus maximus übernommen werden.

Vom N. obturatorius versorgte Muskeln und deren Funktionen:

M. pectineus (Kamm-Muskel) adduziert den Oberschenkel und hilft beim Beugen im Hüftgelenk. (Dieser Muskel wird zusätzlich vom N. femoralis versorgt).

M. adductor magnus (großer Heranzieher) adduziert den Oberschenkel. (Er wird häufig zusätzlich vom N. ischiadicus versorgt).

M. adductor longus (langer Heranzieher) und

M. adductor brevis (kurzer Heranzieher) adduzieren den Oberschenkel, helfen beim Beugen und Auswärtsrotieren im Hüftgelenk.

M. gracilis (schlanker Muskel) adduziert den Oberschenkel, beugt im Kniegelenk und rotiert den Unterschenkel bei gebeugtem Knie nach innen. Stellt das Knie fest.

10.5.3 N. glutaeus superior

Für diese Lähmung ist eine Gangstörung typisch, die als *Trendelenburgsches* Zeichen bekannt ist (**Abb. 77**). Beim Anheben des gesunden Beines kippt das Becken nach der gesunden Seite hin ab. Die kranke Seite wird herausgedrückt. Ist die Lähmung beiderseitig, so entsteht der sogenannte Watschelgang, auch Entengang genannt. Zwischen Darmbeinkamm und Trochanter major ist eine deutliche Atrophie erkennbar.

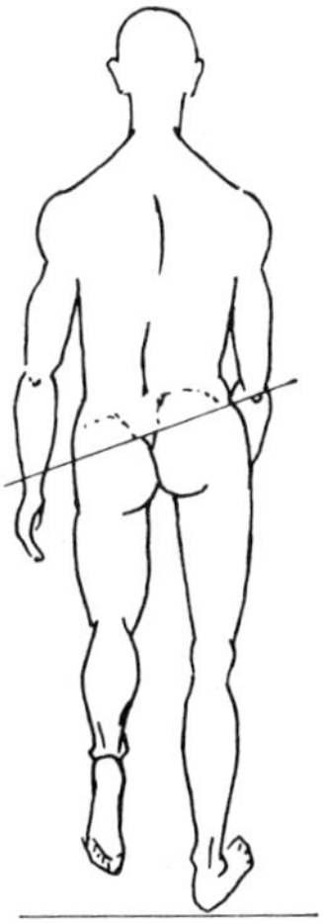

Abb. 77: Positives TRENDELENBURGsches Zeichen

Das Trendelenburg'sche Zeichen spricht aber nicht *nur* für eine Lähmung des N. glutaeus superior, es ist auch bei der PERTHESschen Erkrankung des Hüftgelenks und anderen Erkrankungen, die mit einer kranialwärtigen Verschiebung des Schenkelhalses einhergehen, zu beobachten.

Bewegungsausfälle: Die Abduktion des Beines ist erschwert oder völlig aufgehoben. Die Innenrotation des Beines ist nicht möglich; in Rückenlage zeigen Knie und Fußspitze nach außen.

Vom N. glutaeus superior versorgte Muskeln und deren Funktionen

M. glutaeus medius (mittlerer Gesäßmuskel) und

M. glutaeus minimus (kleiner Gesäßmuskel). Sie abduzieren den Oberschenkel. Die vorderen Portionen helfen beim Hüftbeugen und rotieren den Oberschenkel einwärts. Die hinteren Portionen helfen beim Hüftstrecken und beim Auswärtsrotieren. Beim Stehen und Gehen fixieren sie den Gelenkkopf in der Hüftpfanne und verhindern das Umkippen des Beckens nach der entgegengesetzten Seite beim Gehen.

M. tensor fasciae latae (Spanner der Oberschenkelbinde), beugt im Hüftgelenk und rotiert den Oberschenkel einwärts, spannt die Schenkelbinde und ist zusammen mit der kranialen Portion des M. glutaeus maximus an der Schlußkreiselung im Kniegelenk beteiligt.

10.5.4 N. glutaeus inferior

Bei dieser Lähmung fällt die Hüftstreckung praktisch total aus, das »Überstrecken« des Hüftgelenks ist nicht möglich. Aufstehen vom Sitzen, Treppensteigen, die aufrechte Haltung ist gestört und bei beiderseitiger Lähmung unmöglich, weil der Oberkörper einfach nach vorne über fällt. Dennoch erlernen leichte, schlankwüchsige Personen in vereinzelten Fällen das Gehen an einem Stock (!), indem sie sich weit nach rückwärts »hängen« und den Oberkörper gewissermaßen durch den ventralen Muskel- und Bandapparat in der Balance halten.

Die Atrophie ist deutlich. Bei einseitiger Lähmung steht die quere Gesäßfalte tiefer als auf der gesunden Seite. Beim Elektrisieren ist darauf zu achten,daß die Muskelzuckung auch wirklich im Glutaeus maximus erfolgt. Täuschungen durch das Ansprechen der darunterliegenden »inneren« Hüftmuskeln (M. piriformis/M. quadratus femoris) sind leicht möglich.

Vom N. glutaeus inferior wird nur ein Muskel versorgt.

Seine Funktion: der proximale Teil bewirkt zusammen mit dem M. tensor fasciae latae die Schlußkreiselung im Kniegelenk. Der distale Teil rollt den Oberschenkel nach außen und hilft beim Adduzieren des Beines. Beide Teile zusammen strecken bzw. überstrecken das Hüftgelenk, richten das Becken auf und wirken gegen eine zu starke Lordose der Lendenwirbelsäule. Der Muskel ist der Antagonist des M. iliopsoas.

10.5.5 N. Ischiadicus

Hochsitzende Ischiadicuslähmungen sind sehr selten und kommen eigentlich nur nach Traumen vor. In solchem Falle sind die Beugemuskeln *am* Oberschenkel (M. semimembranosus, M. semitendinosus und M. biceps femoris) gelähmt. Die Lähmung hat somit eine starke Beeinträchtigung der Beugung im Kniegelenk zur Folge. Das Bein wird beim Gehen stelzenartig nach vorn geführt. Manchmal lernt der Patient, den von N. obturatorius versorgte M. gracilis für die Kniebeugung einzuschalten; das gelingt natürlich nur mit verminderter Kraft.

Weit häufiger als hochsitzende Ischiadicuslähmungen ist die Lähmung seiner distalen Zweige, des N. peronaeus und des N. tibialis.

10.5.6 N. peronaeus

Die Merkmale: Der Fuß hängt schlaff herab, wobei der äußere Fußrand tiefer steht als der innere. Die Vorderseite des Unterschenkels zeigt deutliche Atrophie.

Beim Gehen wird das Knie höher gehoben als dies normalerweise der Fall ist, um ein Hängenbleiben mit der Fußspitze zu vermeiden. Der Fuß wird klatschend und mit der Spitze zuerst aufgesetzt (Stepergang). Fuß und Zehen können nicht dorsalflektiert werden. Die Pronation des Fußes (Heben des äußeren Fußrandes) ist nicht möglich. Die Supination ist zwar möglich, doch kann der Fuß aus der Supinationshaltung nicht dorsalflektiert werden.

Es besteht Spitzfußgefahr.

Bei sehr hoch sitzenden Peronaeuslähmungen kann der kurze Kopf des M. biceps femoris betroffen sein, was sich in einer Schwächung der Außenrotation des Unterschenkels bei gebeugtem Knie äußern kann.

Vom N. peronaeus versorgte Muskeln und deren Funktionen:

M. biceps femoris caput breve (kurzer Kopf des Bizeps), hilft beim Beugen im Kniegelenk, rotiert den im Knie gebeugten Unterschenkel auswärts.

M. tibialis anterior (vorderer Schienbeinmuskel) hebt den inneren Fußrand.

M. extensor hallucis longus (langer Großzehenstrecker) dorsalflektiert die große Zehe und hilft beim Heben des Fußes dorsalwärts.

M. extensor digitorum longus (langer Zehenstrecker) streckt die Zehen (2–5) dorsalwärts und hebt den Fuß.

M. peronaeus longus (langer Wadenbeinmuskel) hebt den äußeren Fußrand, zieht den Großzehenballen sohlenwärts, hilft bei Plantarflektion des Fußes (beim Heben in den Zehenstand).

M. peronaeus brevis (kurzer Wadenbeinmuskel) hebt den äußeren Fußrand und hilft bei der Plantarflektion.

M. extensor hallucis brevis (kurzer Großzehenstrecker) und

M. extensor digitorum brevis (kurzer Zehenstrecker) strecken die Zehen und ziehen sie dabei etwas fibularwärts.

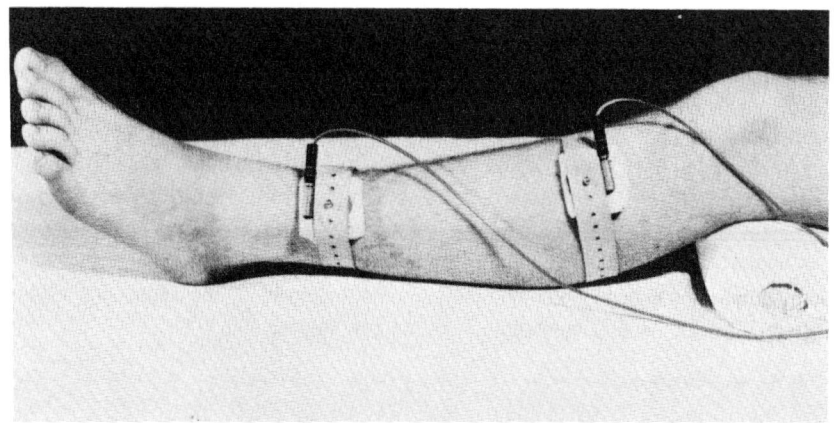

Abb. 78: Bipolare Reizung der Fuß- und Zehenextensoren. (Kathode distal.)

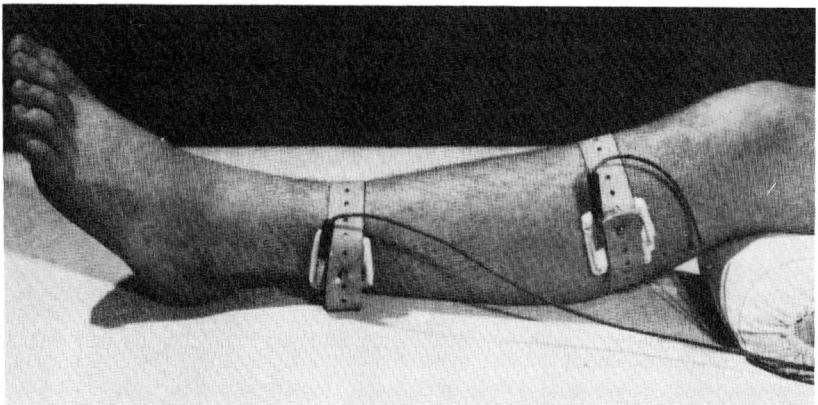

Abb. 79: Bipolare Reizung der Mm. fibularis. Bei distaler Kathodenlage erreicht man vorwiegend den M. fibularis brev. bei proximaler Kathodenlage mehr den M. fibularis longus. (Nicht zu große Elektroden verwenden, weil sonst die Wadenmuskeln durchschlagen.)

10.5.7. N. tibialis

Bei dieser Lähmung ist der Gang stark behindert, weil der Fuß nicht abgerollt werden kann. Der Patient hinkt stark. Die Plantarflektion ist fast völlig aufgehoben. Nur durch die vom N. peronaeus versorgten Mm. peronaeus longus und brevis ist eine Plantarflektion mit erheblich verminderter Kraft möglich. Fußspitzenstand, Heben der Ferse ist nicht möglich.

150

Das Beugen und Spreizen der Zehen fällt aus, die Supination des Fußes ist stark behindert. Es kommt zur Ausbildung eines Hackenfußes und zur Krallenstellung der Zehen (**Abb. 80**).

Vom N. tibialis versorgte Muskeln und deren Funktionen:

M. gastrocnemius (Wadenzwillingsmuskel) beugt den Fuß plantarwärts, ermöglicht den Zehenstand. Hilft beim Beugen im Kniegelenk bis zu einem Winkel von etwa 20 bis 25 Grad. Bei festgestelltem Fuß (geschlossener Gliederkette) zieht er das Kniegelenk nach rückwärts und wirkt so im Sinne der Kniestreckung.

M. soleus (Schollenmuskel) hebt die Ferse und beugt den Fuß plantarwärts, unterstützt somit den M. gastrocnemius. Beide Muskeln zusammen werden auch Triceps surae (dreiköpfiger Unterschenkelmuskel) genannt.

M. plantaris (Sohlenspanner) wirkt wie die beiden vorher genannten.

M. popliteus (Kniekehlenmuskel) hilft beim Beugen des Kniegelenks, rotiert den Unterschenkel nach innen, spannt die Gelenkkapsel.

M. tibialis posterior (hinterer Schienbeinmuskel) beugt den Fuß plantarwärts und supiniert ihn. Wichtige Stütze des inneren Fußgewölbes; wirkt dem Knickfuß entgegen.

M. flexor digitorum longus (langer Zehenbeuger) beugt die Zehen, besonders in den Endgelenken, hilft bei der Plantarflexion des Fußes.

M. flexor hallucis longus (langer Großzehenbeuger) beugt die große Zehe.

M. flexor hallucis brevis (kurzer Großzehenbeuger) und

M. flexor digitorum brevis (kurzer Zehenbeuger) beugen die Zehen.

M. abductor hallucis (Abspreizer der großen Zehe) zieht die große Zehe im Grundgelenk tibia- und plantarwärts.

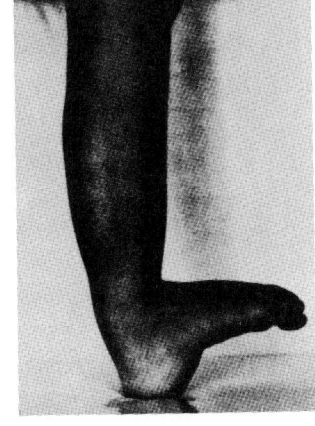

Abb. 80: Totalausfall aller vom N. tibialis versorgten Muskeln nach Poliomyelitis. Die extreme Hackenfußstellung kommt durch aktive Innervation der Fußextensoren zustande und wurde für die Aufnahme zur Verdeutlichung der Hackenfußbildung eingenommen.

M. adductor hallucis (Heranzieher der großen Zehe) zieht die große Zehe an die zweite heran und etwas plantarwärts.

M. quadratus plantae (viereckiger Sohlenmuskel) spannt das Längsgewölbe des Fußes.

M. abductor digiti minimi (Abspreizer der 5. Zehe),

M. flexor digiti minimi (Beuger der 5. Zehe) und

M. opponens digiti minimi (Gegenübersteller der 5. Zehe) bilden zusammen den Kleinzehenballen; ihre Funktion ergibt sich aus ihrem Namen.

Mm. lumbricales (wurmförmige Muskeln) beugen die 2. bis 5. Zehe in den Grundgelenken und strecken sie in den übrigen.

Mm. interossei (Zwischenknochenmuskeln). Die vier dorsalen spreizen die Zehen, die drei plantaren schließen die gespreizten Zehen. Die Bewegungsachse läuft durch die zweite Zehe. Die Spreizbewegung ist jedoch bei den meisten Menschen kaum möglich, weil der bekleidete Fuß diese Bewegungen kaum noch zuläßt; praktisch ist sie daher von untergeordneter Bedeutung. Zusammenwirkend haben die Mm. interossei die gleiche Funktion wie die Mm. lumbricales.

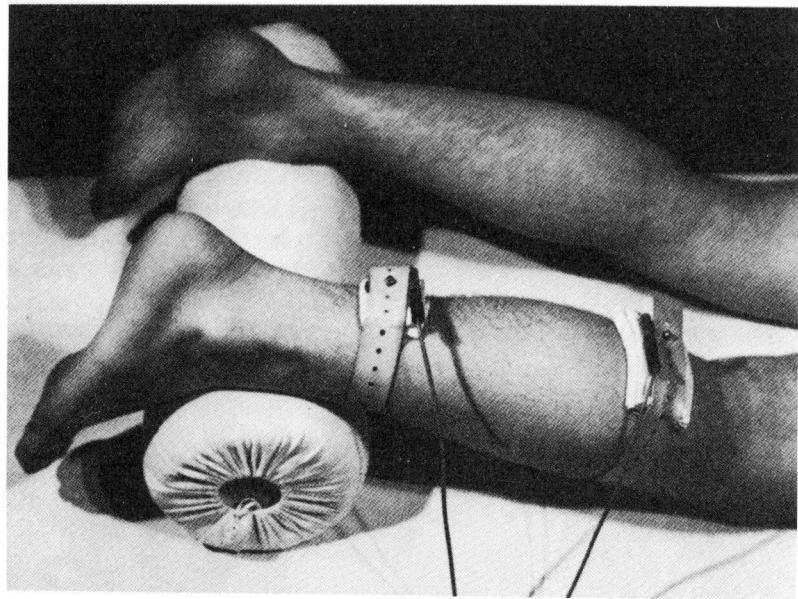

Abb. 81: Bipolare Reizung des M. gastrocnemius. (Kathode distal.) Soll der M. soleus bevorzugt gereizt werden, so wird die Anode mehr distalwärts (dicht unterhalb der Gastrocnemiusköpfe) angelegt.

11 Über die Behandlung von spastischen Lähmungen

Während die Reizstrombehandlung schlaffer Lähmungen in der Therapie einen breiten Raum einnimmt, wird eine ausgesprochene Reizstrombehandlung bei spastischen Lähmungen nicht durchgeführt. Zwar sind in dieser Richtung verschiedentlich Versuche unternommen worden, doch konnte sich keine Methode so recht durchsetzen. Das mag daran liegen, daß sich der Spasmus auf Reizung erhöht. Natürlich kommt es dabei auf den Grad der Spastizität an. Während bei geringgradigem Spasmus erst gröberes Klopfen, ruckartiges Dehnen, stärkere seelische Erregungen eine vorübergehende Steigerung des Spasmus bewirken, genügen bei stark ausgeprägter Spastizität bereits leichte Berührungen mit der Hand, das Lüften der Bettdecke sowie geringe elektrische Reize, um eine spürbare Steigerung des Spasmus auszulösen.

Aber auch die schwach dosierte stabile (konstante) Galvanisation findet heute seltener Anwendung. Eine Ausnahme von der Regel bildet die »absteigende Galvanisation« im Stangerbad (hydroelektrisches Vollbad), bei der man die Anode vom Kopf (Nacken) her, die Kathode von den Füßen her einwirken läßt. Neben den spastischen Lähmungen werden auch zentrale Hyperkinesien auf diese Weise behandelt. Doch gehen die Meinungen darüber auseinander, ob eine erregbarkeitsdämpfende Wirkung mehr auf den galvanischen Effekt oder mehr auf die entspannende Wirkung des warmen Wassers zurückgeführt werden kann. Wie dem auch sei: Die dämpfende Wirkung ist leider nur vorübergehend, denn solange die zentrale, den Spasmus auslösende Ursache besteht, wird dieser immer wieder von neuem in Gang gesetzt werden.

Manche zentralen Lähmungen erscheinen im Anfangsstadium als schlaffe Paresen. In diesen Fällen ist gegen eine vorsichtige dosierte Elektrobehandlung kaum etwas einzuwenden. Doch sollte diese sofort abgesetzt werden, sobald Anzeichen von zunehmender Steifigkeit in den Gliedmaßen, plötzlich einschießender Spasmus usw. auftreten.

Da bei spastischen Lähmungen die faradische Erregbarkeit erhalten ist, wurde (und wird) gelegentlich der faradische bzw. neofaradische Strom angewandt, um etwa entstehenden Kontrakturen entgegenzuwirken. Diese Methode ist nicht ganz problemlos, weil man niemals sagen kann, in welchem Maße sich der Reiz auf die zur Kontraktur neigenden Muskeln auswirkt, denn der Spasmus befällt nie isolierte Muskelgruppen, sondern die ganze Extremität.

Eine weitere Methode soll die Minderung des Spasmus bewirken. Das Gerät (Spasmotron), das den Strom dazu liefert, arbeitet mit zwei Stromkreisen, die rhythmisch-alternierend Rechteckimpulse von 0,3 ms Dauer bei Intervallen von 0,5–2,0 sec abgeben. Durch Aktivierung der Spannungsrezeptoren (Golgiorgane) soll eine reflektorisch über das Rückenmark gehende Hemmung der spastischen Muskulatur erzielt werden. Es wird angenommen, daß auf diese Weise adäquate

Informationen an das motorische supraspinale Zentrum gegeben werden, wodurch die Muskelkoordination günstig beeinflußt werden soll.

Es scheint, daß in leichteren Fällen von Spastizität eine Wirkung vorwiegend auf die unteren Extremitäten zu erzielen ist. Doch wird auch davor gewarnt, die Impulse in zu kurzen Intervallen folgen zu lassen, weil es sonst wieder zu einer Steigerung des Spasmus kommen kann. Auch bei dieser Methode wäre zu sagen, daß eine entscheidende Besserung nur dann eintreten kann, wenn die zentrale Ursache beseitigt ist.

12 Über die Wirkungen auf die glatte Muskulatur

Die glatte Muskulatur kann sowohl mittels der stabilen Galvanisation als auch durch Impulsserien erregt werden. Mit der stabilen Galvanisation wurden Durchblutungsstörungen vor allem in hydroelektrischen Bädern behandelt, wo zu der Reizwirkung des Stromes die gefäßerweiternde Wirkung des warmen Wassers eine weitere Rolle spielt.

Innere Organe, wie z. B. den Darm versuchte man durch eine Galvanisation im Bereich der zugehörigen Segmente zu beeinflussen (beim Darm, Kathode in D 6–12).

Die faradische Behandlung von Blasenatonien war wohl schon immer problematisch und ist im Laufe der Zeit fallen gelassen worden.

Die glatte Muskulatur kann auch durch Einzelimpulse bzw. Impulsserien beeinflußt werden. Dabei ist zu bedenken, daß diese Muskeln wesentlich träger reagieren als die Skelettmuskeln. Der Reizbedarf der glatten Muskeln liegt bei Impulszeiten von etwa 500 ms und Pausenzeiten von 1000–3000 ms. Die besondere Eigenschaft der glatten Muskeln ist darin zu sehen, daß sie erst auf regelmäßig sich wiederholende Reize reagieren. Man spricht von Reizsummierung und von »Iterativität«. Das unerwünschte Mitreagieren der äußeren Skelettmuskeln wird durch Dreieckimpulse »umgangen«.

Praktisch angewandt und erprobt wurde die Behandlung der glatten Muskeln mit Exponentialstrom bei chronischen Obstipationen, bei der postoperativen Blasenschwäche, bei der primären Wehenschwäche und bei peripheren Durchblutungsstörungen.

Vor allem wurde über eine erfolgreiche Behandlung von Obstipationen berichtet (SCHOLZ, SCHMIDT, SPERLING). Es waren 20 bis 25 Einzelbehandlungen zur Erzielung eines Dauererfolges erforderlich. Die Behandlungen wurden dreimal wöchentlich durchgeführt und dauerten pro Sitzung 30–50 Minuten. Je nach Lage des Falles verspürten manche Patienten nach den ersten drei Sitzungen deutliche peristaltische Bewegungen. Anfangs wurden die bisher benutzten Abführmittel weiter verabfolgt; allmählich wurden diese abgesetzt.

Nicht behandelt wurden Obstipationen nach Peritonitis, Ileus oder akutentzündlichen Veränderungen im Bauchraum. Bei deutlich *schlaffen Obstipationen* benutzte man folgende Einstellungen: Impulsdauer 400–500 ms (Dreieckstrom), Pausendauer 1000–3000 ms, Stromstärke 25–30 mA. Dauer pro Sitzung 30–50 Minuten. Elektrodengröße (je nach Fall) 200 bis 400 cm². Appliziert wurden diese am Bauch zwischen Rippenbogen und Darmbeinkamm, eine Elektrode rechts, die andere links. Die Platten wurden mit 8fach gefaltetem Frottierstoff unterlegt, der zwar gut durchfeuchtet, aber nicht triefend naß war.

Bei atonischen Bauchdecken wurde zusätzlich eine Schwellstromgymnastik durchgeführt. Diätetische Maßnahmen blieben bestehen.

Obstipationen, die als einwandfrei *spastisch* erkannt wurden, behandelte man mit 150 ms Impulsdauer und 2000–3000 ms Pausendauer. Sonstige Einstellungen wie bei schlaffen Obstipationen. Die Dauer pro Sitzung betrug maximal 60 Minuten.

Da es oft schwierig ist, eine Obstipation als einwandfrei spastisch zu erkennen, und weil es sich in vielen Fällen um eine dyskinetische Obstipation handelt, wurden m. O. zusätzliche Maßnahmen wie Bindegewebsmassage und »heiße Rolle« durchgeführt (letztere besonders in der Lebergegend).

Postoperative Blasenatonien wurden mit 200 ms Impulsdauer und 1000–3000 ms Pausendauer 10–15 Minuten lang bei einer Stromstärke von maximal 20 mA behandelt. Die 100–200 cm^2 große Kathode wurde über der Symphyse, die gleich große Anode am Kreuzbein appliziert.

Über die Behandlung von primärer Wehenschwäche berichteten PALMARICH und SCHMIEDECKER. Sie gaben als Stromstärke 25 mA, als Impulsdauer 200 ms und als Pausendauer 1000–3000 ms an. Die 300 cm^2 große Kathode legten sie über der Symphyse, die gleich große Anode in der Sakralgegend an. Die Behandlung wurde nötigenfalls »über einige Stunden« ausgedehnt!

Von der Behandlung peripherer Durchblutungsstörungen berichtete BUSCH, und zwar bei der Endangiitis obliterans. Er riet zu vorsichtiger Dosierung und ging in den ersten Sitzungen nicht über 1 mA hinaus. Später steigerte er dann auf 6 mA. Die einzelne Sitzung betrug bis zu 30 Minuten.

13 Alphabetische Kurzfassung: Lähmungsbilder/Lähmungsbehandlung

Behandlung schlaffer Lähmungen:
Beginn der elektr. Reizbehandlung: Nach Abklingen der Entzündungsvorgänge.
Impulsdauer bei Rechteckstrom = Nutzzeit,
Impulsdauer bei Dreieckstrom = »günstigste Impulsdauer«; Fußpunkt der DIC.
Da beide Impulszeiten bei Schwellenstromstärke ermittelt werden, muß diese für therapeutische Zwecke erhöht werden. Faustregel: mA-Werte verdoppeln (bei großer Muskelmasse evtl. mehr, bei geringer Masse weniger).
Wann monopolar, wann bipolar?
Monopolar (unipolar) bei kleinen Muskeln (Gesichtsmuskeln, Interossei usw., aber auch bei Muskeln, an denen zwei Elektroden zugleich nicht plaziert werden können, z. B. serratus lateralis). Bipolar bei größeren Muskeln oder bei Muskelgruppen z. B. Strecker am Unterarm usw.
Wann Beendigung der Reizbehandlung?
Wenn die aktive Muskelkontraktion eine elektrische Reizung überflüssig macht, oder wenn eine Weiterbehandlung mit Strom aussichtslos erscheint, oder wenn andere Gründe zum Absetzen zwingen.

Behandlung spastischer Lähmungen:
Spastische Lähmungen werden im allgemeinen nicht mit Impulsströmen behandelt. Auch die »faradische Schwellstrombehandlung« der angeblich nicht spastischen Antagonisten zum Zwecke der Wiederherstellung des Muskelgleichgewichts hat sich als unzweckmäßig erwiesen.
Mögliche elektrische Behandlungen:
Stangerbad im Sinne einer absteigenden Galvanisation (Anode cranial, Kathode caudal) zur Dämpfung der Reflexe (nur temporäre Wirkung).
Doch bewirkt die Kombination Strom + Wasserwärme eine Entspannung der Muskeln.
Behandlung mit »Spasmotron«: Es wird über recht unterschiedliche Wirkung berichtet; am günstigsten scheint die Beeinflussung der Beine zu sein.

Behandlung der glatten Muskulatur:
Faradisation bei Blasenschwäche gilt als überholt.
Da die glatte Muskulatur auf längere Impulszeiten reagiert (ähnlich wie die entartete Skelettmuskulatur), werden Serien mit Exponantialstrom von verschiedenen Autoren empfohlen. Die Impulszeiten liegen zwischen 500 ms und 1000 ms, die Behandlungsdauer beträgt bis zu maximal 60 Minuten. Nähere Angaben im Text.

Periphere Lähmungsbilder:

An dieser Stelle werden nur diejenigen Lähmungsbilder aufgezählt, die am häufigsten vorkommen:

Lähmung:	Hauptsymptom:
Accessoris L.	Schaukelschulter, Sch.-Tiefstd.
Axillaris L.	Abduktionsschwäche
Facialis L.	Stirnrunzeln, Augen schließen, Mundspitzen, Zeigen d. oberen Zahnreihe unmöglich.
Femoralis L.	Beugen i. Hüft-, Strecken i. Kniegelenk behindert oder unmöglich.
Glut, sup. L.	Trendelenburg positiv, bei bds. L. Watschelgang.
Glut. inf. L.	Strecken i. Hüftgelenken Treppensteigen behindert.
Ischiadicus L.	Beugen i. Kniegelenk behindert
a) peronaeus L.	Stepergang, Hängefuß.
b) tibialis L.	Hackenfußgefahr, Zehenstand unmöglich.
Medianus L.	Schwurhand, LÜTHYsches Flaschenzeichen.
Musculocutanueus L.	Beugen und Supinieren im Ellenbogengelenk behindert.
Radialis L.	Fallhand.
Thoracic. ant. L.	Arm kann nicht auf gesunde Schulter gelegt werden.
Thoracic. long. L.	Scapula alata, Heben d. Armes über Horizontale unmöglich.
Ulnaris L.	Krallenhand, Fromentsches Zeichen

Alphabetisches Kurzverzeichnis

14 Weitere niederfrequente Reizstromverfahren

Bisher wurden niederfrequente Reizströme sowie deren Anwendungsformen beschrieben, und zwar die *Galvanisation* als konstante Durchströmung (stabile Galvanisation) und als unterbrochener Gleichstrom mit unterschiedlichen Impulsformen und Impulsserien, insbesondere diejenigen mit verzögertem Anstieg (Dreieckstrom/Exponentialstrom), sowie die *Faradisation* (Neofaradisation) mit ihrer tetanisierenden Wirkung auf die Skelettmuskeln.

Erörtert wurden die *Wirkungen* auf das Gefäßsystem, auf die glatte Muskulatur, auf sensible und motorische Nerven und die therapeutische Nutzung bei schlaffer Lähmungen und Durchblutungsstörungen. Ferner wurde erwähnt die Behandlung von Obstipationen und anderen, von der Funktion der glatten Muskulatur abhängigen Störungen.

In dem Bestreben, den Anwendungsbereich der NF-Therapie zu erweitern, ist eine Reihe von »galvano-faradischen« Stromqualitäten erprobt worden, deren Ziel es war, die Anwendung bei Schmerzzuständen und Durchblutungsstörungen zu intensivieren. Die meisten Versuche wurden jedoch von der Entwicklung überflügelt und sind bereits der Vergessenheit anheim gefallen.

Im Laufe der Zeit konnten sich aber einige Verfahren mehr und mehr durchsetzen, obwohl die theoretischen Vorstellungen recht unterschiedlich waren und nicht immer ohne Widerspruch geblieben sind. Es handelt sich dabei um Impulsströme, teils aus Gleichstrom, teils aus gleichgerichtetem Wechselstrom. Ihre Wirkung wird variierbaren und modulierbaren Frequenzen zugeschrieben, die bei entsprechender Indikation mehr oder weniger gezielt zur Anwendung kommen.

Hinsichtlich der besonderen Wirkung höherer oder niedrigerer Frequenzen sind die Untersuchungen noch im Fluß, wie auch aus dem nachfolgenden Kapitel über die Mittelfrequenzen zu ersehen ist.

Von den Niederfrequenzen aber kann gesagt werden, daß die elektrisch erregbaren Gebilde recht unterschiedlich reagieren. Als einfachstes Beispiel sei die Reaktion der gesunden Skelettmuskeln erwähnt, die auf 50 Hz mit einer tetanischen Kontraktion deutlich reagieren, während die Kontraktionsstärke bei 100 Hz (gleichbleibende Stromstärke vorausgesetzt) auffallend geringer ist. Ähnliches trifft auch auf die sensiblen Nerven zu: Bei 50 Hz und angemessener Stromstärke wird ein kräftiges Vibrieren wahrgenommen, das nicht immer als angenehm empfunden wird. Bei 100 Hz und gleicher Stromstärke geht das Vibrieren in ein angenehmeres Rieseln über. Durch Veränderung der Impulsformen (Rechteck- in Dreieckimpuls) ist bei herabgesetzter Erregbarkeit eine mehr oder weniger selektive Wirkung zu erreichen. Daraus geht hervor, daß nicht allein die Frequenzen, sondern auch die Impulsformen für den Reizeffekt eine Rolle spielen.

Mit den neueren Methoden wurden vornehmlich die schmerzschwellenerhöhende, also die analgesierende Wirkung, und die Beeinflussung der vegetativen Nerven untersucht. Die Stromarten, die dabei Verwendung fanden, waren der Gleichstrom mit verschiedenen Impulsformen, der sinusförmige Wechselstrom und gleichgerichtete Wechselströme von unterschiedlichen Frequenzen, vornehmlich aber solche von 50 und 100 Hz.

Ergebnisse der Untersuchungen:

Bei 250 Hz erwiesen sich sinusförmige und gleichgerichtete Wechselströme als gleich wirksam (WILD, SCHERLER, GALETTI). Am stärksten analgesierend fanden NÜCKEL und ZINN die Frequenzen um 100 Hz. Exponentialstromimpulse und gleichgerichtete Wechselströme von 100 Hz bewirkten eine deutliche Dämpfung des Sympathicus (NÜCKEL), was auch wahrscheinlich für andere Ströme gleicher Frequenz Gültigkeit hat. Nach LULLIES liegt das Reizoptimum für den Vagus zwischen 20 und 40 Hz, für den Sympathicus zwischen 4 und 10 Hz.

Über die Wirkungen auf die Skelettmuskeln ergaben die Untersuchungen nichts Neues.

Bezüglich der Wirkung auf die sensiblen Nerven wurde die bereits erwähnte Vibrationsempfindung bei 50 Hz betont, die beim Überschreiten der Wahrnehmbarkeitsgrenze auftritt. Es wird angenommen, daß diese Vibrationsempfindung auf dem Umweg über das Zentralnervensystem eine Erhöhung der Reizschwelle bewirkt und damit der analgesierenden Wirkung förderlich ist. Den Vorgang bezeichnet man als »Verdeckungseffekt«.

Über den Wirkungsmechanismus dieser Reizströme gibt es zwar noch keine eindeutigen Erklärungen, doch hat die Praxis gezeigt, daß die Wirkungen tatsächlich zustande kommen.

Zu bedenken ist bei alledem, daß es nicht die unterschiedlichen Frequenzen *allein* sind, die als wirksamer Faktor in Betracht kommen, sondern daß die *Wirkung der Dosierung* auf keinen Fall unterschätzt werden darf! Als Richtschnur für die Dosis gilt auch hier »sensibel unterschwellig«, »sensibel überschwellig« und Toleranzgrenze, wie bei den früher beschriebenen Verfahren. Niemals dürfen dem Gewebe Stromstärken aufgezwungen werden!

Die Aufstellung der Untersuchungsergebnisse (siehe oben) bildet auch gleichzeitig einen gewissen Hinweis auf die Indikationen.

14.1 Ultra-Reizstrom

TRÄBERT suchte nach einer Stromform, welche »maximale Stromstärken ohne nennenswerte Schmerzbelästigung und zugleich eine optimale analgetische Wirkung in wenig Einzelsitzungen« ermöglicht. Diese Stromform, die er »Ultra-Reizstrom« nannte, besteht aus Rechteck-Impulsserien von 2 ms Impulsdauer und 5 ms Pausendauer, was einer Frequenz von etwa 140 Hz entspricht. Ähnlich wie bei der stabilen Galvanisation wird auch hier der Strom über Plattene-

Abb. 82: Elektrodenlagen 1–4 im Bereich der Wirbelsäule bei Anwendung des URS.

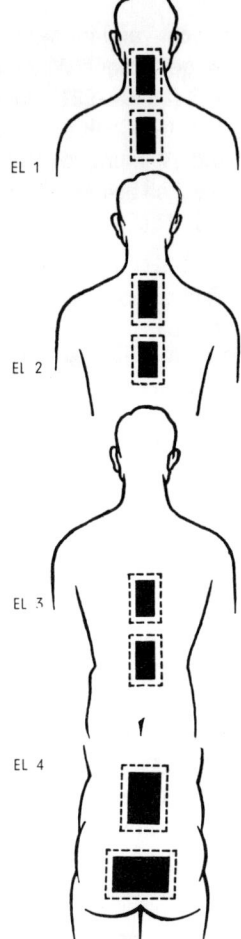

EL 1 Kathode oben, z. B. bei postkommotionellen
     Beschwerden
     Kathode unten, z. B. bei Schulter-Arm-Syndromen

EL 2 bei Brustkorbprellungen, Rippeninfraktionen usw.

EL 3 Kreuzbereich

EL 4 Kathoden oben, z. B. bei Lumbago
     Kathode unten, z. B. bei Ischias, Sprunggelenk-
     distorsionen

lektroden dem Körper zugeleitet. Die Größe der Elektroden beträgt 6 : 8 cm und 8 : 12 cm. Auch hier muß zwischen Elektroden und Hautoberfläche eine feuchte Zwischenlage aus Stoff oder Viscoseschwamm von ca. 1 cm Dicke zur Verhütung von Verätzungen benutzt werden. Zur Befestigung dienen kleinere Sandsäcke oder Lochgummibänder. Die Elektroden können sowohl am sitzenden als auch am liegenden Patienten appliziert werden. Nach TRÄBERT unterscheidet man vier Elektrodenlagen (EL 1–4), wie sie aus **Abb. 82** ersichtlich sind.

Von Elektrode zu Elektrode muß ein Abstand von 3 cm eingehalten werden. Außer den vier erwähnten EL gibt es auch noch lokale Applikationen an den schmerzenden Stellen. Auf die schmerzhafteste Stelle legt man die Kathode, weil an dieser die größere Reizwirkung besteht und so die erforderliche Stromstärke am raschesten erreicht, andererseits eine Überdosierung am ehesten vermieden wird. Die analgesierende Wirkung im Sinne eines Anelektrotonus (AET), gegen die bereits ERB (1840–1921) Bedenken erhoben hatte, dürfte hierbei keine Rolle spielen. KOWARSCHIK und andere wiesen darauf hin, daß wahrscheinlich die analgesierende Wirkung auf Veränderungen des Ionenmilieus, die auf dem ganzen Wege zwischen beiden Elektroden durch Ionenverschiebung zustande kommen, bewirkt wird.

TRÄBERT empfahl, mit der Stromstärke möglichst schnell auf die gewünschte Höhe zu kommen, daß dies aber nicht abrupt, sondern »einschleichend« geschehen soll.

Beim Ablesen der Stromstärke am mA-Meter ergaben sich infolge der relativ hohen Frequenz insofern andere Gesichtspunkte, weil das mA-Meter eine Trägheitskomponente aufweist und nicht tatsächlich erreichte Stromstärke, sondern einen Durchschnittswert (quasi Gleichstromwert) anzeigt. Während der Behandlung darf also weder umgepolt, noch die Spitzenstromstärke gemessen werden! Wie wichtig das ist, mag aus der Gegenüberstellung von Durchschnittswert und Spitzenstromstärke ersichtlich werden: 20–22 mA Durchschnittswert (quasi Gleichstrom) entsprechen ungefähr 80 mA Spitzenstromstärke! Beim Umschalten etc. würde der Patient einen erheblichen Schlag verspüren, der sich auch ungünstig auf das Krankheitsgeschehen auswirken kann.

Man geht praktisch so vor: Man bringt die Stromstärke möglichst rasch auf eine noch gut erträgliche Höhe. Hier läßt man den Strom etwa 1 Minute einwirken, jedenfalls solange, bis das Stromgefühl deutlich nachgelassen hat. So geht man schrittweise weiter bis zur Toleranzgrenze. Diese Grenze liegt für die einzelnen Körperregionen verschieden hoch: Im Nacken etwa bei 16–18 mA (Durchschnittswert), im Lendenteil bei ungefähr 20–22 mA. Im allgemeinen wird die Höhe nach 7–10 Minuten erreicht. Dann läßt man den Strom 5–8 Minuten einwirken, so daß die Gesamtbehandlungsdauer bei etwa 15 Minuten liegt.

Behandlungsbeispiele für die Analgesierung:
Osteochondrosen und damit zusammenhängende Kopf-Nacken-Schmerzen, lumbalgieforme Beschwerden etc.: Je nach Lokalisation EL 1 oder 4. 4–8 Einzelsitzungen. Toleranzgrenze im Nacken bei 16–18 mA, im Lendenteil 20–22 mA. Dauer der einzelnen Behandlung etwa 15 Minuten.
M. Bechterew: Die schmerzhaften Abschnitte werden einzeln behandelt, bei mehr als zwei Abschnitten alternierend einen Tag um den anderen.
Distorsionen, Schmerzen nach Luxationen, Subluxationen, Zerrungen usw.: Je nach Lokalisation eine Vorbehandlung im entsprechenden Segment (EL 1–4), anschließend örtliche Behandlung in Form einer Querdurchströmung (**Abb. 83–84**).
Arthrosen werden nach gleichen Gesichtspunkten wie Distorsionen behandelt.
Periarthritis humeroscapularis: Einleitend EL 1, erst dann lokal. Bei lokaler Applikation die Kathode auf dem besonders schmerzhaften Punkt legen, Anode

etwa 3 cm daneben. Bei mehr diffusen Beschwerden ist Querdurchströmung angezeigt.

Myogelosen, Myalgien: Bei Myogelosen möglichst kleine Elektroden (Kathode auf die Gelose, Anode dicht daneben). Bei Myalgien möglichst große Elektroden.

Neuralgien und periphere Durchblutungsstörungen: Vorsichtig dosieren! Besonders bei M. Raynaud langsamer mit dem Strom ansteigen. Vorbehandlung im Segment (EL 1–2/EL 3–4) ist angeraten.

Ischias: Hier empfiehlt TRÄBERT eine Kombinierte Behandlung mit dem Zweizellenbad in Form einer stabilen Galvanisation (also keine Impulsfolgen!) mit 3–6 mA,

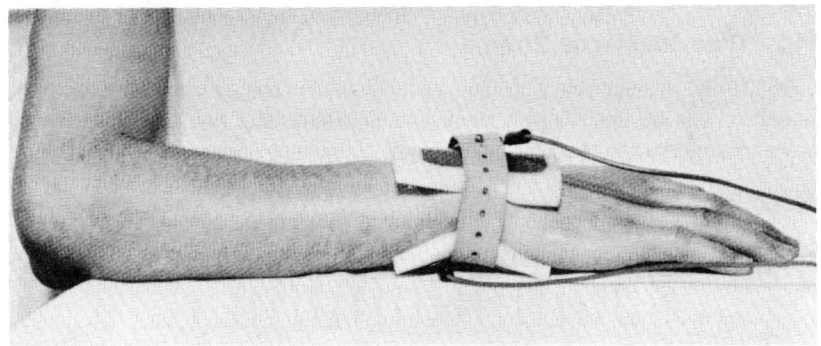

Abb. 83: Querdurchströmung des Handgelenks

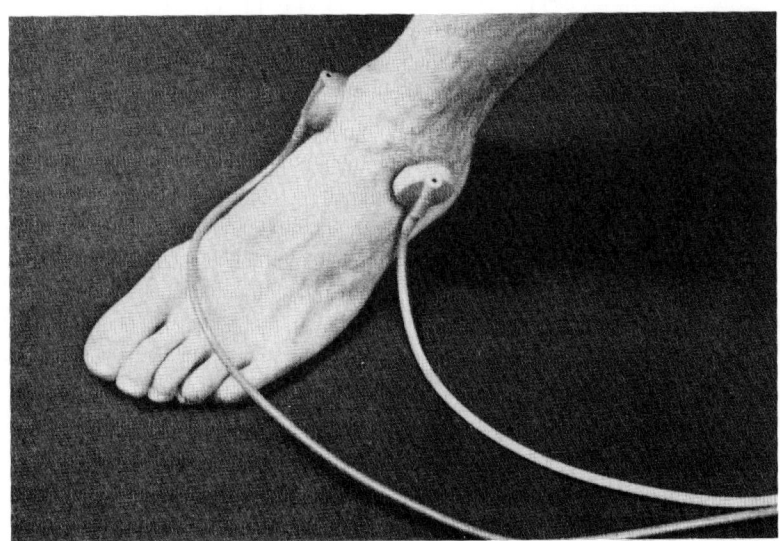

Abb. 84: Querdurchströmung des Fußgelenks

163

bei warmem Wasser. Anschließend daran gab er »geschwellten Rechteckstrom« von T = 2 ms, R = 40 ms (= 24 Hz). Die Stromstärke soll im Rhythmus der Schwellungen (30 pro Minute) abwechselnd zu einer Anspannung und Entspannung der Wadenmuskeln führen. Dauer jeder Sitzung mit Schwellstrom ca. 5 Minuten. Bestätigungen anderer Autoren über dieses Verfahren liegen nicht vor. *Varicöse Erscheinungen* behandelte TRÄBERT ebenfalls mit rechteckigen Schwellstromimpulsen, wie oben erwähnt. Die Muskelkontraktionen sollen ein schnelleres Abklingen von Oedemen bewirken. Behandlungsdauer bis zu 10 Minuten.

14.2 Diadynamische Ströme

P. BERNARD bezeichnete als »diadynamische« Ströme gleichgerichtete Wechselströme von 50 und 100 Hz, die in vier charakteristischen Modulationen zur Anwendung kommen (**Abb. 85**), und denen ein schmerzlindernder und hyperämi-

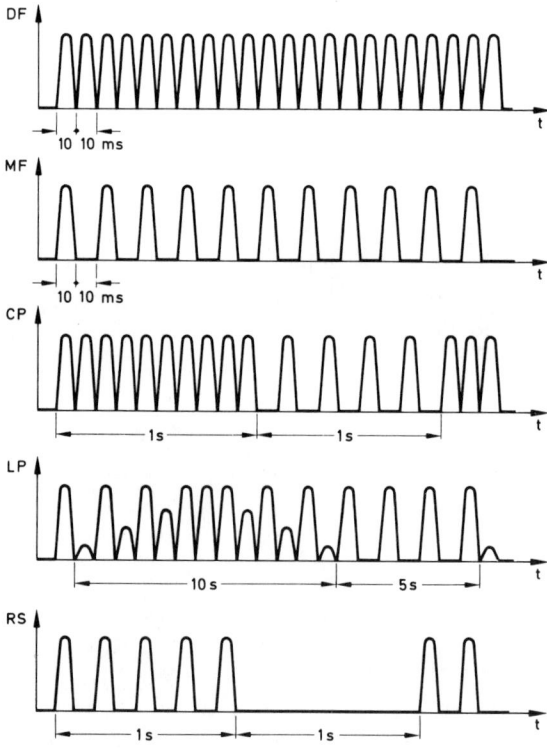

Abb. 85: Diadynamische Stromformen

sierender Effekt nachgesagt wird. Diesen Modulationen wird ein Gleichstrom von 2–3 mA als »Basis« unterlegt, auf die dann die jeweils erforderliche Stromstärke als »Dosis« aufgepfropft wird. Basis und Dosis kommen über das gleiche Elektrodenpaar zur Anwendung, können aber unabhängig von einander geregelt werden.

Der *Einstellung DF = 100 Hz* wird eine analgesierende und durchblutungsfördernde Wirkung zugeschrieben. Letztere soll vorwiegend auf einer Dämpfung des Sympathicus beruhen. Diese Einstellung wird auch als Initialbehandlung, also vor anderen Einstellungen angewandt, um 1.) günstigere Durchblutungsverhältnisse zu schaffen, 2.) um Schmerzen zu mildern. Dosis: Sensibel schwellig bis knapp überschwellig. Die *motorische Reizschwelle darf nicht* erreicht werden!

Die *Einstellung MF – 50 Hz* erzeugt ein Vibrationsempfinden, das bei unveränderter Stromstärke anhält. Dies soll den »Verdeckungseffekt« über das ZNS auslösen, das zu einer Schmerzminderung führt. Die Dosis muß auch hier motorisch unterschwellig bleiben.

Die *Einstellung CP = 1* sec 100 Hz, 1 sec 50 Hz im Wechsel. Dosis: Bei 50 Hz soll eine Muskelkontraktion entstehen, die bei 100 Hz wieder verschwindet.

Die *Einstellung LP =* Wechsel der Frequenzen: 5 sec 50 Hz, 10 sec. 100 Hz. Diese Modulation soll anhaltend analgetisch wirken. Anwendungsgebiete: Arthralgien und Myalgien. Bei Neuralgien ist vorsichtiger zu dosieren.

Diese vier Einstellungen sind für die diadynamischen Ströme charakteristisch. Weitere Einstellungen sind an verschiedenen Geräten möglich, jedoch sind diese *nicht tpyisch* für die diadynamischen Ströme.

Die Elektroden: Man unterscheidet Plattenelektroden, große Schalenelektroden und kleine Schalenelektroden, die je nach Fall wahlweise benutzt werden können.

14.2.1 Applikationsmöglichkeiten

1. *Schmerzpunkt-Applikation:* Bei Behandlung umschriebener Schmerzpunkte. Kleine Schalenelektroden, Kathode direkt auf den Schmerzpunkt oder dicht daneben, Anode ca. 2–3 cm daneben.

2. *Nervenstamm-Applikation:* Längsdurchströmung des peripheren Nerven, Anode proximal, Kathode distal.
   Bei Behandlung einzelner Punkte (Valleix'sche Punkte) Kathode direkt auf den Punkt setzen. Kleine Schalenelektroden. Patient soll im sensiblen Versorgungsbereich ein leichtes Kribbeln spüren.

3. *Paravertebrale Applikation:* Nervenwurzelgebiete werden entweder längs der WS (Anode proximal, Kathode distal) oder quer zur WS (Kathode auf die Schmerzstelle) behandelt. Größe der Elektroden von Fall zu Fall angepaßt.

4. *Gangliotrope Applikation:* Bei gezielter Anwendung über die vegetativen Ganglien. Kleine Schalenelektroden, Kathode soll möglichst das betreffende Ganglion erreichen. Anode in 2–3 cm Abstand aufsetzen.

5. *Applikation über die Gefäßstrombahn:* Bei peripheren Durchblutungsstörungen = Längsdurchströmung im Verlauf der großen Gefäße; Anode proximal, Kathode distal.

6. *Muskelreizbehandlung:* Kommt nur in Betracht, wenn die Muskeln tetanisierbar sind. Einstellung CP oder (und) LP; Kathode auf den Muskelreizpunkt, Anode dicht daneben.

7. *Transregionale Applikation:* Bei Behandlung größerer Gelenke oder Muskelgebiete. Plattenelektroden.

Das Anlegen der Elektroden geschieht in der üblichen Weise. Viscose-Schwämme sind gut zu durchfeuchten und n a c h d e r B e n u t z u n g g u t z u r e i n i g e n . Der *Stromregler* muß *vor* und *nach* jeder Behandlung auf Null gestellt werden! Die Elektroden müssen ausreichend fest anliegen bzw. aufgesetzt werden, jedoch sind Einschnürungen usw. zu vermeiden.

14.2.2 Behandlungsweisen

14.2.2.1 Erkrankungen des Bewegungsapparates

Grundsätzlich sind gröbere Verletzungen wie z. B. Frakturen oder Meniskusschäden von der Behandlung auszuschließen!

1. *Distorsionen, Luxationen, Kontusionen:*
Vorsicht! U m s c h r i e b e n e S c h m e r z s t e l l e n s i n d s t e t s f r a k t u r v e r - d ä c h t i g !
Luxationen müssen zuerst reponiert werden!
K o n t u s i o n e n s i n d s t e t s f r a k t u r v e r d ä c h t i g !
Elektrodengröße je nach Behandlungsfeld. Große Gelenke in Querrichtung durchströmen, Punktbehandlung mit kleinen Schalenelektroden (**Abb. 88 bis 90**). Basis: 2–3 mA.

Modulation: Bei großen Schmerzen DF 1–2 Minuten lang, dann CP, Dosis einschleichend bis Toleranzgrenze, Dauer 3–4 Minuten.
Ältere Fälle und Restzustände 2 Minuten mit CP, dann mit LP.
Kontusionen am Brustkorb gegebenenfalls mehrere Punkte nacheinander behandeln. Regel: Hauptpunkt 3–4 Minuten, jeder weitere Punkt 1 Minute; Gesamtdauer 10–12 Minuten. Modulation CP, einschleichend.

Abb. 86: Querdurchströmung des Kniegelenks mit Plattenelektroden

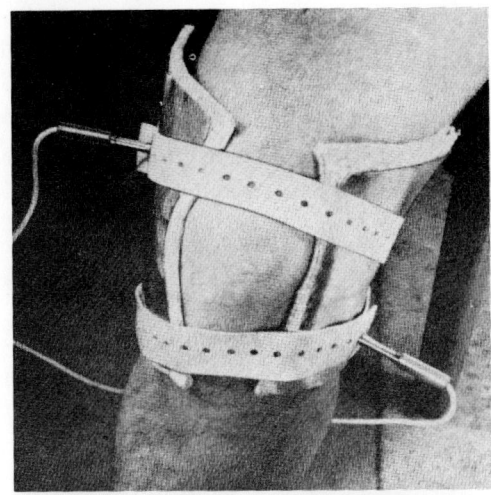

Abb. 87: Querdurchströmung des Sprunggelenks mit großen Schalenelektroden

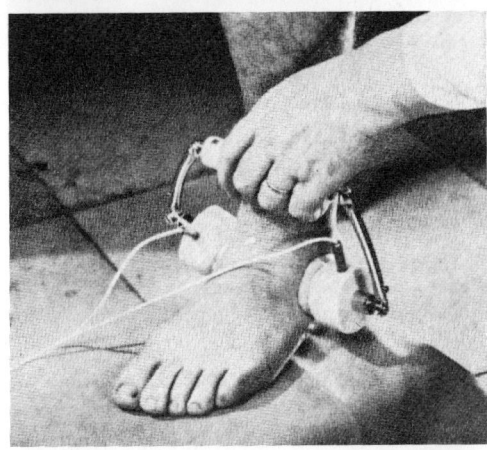

Abb. 88: Punktförmige Behandlung mit kleinen Schalenelektroden

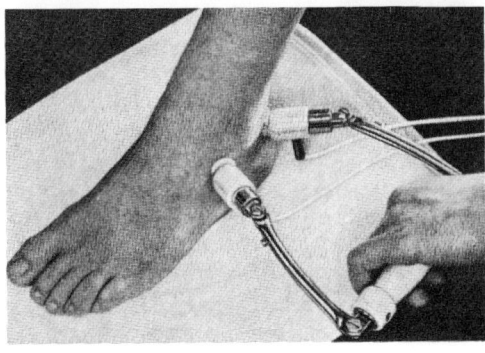

2. *Muskelzerrungen:*

Elektrodenwahl je nach Ausdehnung des Behandlungsgebietes. Initialbehand-

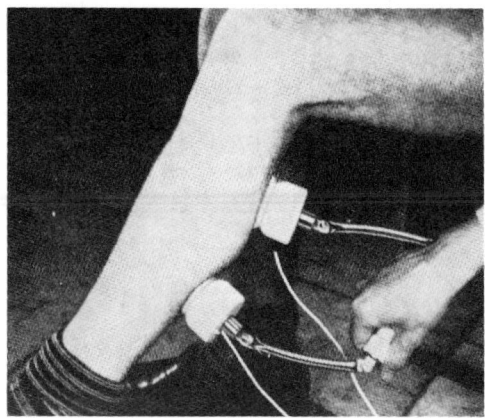

Abb. 89: Applikationsbeispiel bei Behandlung einer Muskelzerrung. Zerrungsstelle soll zwischen den Elektroden liegen

lung gegen den Schmerz! Deshalb möglichst bald mit der Behandlung beginnen. (Beachtung der notwendigen Ruhigstellung).

DF 1 Minute lang, nur sensibel schwellig bis überschwellig, *nicht* bis Toleranzgrenze!

Anschließend CP ca. 4 Minuten mit Plattenelektroden beiderseits der Zerrungsstelle (**Abb. 89**).

3. *Gelenkkontrakturen* nach Ruhigstellung:

Elektroden nach Größe des Gelenks; frontal oder sagittal durchströmen; CP bis Toleranzgrenze, 4–5 Minuten, nach 2–3 Minuten evtl. umpolen.

Umschriebene Stellen mit Punktbehandlung (kleine Schalenelektroden) bei CP, Kathode auf Schmerzpunkt. Übungstherapie nicht vernachlässigen! Behandlungsfolge: jeden 2. Tag, insgesamt etwa 6 mal; falls nötig nach achttägiger Pause Wiederholung.

4. *Epicondylitis:*

Kleine Schalenelektroden, Kathode direkt auf den Schmerzpunkt, Anode dicht daneben, oder Schmerzpunkt zwischen die Elektroden nehmen. Bei LP 2–3 Minuten lang. Auflagedruck darf Schmerz nicht verstärken (**Abb. 90**).

5. *Periarthritis humeroscapularis:*

Stets an Zusammenhang mit Sudeck und HWS-Syndrom denken. HWS mit DF 1–2 Minuten vorbehandeln, evtl. besondere Schmerzpunkte gesondert angehen, Punktbehandlung mit CP 1–2 Minuten bis zur Toleranzgrenze.

Bei Quer- oder Längsdurchströmung des Schultergelenks 3–4 Minuten mit CP, aber nicht bis Toleranzgrenze (**Abb. 91**).

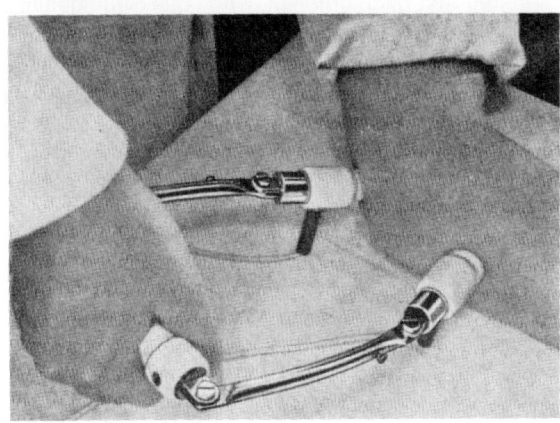

Abb. 90: Applikation bei Epicondylitis

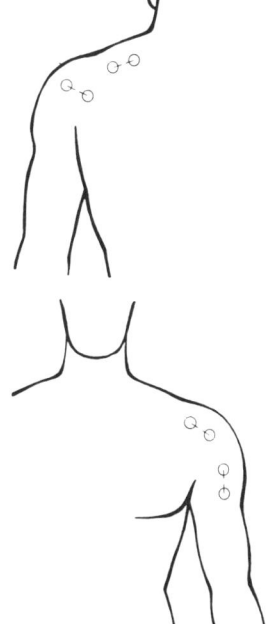

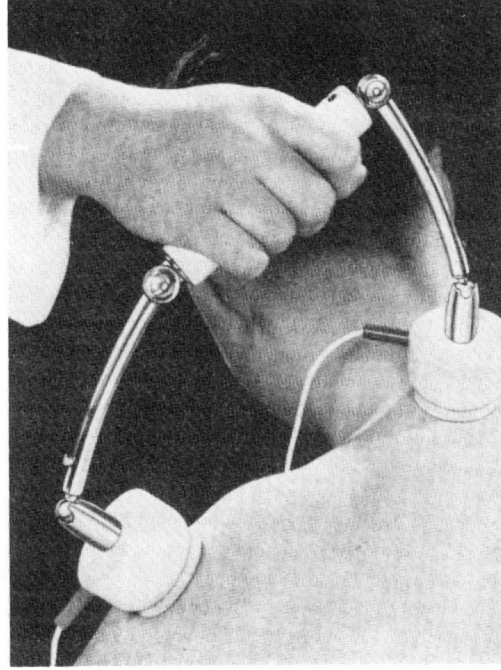

Abb. 91: Verschiedene Applikations-möglichkeiten bei Periarthritis humeroscapularis

6. *Sudeck-Syndrom:*
Schwer beeinflußbar! Ziel: Schmerzbekämpfung und Sympathicusdämpfung, daher DF im Bereich der vegetativen Ganglien. Vorsichtig einschleichen! Strom immer erst dann erhöhen, wenn das Stromgefühl deutlich nachgelassen hat. Dauer: **bis** 3 Minuten.
Begleiterscheinungen: Schweregefühl in der Schulter, Einengungsgefühl im Hals oder in der Magengrube, sensible Ausstrahlungen bis in die Finger.

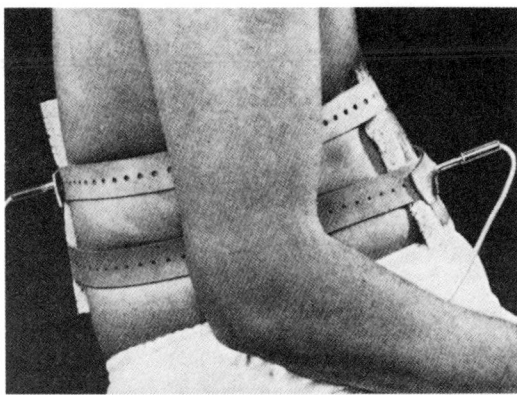

Abb. 92: Applikationsmöglichkeiten im Bereich der LWS.
(Sagittaldurchströmung mit Plattenelektroden)

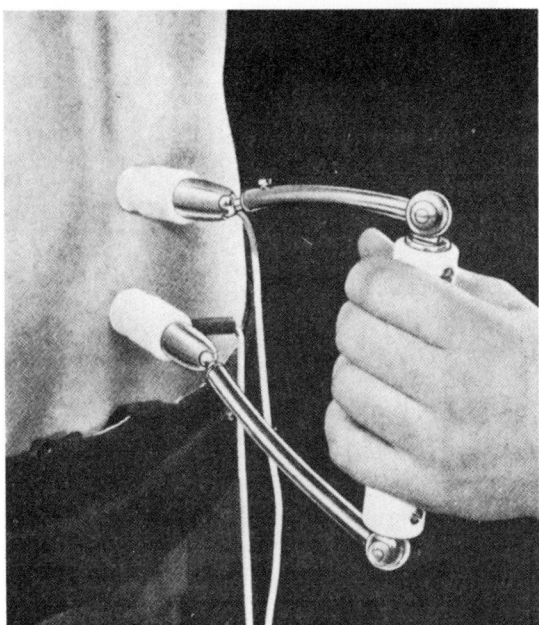

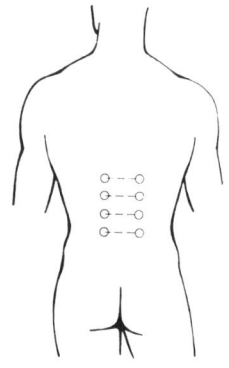

Abb. 93: Paravertebrale Behandlung bei Lumbago; evtl. in 3–4 Etagen.

170

Nach der Behandlung ist bei Sudeck II ein Wärmegefühl in der Extremität erwünscht, bei Sudeck I nicht behandeln!
Bei der unteren Extremität kann die gangliotrope Behandlung im Bereich des 3.–5. Lendenwirbels bei DF paravertebral etwa 3 Minuten dauern; Stromstärke soll gut erträglich sein.

7 *Myalgien:*
Bei Lumbago paravertebral in 3–4 Etagen vom 3. Lendenwirbel bis 1. Sakralwirbel pro Stufe 15 sec DF.
Große Schalenelektroden.
Bei länger bestehenden Verspannungen 2 Minuten LP, Kathode lumbal, Anode ventral (sagittal).
Dosis: Toleranzgrenze. Jeden 2. Tag (**Abb. 92–93**).

8. *Rheumatischer Schiefhals:*
Einleitend DF oder LP im Bereich der HWS paravertebral ca. 3 Minuten lang, anschließend LP oder CP als Schmerzpunktapplikation, pro Punkt etwa 1 Minute lang.

14.2.2.2   Durchblutungsstörungen

1. *M. Raynaud*
Behandlungsmöglichkeiten entweder über die zugehörigen vegetativen Ganglien (**Abb. 94a+b**) oder (und) im Sinne einer Längsdurchströmung der Extremitäten (**Abb. 95**).

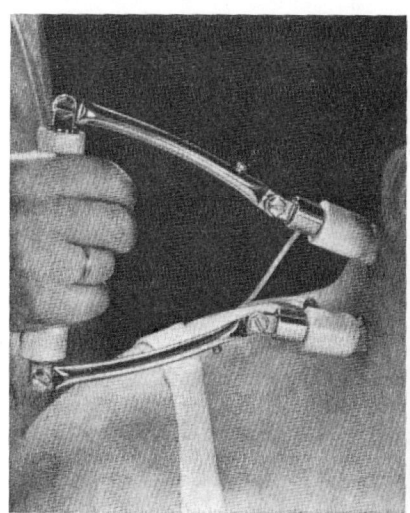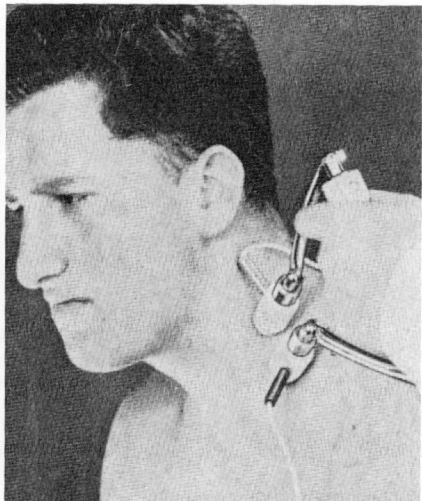

Abb. 94 a und b: Beispiele einer gangliotropen Applikation über die vegetativen Halsganglien

Voraussetzungen: Beim M. Raynaud müssen vor allem die krampfauslösenden Reize (Kälte, Hitze, brüske wechselwarme Temperaturen) vermieden werden. Gangliotrope (vgl. S. 162, 4). Applikationen: DF 1–2 Minuten einschleichend sensibel schwellig bis überschwellig, Basis wie üblich. Anschließend Längsdurchströmung des Armes oder Querdurchströmung der Hand (Plattenelektroden) mit LP 2 Minuten. Dosis einschleichend bis zur Toleranzgrenze. 5–6 Behandlungen jeden 2. Tag; dann Pause von acht Tagen und evtl. Wiederholung.

2. *Endangiitis obliterans* (Winiwarter-Buerger)

Schwer beeinflußbar! Gelegentlich analgetischer Effekt zu erzielen. In anderen Fällen temporäre Schmerzfreiheit und Verlängerung der Gehstrecke.

Applikation: Gangliotrop, DF 3–4 Minuten, Dosis: Toleranzgrenze.

Anschließend Längsdurchströmung des Beines (**Abb. 95**), Anode Rückseite des Oberschenkels, Kathode Fußsohle; einleitend DF, dann CP und/oder LP je 2 Minuten lang.

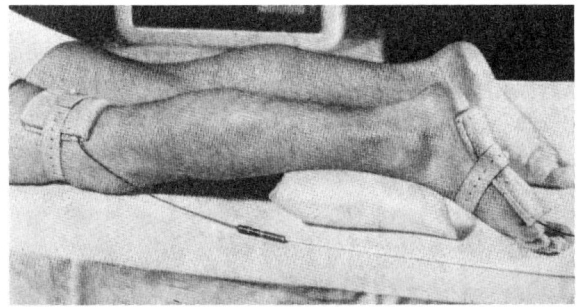

Abb. 95: Längsdurchströmung des Beines bei Durchblutungsstörungen

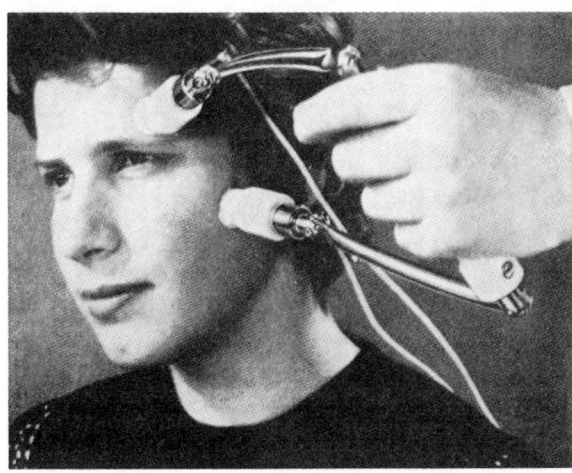

Abb. 96: Applikation von DF- über der Art. temporalis superfic. bei Migräne (eine Elektrode dicht neben der Augenbraue, die andere etwa über dem Kiefergelenk aufsetzen)

3. *Arteriosklerotische Veränderungen*
Behandlung wie bei 1 und 2.

4. *Vasomotorisch bedingte Kopfschmerzen*
Bei Migräne (besonders mit Gesichtsblässe) einleitend DF gangliotrop (Ggl. cervic. sup. **Abb. 94a+b**, kleine Schalenelektroden, Dauer bis zu 3 Minuten. (Es soll möglichst ein Wärmegefühl in der entsprechenden Gesichtshälfte gespürt werden.)
Anschließend 2 Minuten DF über der Schläfenarterie (**Abb. 96**).
Bei migraine cervicale kleine Schalenelektroden dicht am Haaransatz oder längs der HWS dicht untereinander mit DF 1 Minute, danach CP oder LP 2–3 Minuten (**Abb. 97/98**).

5. *Varicosis*
Die Behandlung soll den venösen Rückstrom begünstigen und bei der Beseitigung von Oedemen helfen. Einstellung CP, Elektrodenlage: Anode = Wade oder Oberschenkel, Kathode Fußsohle. (Patient in Bauchlage.) Bei 50 Hz soll es zu einer Muskelkontraktion kommen, die bei 100 Hz wieder verschwindet. Auf keinen Fall soll es zu einer Dauerkontraktion kommen.
Vorsicht! Empfindliche Venen, nach Venenverödung oder nach Thrombophlebitis!

6. *Örtliche Erfrierungen/Verbrennungen*
Behandelt werden nur Zustände n a c h örtlichen Erfrierungen oder Verbrennungen! Die betroffenen Stellen werden entweder längs- oder quer durchströmt.
Behandlung mit CP 5 Minuten lang bei gut erträglicher Stromstärke; nach 2–3 Minuten kann umgepolt werden.

14.2.2.3   Erkrankungen der peripheren Nerven

Bei Nervenentzündungen ist Zurückhaltung geboten!
Nervenschmerzen, die auf Witterungswechsel und Abkühlung »rheumatisch« reagieren, eignen sich für die Behandlung mit diadynamischen Strömen.
Besteht Zusammenhang mit Alkoholismus, Blei- oder anderen Vergiftungen, Infektionen, Avitaminosen usw., so muß entweder zuvor oder mindestens zugleich die Ursache behandelt werden, da sonst eine Beeinflussung mit dem Strom kaum möglich ist.
Günstig sprechen Beschwerden an, die auf osteochondrotischen Veränderungen beruhen. Ort der Ursache bestimmt Wahl der Elektroden und deren Applikationsweise.

1. *Ischias*

Bei Veränderungen im Bereich der LWS: Schalenelektroden im Wurzelbereich L3–S1 (etwa etagenweise) ansetzen, siehe Lumbago. Anschließend Behandlung der Valleix'schen Punkte.

Wichtig ist die Lagerung des Patienten in Schmerzentlastung!

Valleix'sche Punkte: Anode am Glutealpunkt, Kathode punktweise ansetzen: LP, jeden Punkt 1–2 Minuten lang.

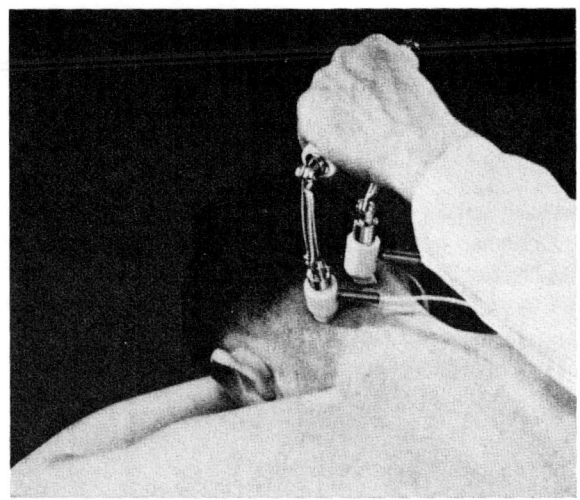

Abb. 97: Behandlung bei Nacken-Kopfschmerz oder Occipitalneuralgie

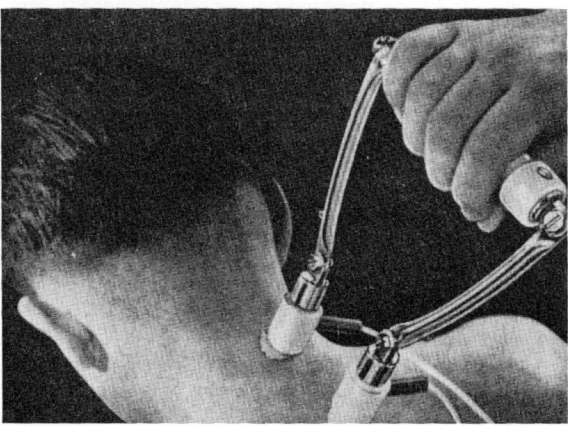

Abb. 98: HWS-Behandlung bei Osteochondrose im Bereich der Halswirbelsäule

2. Trigeminusneuralgie

Schwer beeinflußbar! In einigen Fällen kann Elektrotherapie gewisse Erleichterung bringen. Nach der 1. Sitzung kann es zu einer vorübergehenden Schmerzsteigerung kommen! Diese sollte nicht länger als maximal 4 Stunden dauern! Sonst keine weitere Behandlung (**Abb. 99**)!

Bei günstiger Beeinflussung – unter gebotener Vorsicht – die Nervenäste einzeln behandeln. Kleine Schalenelektroden, Abstand 2–3 cm, DF, anfangs

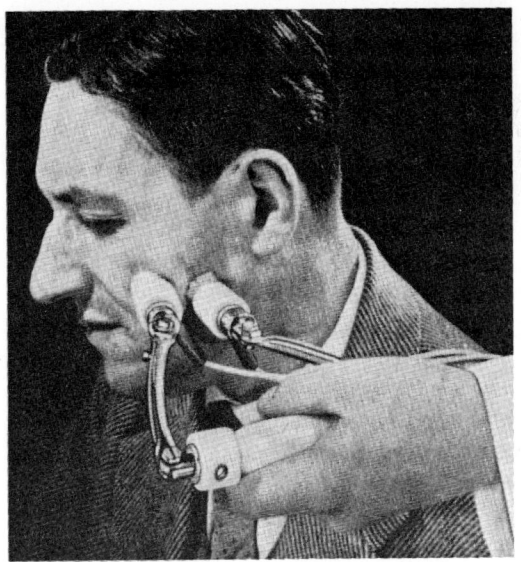

Abb. 99: Applikationsbeispiel für die Behandlung des mittleren Trigeminusastes.

1 Minute in 2tägigem Abstand. Toleranzgrenze liegt **sehr** niedrig!
Stets an Zusammenhänge mit ursprünglichem Leiden denken!!!

3. Herpes Zoster

Nachdem die Bläschen voll ausgebildet sind, mit CP 1 Minute lang behandeln. Bläschen sollen zwischen den Elektroden liegen! Evtl. danach mit der Stromstärke zurückgehen und ein zweites Mal nach Umpolen mit CP 1–2 Minuten lang behandeln.

Möglichst täglich behandeln, damit die Bläschen rasch abtrocknen.

14.2.2.4 Segmenttherapie

BERNARD berichtete von Erfolgen bei nervösen Magenbeschwerden, Gallenwegsdyskinesien, Asthma bronchiale u. ä. auf dem Wege der Reflexzonen. Die Möglichkeit solcher Therapie ist durchaus denkbar. Bestätigungen der Beobachtungen von BERNARD durch andere Autoren liegen nicht vor.

15 Alphabetische Kurzfassung:
Ultra-Reizstrom/diadynamische Ströme

Diadynamische Ströme:

Gleichgerichtete Wechselströme in unterschiedlichen Modulationen:

DF = 100 Hz (analgesierend, Sympathicus dämpfend, hyperämisierend)

MF = 50 Hz (schmerzlindernd durch Verdeckungseffekt über das ZNS)

CP = 50 und 100 Hz in Sekundenrhythmus wechselnd (bei 50 Hz Muskelkontraktion, bei 100 Hz Muskelentspannung; wirkt als »periphere Muskelpumpe« bei Oedemen etc.)

LP = 50 Hz/5 Sek., 100 Hz/10. Sek.

(nachhaltend analgesierend).

Indikationen und Elektrodenapplikationen im Text.

Ultra-Reizstrom (URS) nach TRÄBERT:

Rechteck-Impulsserien von ca. 140 Hz,

Impulsdauer = 2 ms, Pausendauer = 5 ms.

Maximal anzuwendender »galvan.« Durchschnittswert: im Nacken ca. 16–18 mA, lumbal ca. 20–22 mA.

Vorsicht! – Während des Stromflusses nicht umpolen und nicht Stromstärke messen!

Indikationen und Elektrodenapplikationen im Text.

Wirkungen der Frequenzen:

Angaben sind nur allgemein richtungsweisend!

Wechselstrom, sinusförmig:

250 Hz = analgesierend;

Wechselstrom, gleichgerichtet:

100 Hz = analgesierend, Sympathicus dämpfend;

20–40 Hz = optimale Vagusreizung,

4–10 Hz = optimale Sympathicusreizung.

50 Hz = Vibrationsempfindung und Verdeckungseffekt über das ZNS,

50 Hz = optimale Tetanisierung der Skelettmuskeln, die bei 100 Hz (gleiche Stromstärke) wieder nachläßt.

1–10 Hz = Einzelimpulse in der Skelettmuskulatur. Angaben beziehen sich auf erträgliche Dosierung (sensibel überschwellig bis Toleranzgrenze).

16   Mittelfrequenzströme (MF-Ströme)

Über die Abgrenzungen des Mittelfrequenzbereiches sind die Ansichten nicht ganz einheitlich. So sind z. B. die Grenzen in der Elektrotechnik viel weiter gezogen als im medizinischen Bereich. Für letzteren gelten bislang die Grenzen, die GILDE-MEISTER und WYSS gezogen haben. Danach liegt die untere Grenze bei 1000 Hz (1 kHz) und die obere bei 100 000 Hz (100 kHz).

Innerhalb dieses Bereiches wurden bis vor kurzem eigentlich nur die Frequenzen um 4 bzw. um 5 kHz therapeutisch genutzt. Diese Frequenzen üben auf die sensiblen Hautnerven eine sehr geringe Reizwirkung aus, ein Umstand, der aus dem ungleichen Hautwiderstand zu erklären ist, der niederfrequenten oder mittelfrequenten Strömen entgegentritt. Nimmt man für die Kontaktfläche (Elektrodenauflagefläche) von 100 cm^2 eine Kapazität von 1 Mikrofarad an, so beträgt der Hautwiderstand für einen Wechselstrom von 50 Hz rund 3200 Ohm; für einen Wechselstrom von 5000 Hz sinkt der Hautwiderstand unter gleichen Voraussetzungen auf 32 Ohm – also auf den hundertsten Teil ab.

Merkregel: Je höher die Frequenz, desto geringer der Hautwiderstand. Anders ausgedrückt: Je höher die Frequenz, desto geringer die sensible Belästigung.

Bei so hohen Frequenzen hat der Strom allerdings nur eine sehr geringe Reizwirkung auf die übrigen erregbaren Strukturen. Diese reagieren weitaus günstiger auf Frequenzen zwischen 1 und 100 (150) Hz. Man hat deshalb auf verschiedene Weise versucht, die angenehme Wirkung auf die Haut mit der niederfrequenten Reizwirkung auf die übrigen Gewebe zu kombinieren. Seit GILDEMEISTER ist es bekannt, daß auch mittelfrequente Ströme eine Reizwirkung haben können.

16.1   GILDEMEISTER-Effekt

Wechselströme bis zu 100 kHz üben noch eine Reizwirkung aus, obwohl ihre einzelnen Perioden kürzer sind als die absolute Refraktärzeit des Reizobjektes, d. h., daß demzufolge fortgeleitete Erregungen eigentlich nicht mehr erwartet werden können. Der MF-Reiz kann also *nicht* mehr durch *einzelne* Perioden einer *Trägerfrequenz* ausgelöst werden. Es sind mehrere bis zahlreiche Perioden eines MF-Stromes erforderlich, die dann einen *Summationseffekt*, den sogenannten GILDEMEISTER-Effekt auslösen.

Nach dem GILDEMEISTER-Effekt zu urteilen, müßten also auch *Muskelreizungen* mit MF-Strömen bei angepaßter Stromstärke möglich sein. Dies ist jedoch an gewisse Voraussetzungen gebunden, denn die *Reizwirkung* eines kontinuierlich mit unveränderter Stromstärke fließenden MF-Stromes auf Nerven und Muskeln klingt sehr rasch ab, und schon in Bruchteilen von Sekunden kommt es zu einer

Gewöhnung an den Reiz (Adaptation). Um die Reizwirkung zu erhalten, muß der Strom in kurzen Abständen ein- und ausgeschaltet werden. Dies zu erreichen, wurden verschiedene Wege beschritten.

16.2 Interferenzstrom (nach Nemec)

Unter Interferenzen verstehen wir gewisse Erscheinungen der Verstärkung oder Abschwächung von Wellen infolge Überlagerung (Superposition) von Wellenzügen gleicher Frequenz, jedoch unterschiedlicher Phasenlage. Diese Erscheinungen sind im Bereiche der Licht-, Schall- und Wasserwellen sowie bei elektrischen Strömen zu beobachten. Zunächst wollen wir uns klarmachen, wie es zu Interferenzbildungen bei MF-Strömen kommen kann.

Bekanntlich stellen wir uns die Fortbewegung des Wechselstromes in sinusförmigen Wellenzügen vor. Die Häufigkeit der Wellen (Perioden) pro Sekunde bezeichnen wir als Frequenz, die Höhe der Amplituden vermittelt eine Vorstellung über die Intensität des fließenden Stromes.

Lassen wir nun zwei Ströme von *gleicher Frequenz* aber von *unterschiedlicher Intensität* phasengleich, d. h. sich genau überlagernd verlaufen (**Abb. 100, A**), so kommt es zu einer Intensitätsverstärkung (dicke Linie). Lassen wir diese Ströme so verlaufen, daß sie gegeneinander um eine halbe Wellenlänge in der Phase verschoben sind, so entsteht eine Intensitätsabschwächung (**Abb. 100, B**). Nehmen wir als drittes Beispiel zwei Ströme von *gleicher Frequenz* und *gleicher Intensität*, die ebenfalls um eine halbe Wellenlänge gegeneinander verschoben sind, so heben sich die beiden Halbwellen gegenseitig auf, die Amplituden reduzieren sich auf »Null«, die Intensität erlischt völlig (**Abb. 100, C** – gerade Linie).

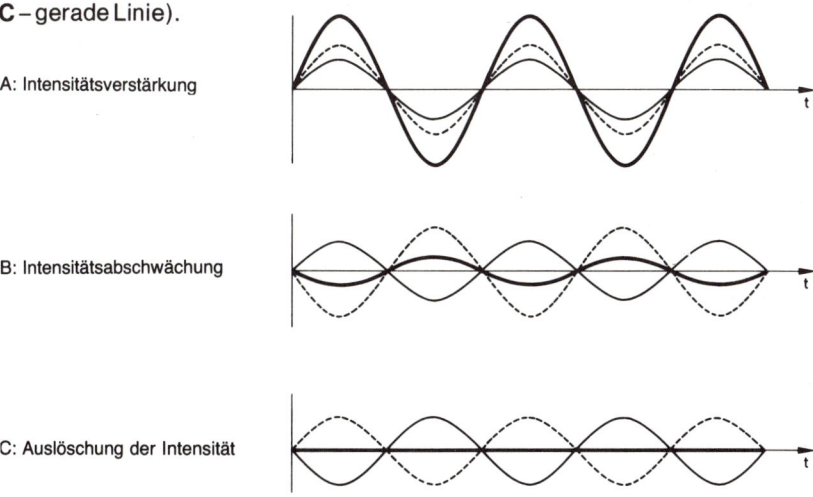

A: Intensitätsverstärkung

B: Intensitätsabschwächung

C: Auslöschung der Intensität

Abb. 100: Superposition Intensitätsverstärkung und Auslöschung

179

Beim Interferenzstrom (IF-Strom) haben wir es mit zwei Strömen (Komponentenströmen) zu tun, von denen der eine mit einer Frequenz von 4000 Hz schwingt, während der zweite Strom mit seiner Frequenz gegenüber dem ersten um 100 Hz differiert. Diese Differenz kann von 1 Hz bis 100 Hz wahlweise verändert werden. (Bei anderen Geräten liegen diese frequenzdifferenten Ströme um 5000 Hz). Bei solchen Strömen mit *unterschiedlicher Frequenz* kommt es zu einer fortlaufenden Phasenverschiebung und somit abwechselnd zu einer Intensitätsverstärkung und einer Abschwächung bis zum völligen Auslöschen der Intensität. Die Übergänge zwischen Verstärkung und Auslöschen sind fließend. Das An- und Abschwellen der Intensität geschieht in einer eigenen Frequenz, die man als Schwebungen bezeichnet (**Abb. 101**). Sie kann willkürlich – nach Bedarf – von 1 Hz bis 100 Hz reguliert werden; ihre Reizwirkung gehört somit dem NF-Bereich an.

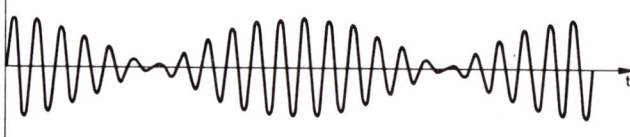

Abb. 101: Interferenzbildung/Schwebung
Schwebung = Überlagerung zweier Schwingungen wenig differenter Frequenz; es entstehen periodisch Intensitätsverstärkungen und Auslöschungen (gezeichnet bei gleichen Amplituden der Ausgangsschwingungen).

NEMEC hat das so formuliert: Der Interferenzstrom kann als niederfrequente Intensitätsrhythmen zweier sich überlagernder, frequenzdifferenter Mittelfrequenzströme angesehen werden.

Der Vorteil dieses – auf den ersten Blick etwas umständlich erscheinenden – Verfahrens ist: 1. der geringere Hautwiderstand der MF-Trägerfrequenzen, 2. die dadurch mögliche Anwendung höherer Intensitäten sowie die damit verbundene größere Tiefenwirkung, und 3. die im biologisch wirksamen Bereich liegenden niederfrequenten Schwebungen. Mit anderen Worten: die sensible Belästigung, die von niederfrequenten Reizströmen ausgeht, entfällt; eine größere Tiefenwirkung ist möglich; die erforderliche Reizwirkung entspricht der Reizung mit 1 Hz bis 100 Hz.

Die Voraussetzungen für die Realisierbarkeit dieser Vorteile sind beim If-Verfahren allerdings zwei getrennte, frequenzdifferente Stromkreise, deren Elektroden so angelegt werden, daß sich die Ströme »im Gewebe« überlagern. Man spricht deshalb auch von »gekreuzten« Strömen. Im Überlagerungsgebiet (endogen = in der Tiefe des Gewebes) entstehen dann die »Schwebungen« (**Abb. 102**).

Diese theoretischen Überlegungen sind in der Praxis durchaus realisierbar, wenn man die Elektroden »im Quadrat« anlegt, so daß die beiden Stromkreise »senkrecht« zueinander stehen. Bilden die Elektroden jedoch kein »Quadrat«, sondern ein längliches Rechteck (wie es bei Längsdurchströmungen der Fall ist), so käme es nach dem Einschalten des Stromes und nach der Frequenzwahl zu einer Art

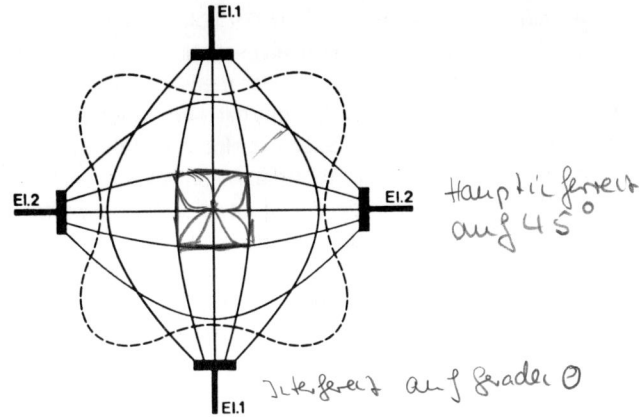

Abb. 102: Stromüberlagerung zur Interferenz nach Nemec.

»Kopplungsstrom«. In diesem Falle würde also in jedem Stromkreis nicht nur die eigene, sondern auch die »fremde« Frequenz schwingen. Die niederfrequenten Interferenzbildungen entstünden dann bereits an den Elektroden, es käme zu einem unangenehmen Elektrisiergefühl, und ein wesentlicher Faktor der If-Therapie – die schmerzlose Behandlung und die optimale Tiefenwirkung – wäre somit in Frage gestellt (**Abb. 103**).

Diese unerwünschte, parapolare Reizwirkung läßt sich aber durch eine Kompensation der Kopplungsströme vermeiden. In den Geräten ist zu diesem Zweck ein »Entkoppler« eingebaut, der je nach Hersteller »Profunditas« oder »Distanzausgleich« genannt wird.

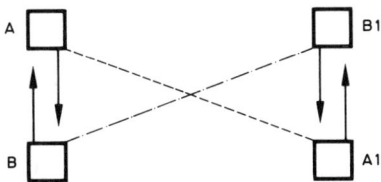

Abb. 103: Unerwünscht parapolare Kopplungsströme bei länglichrechteckiger Elektrodenlage (Pfeile). Durch Entkopplungsschaltungen im Gerät (Profunditas oder Distanzausgleich) werden diese Ströme kompensiert.

181

Nach dem bisher Gesagten sind also die Komponentenströme (= mittelfrequente Trägerfrequenzen) einmal als »Transportmittel« anzusehen, weil sie wegen ihres mittelfrequenten Charakters einen geringeren Widerstand zu überwinden haben und demzufolge leichter tiefere Gewebsschichten erreichen, und sie sind zweitens die Grundlage für das Entstehen der niederfrequenten Schwebungen.

Leider sind bisher Angaben über die Lokalisation sowie über die Ausbreitung maximaler Reizorte im behandelten Gewebe nur selten zu finden, und wenn, dann nur für homogene Leitermedien. Der menschliche Körper stellt jedoch ein elektrisch inhomogenes Medium dar, das mit rein mathematischen Überlegungen nicht zu erfassen ist. DAVID berichtet von einem Verfahren, mit dem sich bei Verwendung eines *homogenen* Leiters die Potentialverteilung demonstrieren läßt. Auf diese Weise lassen sich bei Anlage zweier frequenzdifferenter Stromkreise die Orte der niederfrequenten Interferenzen erkennen, und die von GÜTTLER errechneten Interferenzmaxima bei Anwendung der NEMECschen Ströme bestätigen.

Die maximale Interferenz zeigte sich an vier Stellen, und zwar liegen diese *nicht auf der Achse* der Stromkreise, sondern auf den Diagonalen. Dies gilt jedoch nur für die »Quadratische« Anordnung der Elektroden (**Abb. 104**). Dieses Feld ist jedoch statischer Natur, d. h. es bestehen innerhalb dieses Feldes bestimmte »Vorzugsrichtungen«, also solche mit 100%iger und solche mit geringerer If-Wirkung.

Die »Deutsche Nemectron-Gesellschaft« baute in ihrem Gerät einen If-Vektor ein, der eine gewisse dynamische Streuwirkung der Interferenzen erzeugen soll.

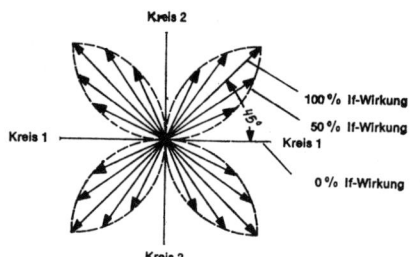

Abb. 104: Ausbreitung der Interferenzwirkung in einem homogenen Medium bei »quadratischer Elektrodenlage«.

16.2.1 Applikationstechniken

Grundsätzlich unterscheidet man zwei verschiedene Applikationstechniken: eine »stabile« und eine »kinetische«. Bei der stabilen Technik bleiben die Elektroden während des Stromdurchflusses mit unverändertem Auflagedruck an der Applikationsstelle liegen. Man benutzt dabei *zwei Paar* Plattenelektroden, die in Größen von 50, 100, 200 und 400 cm² zu jedem Gerät gehören. Diese Elektroden steckt man in gut durchfeuchtete, kuvertähnliche Taschen von passender Größe und legt sie – je nach Behandlungsfall – so an, wie es in den **Abb. 105–118** schematisch dargestellt ist.

Man befestigt die Elektroden am besten mit Gummibändern oder Sandsäckchen oder einfach durch das Gewicht des aufliegenden Körperteiles. Abdecken mit wasserundurchlässigem Stoff und Einhüllen in eine Decke soll unnötige Auskühlung während der Behandlung verhindern. An jeder Elektrode befestigt man das Endstück eines sogenannten »Viererleiters«, d.h. eines Kabels, das aus vier stromleitenden Adern besteht. Beim Anschließen muß man sich vergewissern, daß die beiden Stromkreise sich überkreuzen.

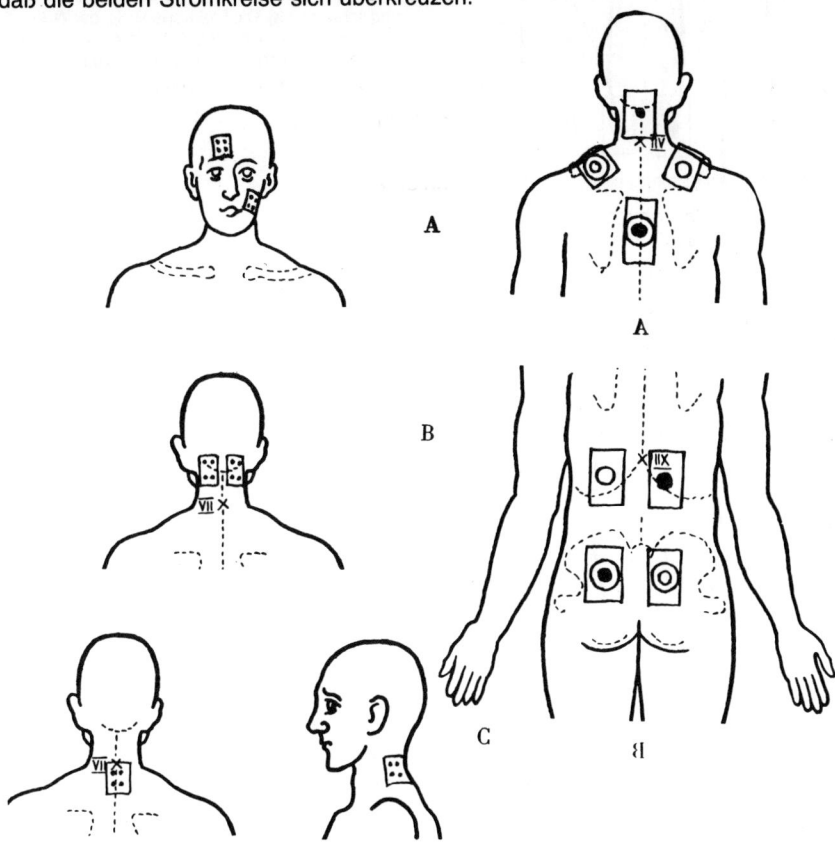

Abb. 105: Applikationsbeispiele für die „stabile Interferenz" mit Flachkissenelektroden
A = bei Trigeminusneuralgie (die drei Äste werden nacheinander behandelt)
B = bei Occipitalneuralgie
C = bei der Behandlung der vegetativen Ganglien im Bereich des Halses

Abb. 106: Applikationsbeispiele für die „stabile" Interferenz mit Plattenelektroden.
A = im Bereich der Halswirbelsäule*)
B = im Bereich der Lendenwirbelsäule
● = schwarz   ⊙ = schwarz-rot
○ = weiß   ◎ = weiß-rot
*) Bei A werden die beiden seitlichen Elektroden etwas über die oberen Portionen des M. trapezius herumgelegt.

183

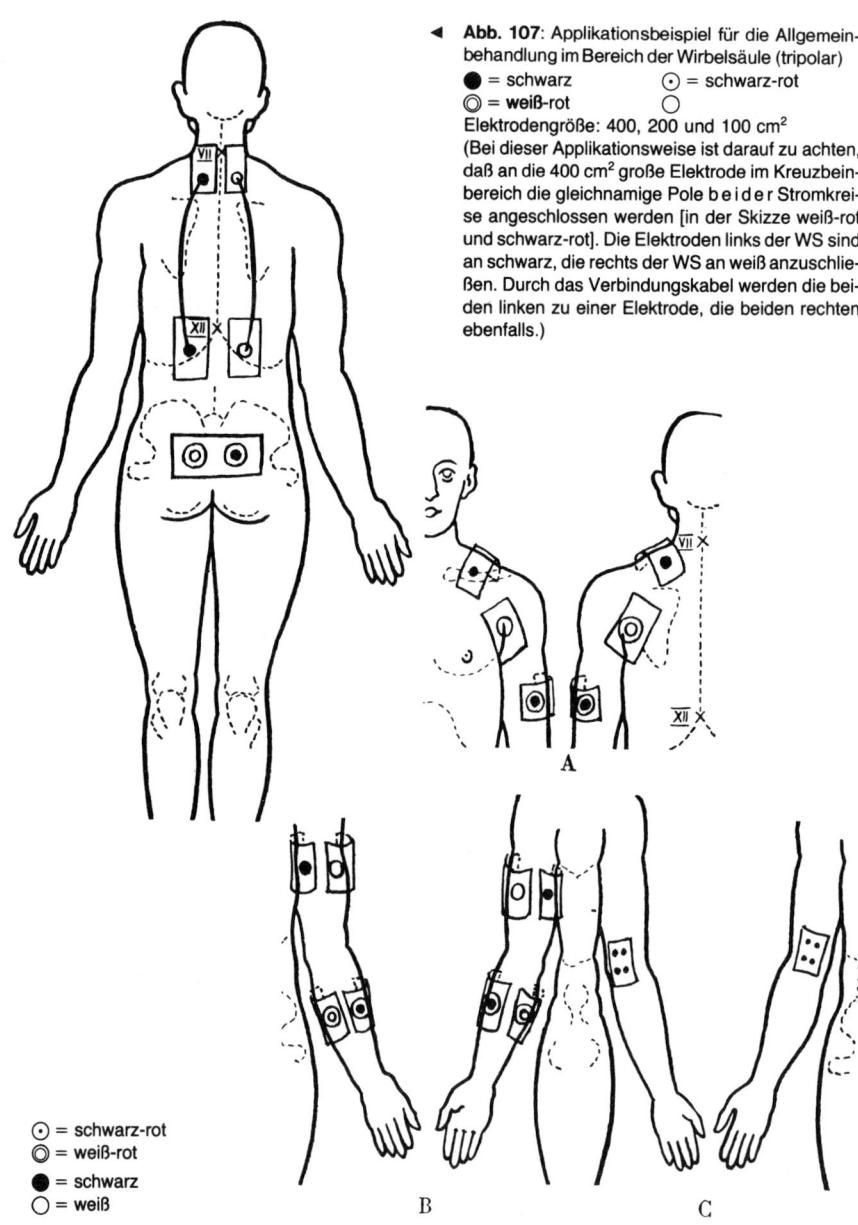

◀ **Abb. 107**: Applikationsbeispiel für die Allgemeinbehandlung im Bereich der Wirbelsäule (tripolar)
● = schwarz   ⊙ = schwarz-rot
◎ = **weiß**-rot   ○
Elektrodengröße: 400, 200 und 100 cm²
(Bei dieser Applikationsweise ist darauf zu achten,
daß an die 400 cm² große Elektrode im Kreuzbein-
bereich die gleichnamige Pole b e i d e r Stromkreise angeschlossen werden [in der Skizze weiß-rot
und schwarz-rot]. Die Elektroden links der WS sind
an schwarz, die rechts der WS an weiß anzuschlie-
ßen. Durch das Verbindungskabel werden die beiden linken zu einer Elektrode, die beiden rechten
ebenfalls.)

⊙ = schwarz-rot
◎ = weiß-rot
● = schwarz
○ = weiß

Abb. 108: Applikationsbeispiele für die „stabile Interferenz"
A = im Bereich des Schultergelenks mit Plattenelektroden von 100 cm² Größe
B = im Bereich des Ellenbogengelenks mit Plattenelektroden von 50–100 cm² Größe
C = im Bereich des Ellenbogengelenks mit Flachkissenelektroden

184

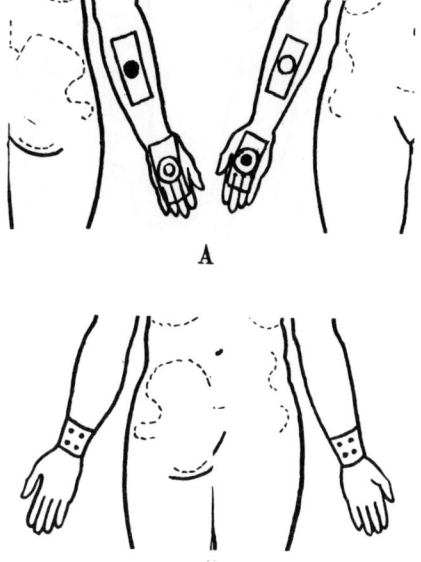

A

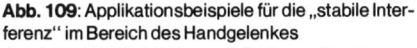

B

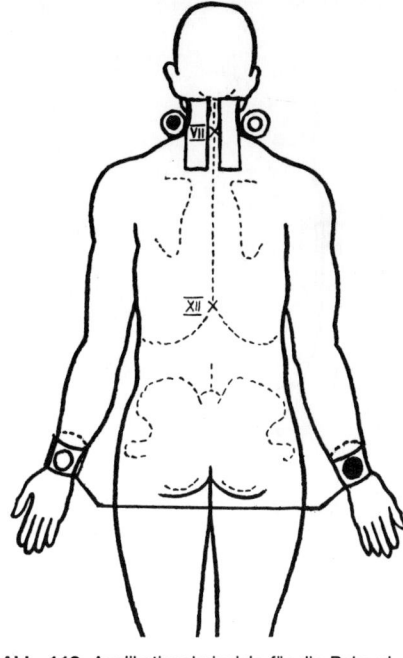

Abb. 109: Applikationsbeispiele für die „stabile Interferenz" im Bereich des Handgelenkes
A = Längsdurchströmung mit Plattenelektroden von 50–100 cm² Größe
B = Querdurchströmung mit Flachkissenelektroden
● = schwarz   ⊙ = schwarz-rot
○ = weiß   ◎ = weiß-rot

Abb. 110: Applikationsbeispiele für die Behandlung der oberen Gliedmaßen (tripolar). Die Elektroden am Handgelenk sind mit einem Verbindungskabel zu einer Elektrode verbunden. Wichtig ist dabei, daß diese Elektroden mit dem gleichnamigen Pol beider Stromkreise verbunden werden (in der Skizze „weiß" und „schwarz")
● = schwarz   ⊙ = schwarz-rot
○ = weiß   ◎ = weiß-rot
Elektrodengröße: 100–200 cm²

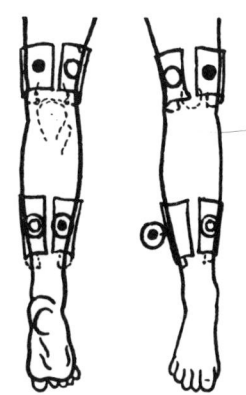

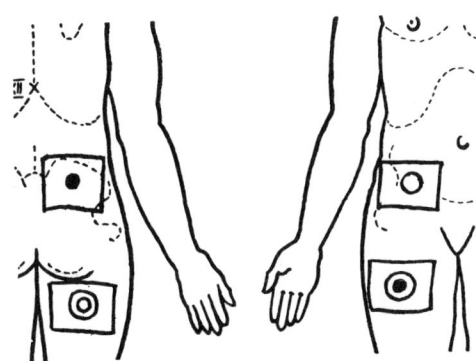

Abb. 111: Im Bereich des Kniegelenkes
● = schwarz   ⊙ = schwarz-rot
○ = weiß   ◎ = weiß-rot
Elektrodengröße: 100–200 cm²

Abb. 112: Applikationsbeispiele für die „stabile" Interferenz" mit Plattenelektroden
● = schwarz   ⊙ = schwarz-rot
○ = weiß   ◎ = weiß-rot
im Bereich des Hüftgelenkes

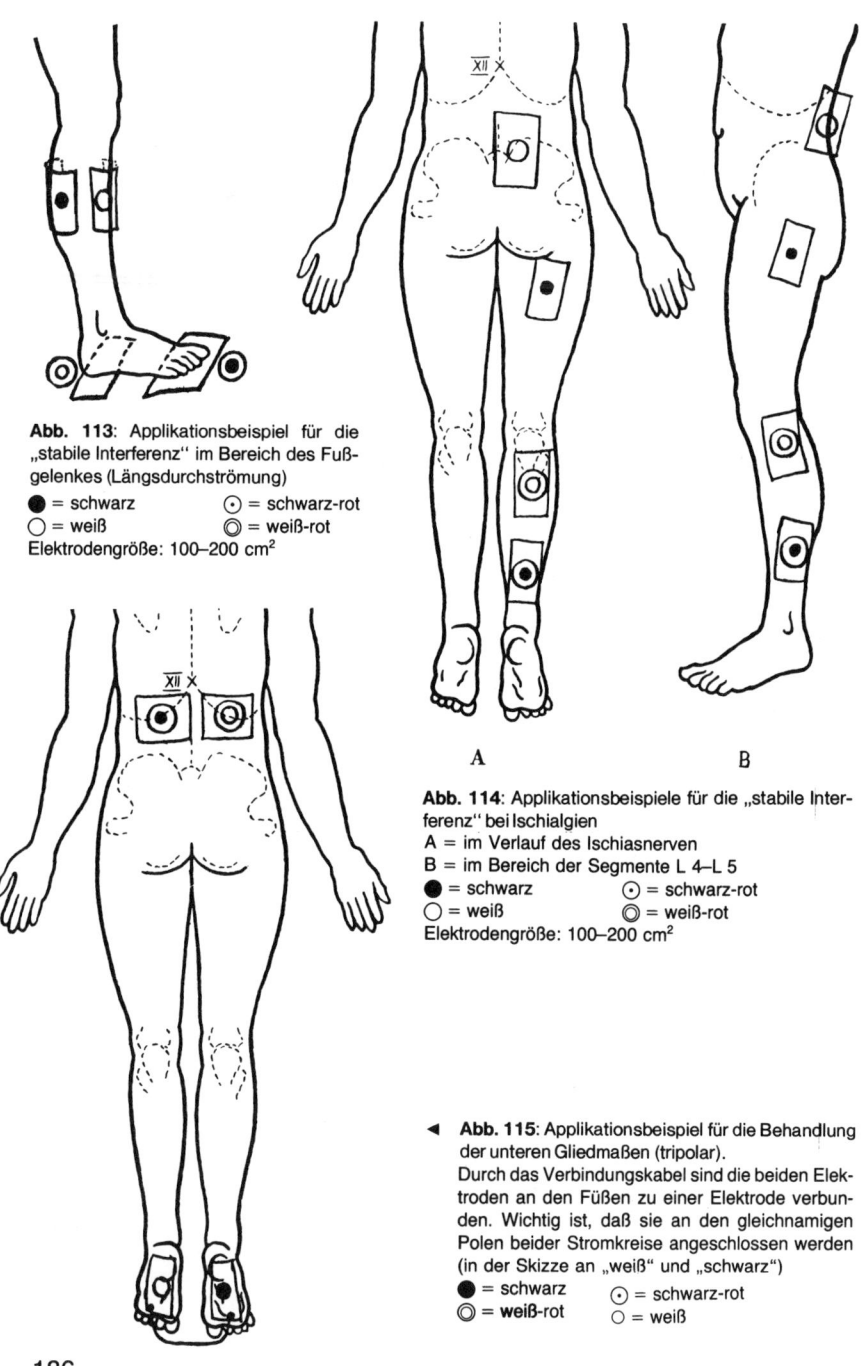

Abb. 113: Applikationsbeispiel für die „stabile Interferenz" im Bereich des Fuß-gelenkes (Längsdurchströmung)

● = schwarz ⊙ = schwarz-rot
○ = weiß ◎ = weiß-rot
Elektrodengröße: 100–200 cm²

A B

Abb. 114: Applikationsbeispiele für die „stabile Inter-ferenz" bei Ischialgien
A = im Verlauf des Ischiasnerven
B = im Bereich der Segmente L 4–L 5
● = schwarz ⊙ = schwarz-rot
○ = weiß ◎ = weiß-rot
Elektrodengröße: 100–200 cm²

◄ **Abb. 115**: Applikationsbeispiel für die Behandlung der unteren Gliedmaßen (tripolar).
Durch das Verbindungskabel sind die beiden Elek-troden an den Füßen zu einer Elektrode verbun-den. Wichtig ist, daß sie an den gleichnamigen Polen beider Stromkreise angeschlossen werden (in der Skizze an „weiß" und „schwarz")
● = schwarz ⊙ = schwarz-rot
◎ = weiß-rot ○ = weiß

186

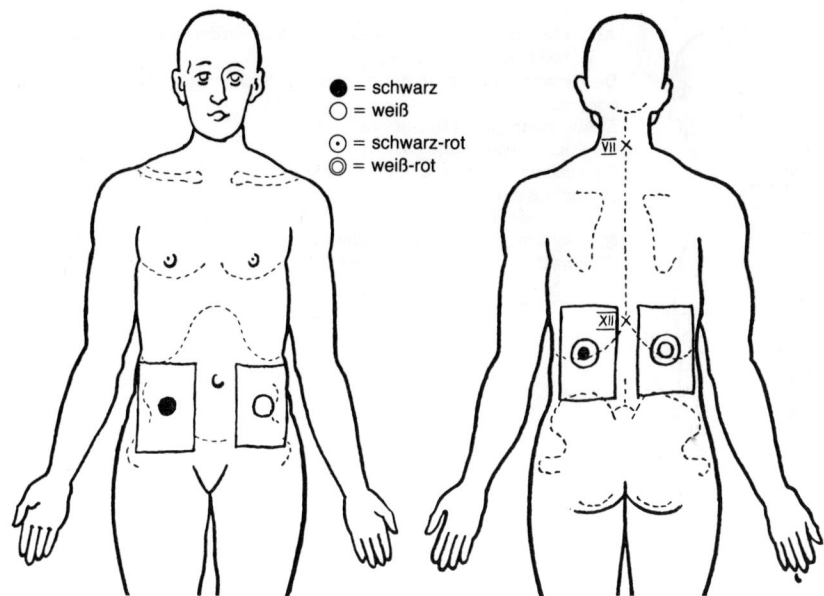

Abb. 116: Applikationsbeispiel für die Darmbehandlung bei Obstipation
Elektrodengröße: 200 cm^2

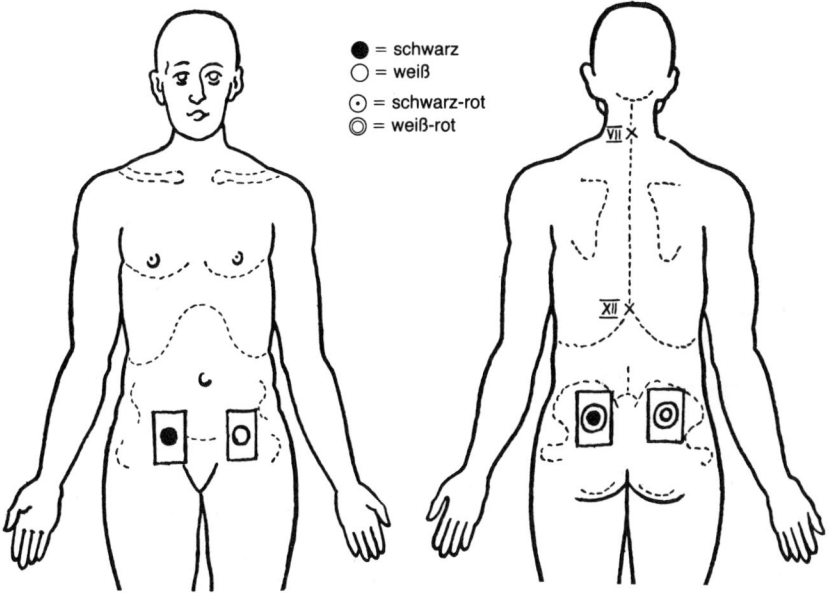

Abb. 117: Applikationsbeispiel für die Behandlung der Blase (Inkontinenz)
Elektrodengröße: 50–100 cm^2

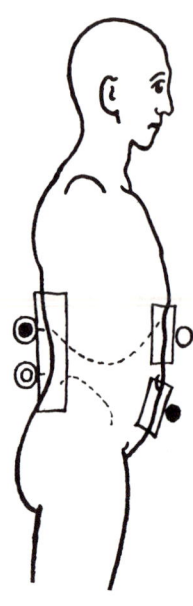

Abb. 118: Applikationsbeispiel für die Behandlung der vegetativen Ganglien im Lumbalbereich (tripolare Applikation)

Die Behandlung wird am besten einseitig durchgeführt, also entweder links oder rechts

Elektrodengröße: im Rücken 400 cm²
am Bauch zweimal 200 cm²

Die lumbale Elektrode wird an den gleichnamigen Polen beider Stromkreise angeschlossen

● = schwarz   ⊙ = schwarz-rot
○ = weiß   ◎ = weiß-rot

Damit Verwechslungen ausgeschlossen werden, haben die »Leiter« je eines Stromkreises die gleichen Farben oder Farbsymbole (die an den verschiedenen Fabrikaten unterschiedlich sein können).

Außer den Plattenelektroden gibt es für die stabile Interferenz noch die sogenannten Flachkissenelektroden. Auch sie gibt es in verschiedener Ausführung, die aus den Anweisungen für jedes Gerät zu ersehen sind. Diese Flachkissenelektroden eignen sich besonders für die Behandlung eng umschriebener, mehr oberflächlich gelegener Bezirke.

Schließlich gibt es noch die sogenannten »Vacuum-Elektroden«, die leicht zu handhaben sind, für die aber eine besondere Einrichtung zur Erzeugung des erforderlichen Vacuums notwendig ist. Je nach Lokalisation des Behandlungsfeldes können die Vacuumelektroden allein oder in Kombination mit Plattenelektroden benutzt werden (**Abb. 119a und 119b**).

Die *kinetische* Interferenz – auch Handschuhmethode genannt – ermöglicht einen permanenten Ortswechsel mit den Elektroden. Man kann also ein erkranktes Gebiet im Laufe einer Sitzung von verschiedenen Seiten her angehen. Mit diesen Handschuhelektroden kann man auch tetrapolar arbeiten, d.h. man kann zu den »Handschuhen« zusätzlich Plattenelektroden verwenden. Die zu behandelnde Körperregion soll sich im Überlagerungsgebiet der beiden Stromkreise befinden. Bei Patienten mit organischen oder funktionellen Herzbeschwerden sollte aber die linke Thoraxhälfte *nicht* in dem Überlagerungsfeld liegen. Nicht bei Herzschrittmachern anwenden.

Neben der tetrapolaren Kinesie besteht auch die Möglichkeit, bipolar zu arbeiten. In diesem Falle wird ein »Adapter« zwischen Gerät und Zuleiterkabel geschaltet oder es werden die beiden freien Kabelenden kurzgeschlossen. Weitere Schaltmöglichkeiten sind im Gerät selber vorgesehen, und die Bedienung ist den jeweiligen Bedienungsanweisungen zu entnehmen.

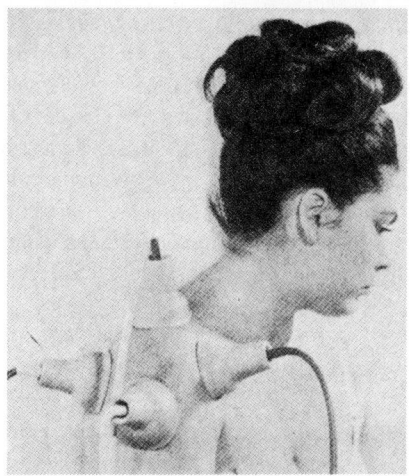

Abb. 119 a: „Schulterbehandlung mit Vacuumelektroden".

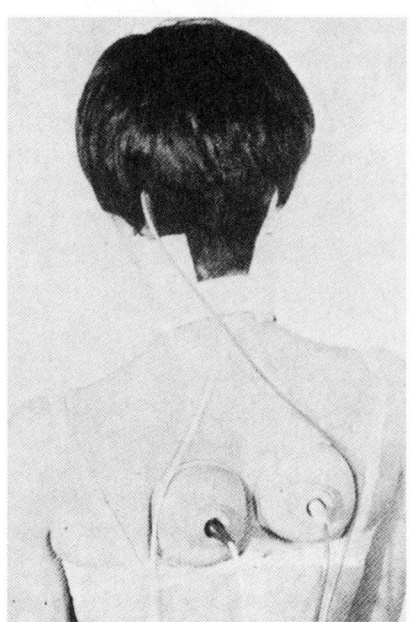

Abb. 119 b: „Kombinierte Anwendung von Plattenelektroden und Vacuumelektroden"

189

Die Technik der Kinesie ist denkbar einfach: Will man eine größere Reizwirkung erzielen, so legt man die »Handschuhe« mit ganzer Fläche und mit etwas größerem Auflagedruck auf; will man die Reizwirkung verringern, so reduziert man die Auflagefläche (evtl. bis zu den »Handschuhspitzen«) und setzt sie entsprechend leichter auf.

Diese Technik eignet sich besonders zur Behandlung muskulärer Verspannungen und zur Beseitigung örtlicher Ödeme. Man legt dabei die Handschuhelektroden mit ganzer Fläche fest auf die zu behandelnde Region und regelt die Stromstärke soweit hinauf, bis man unter den Handschuhen eine deutliche Muskelkontraktion spürt. Das Bedienen des Stromreglers kann man in diesem Falle dem Patienten überlassen. Sobald die Muskelkontraktion wahrgenommen wird, beginnt man durch massageähnliche Bewegungen den Auflagedruck und die Auflagefläche fortlaufend zu verändern. Man erreicht dadurch ein rhythmisches Muskelspiel zwischen Anspannung und Entspannung. Bei diesen Bewegungen kann auch ein Ortswechsel der Auflagestellen durchgeführt werden, so daß die Behandlungsstelle immer wieder in einer anderen Richtung durchflossen wird.

Sehr gut hat sich die Handschuhmethode (Kinesie) zur Behandlung umschriebener Schmerzpunkte bewährt (**Abb. 120 a u. b**).

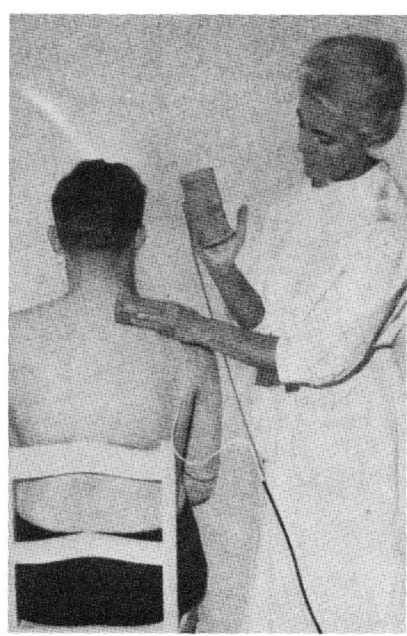 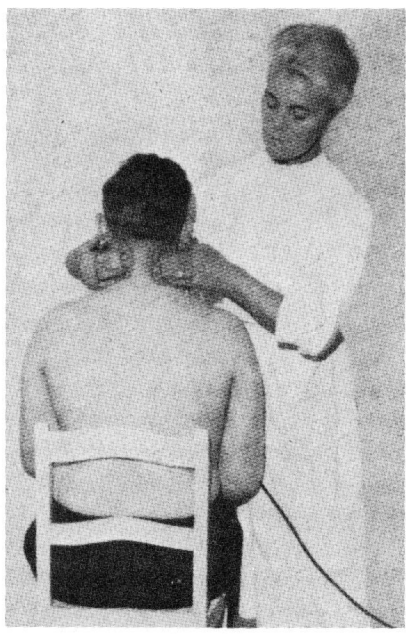

Abb. 120 a: „Handschuhelektroden" für die „kinetische Interferenz" (Die Elektroden sind zum Behandler hin isoliert, zum Patienten hin leitfähig)

Abb. 120 b: Schmerzpunktbehandlung mit „Handschuhelektroden" im Bereich der Nackenmuskulatur

Hierbei setzt man die Handschuhe mit den Spitzen so auf, daß der Schmerzpunkt genau zwischen den Handschuhspitzen liegt. Der Abstand der Spitzen soll 2–3 cm betragen. Der Strom wird nun so weit hinaufgeregelt, daß ein umschriebener Schmerz provoziert wird. Ohne die Stellung der Handschuhe zu verändern, läßt man den Strom 30–60 Sekunden einwirken. Innerhalb dieser Zeit wird der provozierte Schmerz deutlich nachlassen oder ganz verschwinden. Nur ein gewisses Stromgefühl bleibt bestehen. Diesen Vorgang wiederholt man ein- bis zweimal. Oft tritt dabei eine lokal begrenzte Muskelkontraktion auf, die durchaus erwünscht ist. *Es darf* aber *auf keinen Fall* zu einer *Dauerkontraktion* kommen!

16.2.2 Frequenzen und Dosierung

Zunächst sei kurz wiederholt, was im Abschnitt über »weitere niederfrequente Reizstromverfahren« gesagt wurde: Frequenzen von (bzw. um) 100 Hz wirken vorwiegend analgesierend, desensibilisierend und durchblutungsfördernd. Es wird ihnen auch eine Dämpfung des Sympathicus nachgesagt, die sich wiederum in einer Gefäßerweiterung auswirken kann. Frequenzen um 50 Hz rufen am sensiblen Nerven ein Vibrationsempfinden hervor, das auf dem Umweg über das ZNS zu einer Erhöhung der Reizschwelle führt und so die analgesierende Wirkung der 100 Hz fördert (Überdeckungseffekt). Ferner wirken 50 Hz tetanisierend auf die Skelettmuskeln.

Zwischen 20 und 40 Hz liegt das Reizoptimum für den Vagus, und zwischen 4 und 10 Hz das für den Sympathicus. Noch niedrigere Frequenzen von etwa 1–4 Hz wirken erregend auf die glatte Muskulatur, besonders wenn die Impulse Gleichstromcharakter und einen verzögerten Anstieg haben.

Damit ist eigentlich in groben Zügen das Wesentliche gesagt. Man wird also demzufolge die Interferenzen um 100 Hz vorzugsweise bei Schmerzen verschiedenster Art, sowie bei Durchblutungsstörungen anwenden. Unterstützend wirken hier die Frequenzen um 50 Hz, sei es auf dem Wege der Reizschwellen erhöhung (Verdeckungseffekt), sei es durch das Ingangsetzen der peripheren Muskelpumpe zwecks besseren Abtransportes von örtlichen Schwellungen usw. Trotz dieser Anhaltspunkte wird man auf einen gesonderten Hinweis, d. h. auf einige Indikationsbeispiele nicht verzichten können. Am *wichtigsten* aber dürfte die *Feststellung der Kontraindikation* sein, denn das oberste Prinzip in der Therapie lautet: »Als erstes nicht schaden!« Somit ist die Interferenzstrombehandlung (und nicht nur diese) *kontraindiziert* bei allen akuten Entzündungen, bei Neigung zur Thrombose oder nach Varizenverödung, bei Obstipationsbeschwerden nach Peritonitis, Ileus oder akuten Entzündungen im Bauchraum, sowie bei allen Schmerzen ungeklärter Genese.

Das dürfte selbstverständlich sein, wird aber nicht immer in genügendem Ausmaß beachtet!

16.2.3 Indikationsbeispiele

Distorsionen, Kontusionen, Subluxationen

Hier besteht die Gefahr, daß Frakturen übersehen werden! Also erst Ursache abklären. Luxationen können erst nach Reposition behandelt werden!

Stabile Interferenz:
Platten- oder Saugschalenelektroden je nach Größe des Gelenks auswählen, Flachkissenelektroden bei betont oberflächlichen Stellen direkt auf die Schmerzstelle legen. 100 Hz einleitend, 5 Min. lang, dann 50 Hz oder Spektrum von 50–100 Hz. Je frischer der Fall, desto kürzer die Durchströmungszeit. Stromstärke nach Verträglichkeit.

Kinesie:
Punktbehandlung bei umschriebenen Schmerzen! Solche Schmerzen sind immer frakturverdächtig! Schmerzpunkt zwischen die Handschuhspitzen, Abstand 2–3 cm, 2- bis 3mal bis zur Toleranzgrenze hochregeln. Oft lassen sich die Gelenke gleich nach der Behandlung leichter bewegen.

Muskelzerrungen
Frische Fälle nicht über 5 Min. behandeln.

Stabile Interferenz:
Wie bei Distorsionen.

Kinesie:
Punktbehandlung wie bei Distorsionen. Später motorisch überschwellig zur dosierten Muskelübung.

Myalgien
Bei Lumbago und rheumatischem Schiefhals ist immer auf Zusammenhänge mit einer Osteochondrose der LWS oder HWS zu achten, die unter Umständen eine zusätzliche orthopädische Behandlung erfordern. Die If-Behandlung richtet sich nach der Lokalisation der Beschwerden.
Bei *Lumbago* sollen die Plattenelektroden möglichst groß sein.

Stabile Interferenz:
100–200 cm² große Plattenelektroden, Applikation im LWS-Bereich; Frequenz 100 Hz oder 50–100 Hz, Dosis: sensibel überschwellig bis etwa Toleranzgrenze. Dauer 5–15 Minuten. Auch Vacuumelektroden können in der gleichen Weise benutzt werden.

Kinesie:
Auflockerung der Verspannungen in der Lendenmuskulatur mittels Handschuhelektroden; Dosis: motorisch überschwellig bis unterschwellig in rhythmischem Wechsel.

Bei *rheumatischem Schiefhals* können kleinere Plattenelektroden – auch kombiniert mit Vacuumelektroden zur Anwendung kommen. Bei umschriebenen Beschwerden auch Flachkissenelektroden.

Stabile Interferenz und Kinesie:
Im Prinzip wie bei Lumbago, nur Dosis etwas geringer (sensibel schwellig bis überschwellig), nur bei der Kinesie muß die notwendige Muskelkontraktion und -distraktion erreicht werden.

Periarthritis humeroscapularis:
Da auch hier häufig Zusammenhänge mit einer Osteochondrose der HWS bestehen, ist eine zusätzliche orthopädische Behandlung möglicherweise erforderlich.
Bei der Periarthritis hum. scap. sollte stets an die Zusammenhänge mit einem Sudeck gedacht werden. Wenn sich dieser bestätigt, steht seine Behandlung im Vordergrund. Sonst..

Stabile Interferenz:
Einleitend HWS mit 100 Hz, Plattenelektroden von ca. 50 cm^2 oder Flachkissenelektroden, 5 Min. sensibel überschwellig, anschließend 50–100 Hz durchlaufend Dosis und Dauer wie gehabt.
Dann das Schultergelenk mit obengenannten Frequenzen 5–10 Minuten lang pro Einstellung (**Abb. 108 A**). Auch Vacuumelektroden können für diese Applikation benutzt werden.

Kinesie:
Bei umschriebenen Schmerzpunkten Punktbehandlung, 2–3 mal pro Punkt bis Toleranzgrenze, jedoch nicht mehr als 3 Punkte auf einmal.
Muskelverspannungen bis zu 5 Minuten lang mit rhythmischen Kontraktionen und Distraktionen auflockern. Es sollen möglichst Nacken- und Schultermuskeln durchbehandelt werden.

Sudeck
Die If-Behandlung richtet sich vor allem gegen die Schmerzen. Anfangs soll daher über die zugeordneten vegetativen Ganglien mit 100 Hz behandelt werden.

Stabile Interferenz
Flachkissenelektrode oder kleine Platten so anlegen, daß die zu behandelnden Ganglien im Überlagerungsgebiet der Stromkreise liegen.
Dauer, Stromstärke richtet sich nach der Verträglichkeit! Bei Rückschlägen soll die Behandlung einige Male ausgesetzt werden.
Nach ca. 5–6 *Vor*behandlungen und bei *guter Verträglichkeit* kann die ganze Extremität nach und nach in die Behandlung einbezogen werden.
Lassen die Schmerzen nach, dürfen Frequenzen von 50–100 Hz verabfolgt werden.

Wird vorsichtig »einschleichend« dosiert, lassen die Schmerzen oft deutlich nach, so daß aktive Bewegungen, wie sie aus der Krankengymnastik bekannt sind, bald durchgeführt werden können.

Kinesie:
Nur im 3. Stadium gegen die Muskelverspannungen.

Osteochondrose

Die If-Behandlung richtet sich gegen die Begleitbeschwerden HWS- und LWS-Syndrom, bzw. auf den Ausdehnungsbereich der Behinderungen. Diese können sich als Nacken-Kopfschmerz, rheumatischer Schiefhals (s. dort), Brachialgie, Lumbalgie oder Ischialgie bemerkbar machen. Je nach Lokalisation legt man die Elektroden an.

Stabile Interferenz:
Größe der Elekroden je nach Ausdehnung der Beschwerden (Platten, Vacuum, Flachkissen). Dosis einleitend 100 Hz, später 50 oder Spektrum 50–100 Hz, 5–15 Minuten lang. Bei Ischialgie nur stabile If: anwenden.

Kinesie:
Richtet sich besonders gegen die harten Muskelverspannungen, die sowohl im Schulter-Nackenbereich als auch im Lendenbereich (Ischiasskoliose) auftreten können.

Arthritiden/Arthrosen

Bei akuten Schüben und Entzündungen warten, bis die akuten Erscheinungen abgeklungen sind!
Behandelt werden vor allem die chronischen Fälle. Elektrodenwahl und Applikation richtet sich nach der Größe des Gelenks und nach dem Ausstrahlungsgebiet der Beschwerden, zu denen auch schmerzreflektorische Muskelverspannungen zählen.

Stabile Interferenz:
Einleitend 100 Hz über die zugehörigen Segmente. Für die lokale Gelenkbehandlung kommt nur die stabile If. in Frage. Die Frequenzen liegen anfangs bei 100 oder 50 Hz. Später können auch niedrigere Frequenzen zwischen 1–50 Hz je nach Verträglichkeit angewandt werden.

Kinesie:
Es wird die Muskulatur proximal und distal – besonders der größeren Gelenke behandelt, um reflektorische Verspannungen aufzulockern.
Bei *Arthrosen* kann länger und stärker dosiert werden. Das bezieht sich vor allem auf die größeren Gelenke. Die Muskulatur kann mit Frequenzen von 1–25 Hz 10–20 Minuten behandelt werden. Sind mehrere Gelenke nacheinander zu behandeln, so muß die Dauer für das einzelne Gelenk reduziert oder aber auf mehrere Tage alternierend verlegt werden.

Spondylarthrosen/Bechterew

Die Beschwerden erstrecken sich meistens über die ganze Wirbelsäule. Sie kann abschnittweise oder im Sinne einer Allgemeinbehandlung durchströmt werden. In Betracht kommt in erster Linie die

Stabile Interferenz:

Allgemeine Längsdurchflutung, tripolar; dabei werden die Elektroden so angelegt, wie es aus **Abb. 107** ersichtlich ist. Die Elektrode im Bereich des Kreuzbeins soll möglichst groß sein (z. B. 400 cm^2).
Besonders schmerzhafte Abschnitte werden lokal behandelt. Hierzu eignen sich sowohl Platten- als auch Vacuumelektroden. Für die ersten 4–6 Behandlungen ist jedoch die tripolare Allgemeindurchströmung angeraten.
Die Dosierung richtet sich in erster Linie auf die Schmerzbehandlung und auf die Durchblutungsförderung. Es sind also 100 Hz konstant oder 50–100 Hz alternierend angezeigt.

Kinesie:

Die Kinesie soll möglichst der Auflockerung sekundärer Muskelverspannungen dienen. Einzelne Myogelosen geht man mit der Schmerzpunktbehandlung an, wobei man einleitend 2–3 Punkte mit 100 Hz behandelt, dann aber motorisch überschwellig die Muskeln zur rhythmischen Kontraktion und Distraktion bringt. Es sei besonders darauf hingewiesen, daß eine gezielte Übungsbehandlung und (besonders bei M. Bechterew) auch eine entsprechende Atemtherapie unerläßlich ist. Fachorthopädische Behandlung ist erforderlich.

Neuralgien/Neuritiden

Bei *akuten* Neuritiden *keine* Strombehandlung! Da die Abgrenzung Neuralgie/Neuritis nicht immer ganz einfach ist, sollte man auch bei Neuralgien kritisch darauf achten, wie die Verträglichkeit auf Strombehandlung ist. Manchmal dürfte die Behandlung im indifferenten Stangerbad vorzuziehen sein. Stets ist an die ursächlichen Zusammenhänge mit einer Osteochondrose zu denken. Was die Neuralgien im Bereich der Extremitäten betrifft, so wird auf den Abschnitt über Osteochondrosen verwiesen (Brachialgien, Ischialgien).

Trigeminusneuralgie

Da die Ursache dieser Erkrankung oftmals ziemlich unklar und die Trig.-Neuralg. therapeutisch schwer zu beeinflussen ist, kann man günstige Resultate eigentlich nur erwarten, wenn die ursächlichen Leiden erkannt und behoben bzw. gebessert werden können. Immerhin sprechen manche Fälle auf Strombehandlung gut an, weshalb ein Versuch mit If-Strom durchaus gerechtfertigt erscheint.

In Betracht kommt nur die

Stabile Interferenz:
Anfangs mit Plattenelektroden, welche die ganze Gesichtshälfte bedecken, bei 100 Hz sehr vorsichtig dosieren. Oft genügt für den Anfang »sensibel unterschwellig«. Man kann sich dann von Sitzung zu Sitzung allmählich bis »sensibel schwellig bzw. überschwellig« hochtasten. Bekommt dem Patienten diese einleitende Therapie, so kann man zur Behandlung der Schmerzpunkte mit Flachkissenelektroden übergehen (s. **Abb. 105**). Durch das Auflegen der Elektroden darf keine Schmerzerhöhung erfolgen! Dosis: Bei 100 Hz nicht länger als 5 Minuten, sensibel überschwellig. Man achte darauf, daß bei dieser Neuralgie die Toleranzgrenze sehr niedrig liegt. Bei guter Verträglichkeit kann bis 10 Minuten durchströmt werden.

Occipitalneuralgie
Abgrenzung zu Nackenkopfschmerz (migraine cervicale) ist nicht immer leicht. Häufig Beziehung zur Osteochondrose der HWS. If-Strom-Behandlung kann mit Extensionsbehandlung kombiniert werden (Rö-Befund!!).

Stabile Interferenz:
Kleine Platten- oder Flachkissenelektroden in der Gegend des Haaransatzes applizieren (s. **Abb. 105 b**). Das Gegenelektrodenpaar kann in der Gegend des VII. Halswirbels angelegt werden. Kombination zwischen Platten- und Vacuumelektroden ist möglich (s. **Abb. 119 b**).
Eine andere Applikationsweise ist die in **Abb. 106 a** gezeigte, wo eine kleine Platte am Haaransatz, die Gegenelektrode des gleichen Stromkreises zwischen den Schulterblättern, und die Elektroden des anderen Stromkreises auf die obere Portion des M. trapezius zu legen sind.
Dosis: 100 Hz, sensibel überschwellig, ca. 5 Minuten lang, darf von Mal zu Mal gesteigert werden.

Kinesie:
Zur Durcharbeitung der Hals-, Nacken-, Schultermuskeln. Dosis: motorisch überschwellig.
Schmerzpunktbehandlung: Handschuhspitzen bds. der HWS am Haaransatz aufsetzen, Strom hochregeln (kann der Pat. machen) bis der Patient das Gefühl hat, als stünden ihm am Hinterkopf die Haare zu Berge. 30–60 Sekunden einwirken lassen, evtl. 2–3 mal wiederholen.
Bei Ausstrahlung der Schmerzen in die Stirn- oder Schläfengegend, legt man eine Handschuhelektrode in den Nacken und die andere auf die Stirn. Vorsichtig dosieren, die Toleranzgrenze ist rasch erreicht! Sonst so wie bei der Punktbehandlung verfahren.

Herpes zoster
Die If-Behandlung hat nur den Zweck, das Austrocknen der Bläschen zu beschleunigen und die Schmerzen zu lindern.

Stabile Interferenz:
Je nach Ausdehnung der Bläschenbildung und Ausstrahlung der Schmerzen, 50 cm² große Plattenelektroden so anlegen, daß die Bläschen im Überlagerungsgebiet der beiden Stromkreise zu liegen kommen. Bei 100 Hz vorsichtig ansteigend dosieren. Bei guter Verträglichkeit nach der 5. Behandlung mit 50–100 Hz alternierend oder als Spektrum sensibel überschwellig 5–10 Minuten behandeln. Später kann die Behandlungszeit auf 15 Minuten ausgedehnt werden.

Durchblutungsstörungen
M. Raynaud:
Die Behandlung hat nur Aussicht auf Erfolg, wenn alle schädlichen Einflüsse ausgeschaltet werden. Vor allem sind brüske Temperaturen, insbesondere Kälte in jeder Form zu vermeiden.

Stabile Interferenz:
Zuerst sind die übergeordneten vegetativen Ganglien zu behandeln (s. **Abb. 105 c**). Flachkissenelektroden, 100 Hz, später 50–100 Hz, sensibel überschwellig 5–10 Minuten lang. Erwünscht ist, daß der Patient das Gefühl hat, der Strom ziehe in den Arm hinein.
V o r s i c h t : bei linksseitigen Beschwerden kann Herzunruhe ausgelöst werden! Dann ist die Behandlung zu unterlassen! Sonst Längsdurchströmung der Extremität. Sind beide Arme betroffen, kann man tripolar arbeiten, wie es aus **Abb. 110** hervorgeht. N i e m a l s b e i H e r z s c h r i t t m a c h e r n a n w e n d e n !
Kinesie:
Entfällt.

Endangiitis obliterans (M. Winiwarter-Buerger)
Bei dieser Behandlung muß man sich von vornherein auf eine längere Behandlungsdauer einstellen. Viel Geduld von seiten des Patienten und des Behandlers ist erforderlich.

Stabile Interferenz:
Auch hier behandelt man zunächst die zugehörigen vegetativen Ganglien des Grenzstranges mit 100 Hz konstant 10 Minuten. Anschließend gibt man ein Spektrum von 50–100 Hz oder beide Frequenzen alternierend etwa 5 Minuten lang. Dosis: bis zur Toleranzgrenze. Die Extremitäten behandelt man am günstigsten tripolar (s. **Abb. 110 und 115**). Ist eine Seite besonders befallen, so kann man diese tetrapolar behandeln, wobei man 2 Elektroden in Höhe von L1–L3, die andern am Fuß anlegt. Dosis und Dauer wie oben.

Kinesie:
Entfällt.

Arteriosklerotische Durchblutungsstörungen

Im wesentlichen behandelt man wie bei Winiwarter-Buerger. Die ersten 5 Behandlungen gangliotrop, dann bis zur 12. Behandlung Längsdurchströmung der Beine (je nach Lage des Falles tripolar) beide Beine zugleich (s. **Abb. 115**) oder ein Bein tetrapolar (L1–L3/Fuß). Nach der 12. Behandlung Reizpause von etwa 8 Tagen. Dann zweite Folge wie gehabt.

Zur Ergänzung der Strombehandlung sind temperaturansteigende Bäder nach Schweninger-Hauffe angezeigt. Keine Wechselbäder.

Varicosis

Nach Varizenverödung oder bei Neigung zur Thrombose keine Strombehandlung! Die If-Strombehandlung soll im Sinne einer Förderung des venösen Rückstromes und zum besseren Abfluß von Ödemen eingesetzt werden.

Stabile Interferenz:
Zur Erprobung der Verträglichkeit 100 Hz bei Längsdurchströmung. Ab 3.–4. Sitzung Frequenzen zwischen 1 und 50 Hz bei motorisch überschwelliger Dosis (keine Dauerkontraktionen).

Kinesie:
Handschuhmethode, motorisch überschwellig, um die periphere »Muskelpumpe« in Tätigkeit zu setzen. Ähnlich wie bei isometrischen Spannungsübungen. Kontraindikation beachten!

Obstipationen

Hierbei ist zu bedenken, daß eine scharfe Abtrennung zwischen schlaffer und spastischer Obstipation nicht immer möglich ist, ja daß es sich oft um dyskinetische Formen handelt. Deshalb sollten die Frequenzen sich nach den Ergebnissen richten. Richtungweisend kann man jedoch sagen, daß schlaffe Obstipationen sowohl mit stabiler als auch mit kinetischer If. zu behandeln sind, daß man aber bei erkannt spastischen Formen auf die Kinesie besser verzichtet.

Stabile Interferenz:
Mit 20–40 Hz bei kräftiger Dosierung mindestens 20 Minuten behandeln. Größe der Elektroden ca. 200 cm^2, Applikationsstellen: 2 lumbal, 2 abdominal (**Abb. 116**).

Kinesie:
Bei schlaffen Bauchdecken massageähnliche Handgriffe mit Handschuhelektroden ausführen. Die Muskeln sollen dabei kräftig gespannt und wieder entspannt werden.

Sonstige Maßnahmen, insbesondere entsprechend diätetische, werden weiter eingehalten.

Postoperative Blasenschwäche

Stabile Interferenz:

Ein Elektrodenpaar im Bereich des Kreuzbeins, das andere oberhalb der Symphyse anlegen. Größe bis zu 100 cm². Einleitend 100 Hz, dann anschließend 1–10 Hz je bis 10 Min.

Behandlung von funktionellen Organstörungen

In der speziellen Literatur findet man noch weitere Indikationshinweise, wie z.B. Behandlung der Leber, der weiblichen Beckenorgane. Auch von Stellatumblockade ist die Rede. Von letzterer konnten wirklich überzeugende Resultate nicht in Erfahrung gebracht werden. Und bei der Behandlung von Organen dürfte die genaue Abgrenzung von rein funktionellen Beschwerden und organischen Erkrankungen für die Indikation bzw. Kontraindikation ausschlaggebend sein.

Die Beeinflussung von Organstörungen im Sinne einer Segmenttherapie ist durchaus denkbar. Leider ist bisher noch nicht sicher abgeklärt, wann Reflexzonen elektrisch behandelt werden dürfen und wann davon Abstand zu nehmen ist. Bevor die Verhältnisse nicht geklärt sind, sollte man Zurückhaltung üben.

16.3 Weitere Interferenzstromverfahren

Durch die günstigen Behandlungsergebnisse mit seinem If-Strom-Verfahren angeregt, suchte NEMEC nach weiteren Möglichkeiten, interferierende Ströme – teils aus dem MF-Bereich, teils aus dem NF-Bereich – therapeutisch zu nutzen. Diese Versuche führten in den letzten Jahren zu Stromqualitäten, auf die im folgenden näher eingegangen werden soll:

16.3.1 Interfero-Triplex-Therapie

Neben den bekannten, *endogen* wirksamen interferierenden MF-Strömen werden hierbei zwei *exogen* wirkende Stromqualitäten gleichzeitig zur Anwendung gebracht. Es handelt sich also um eine Simultananwendung von endogen u n d exogen wirkenden Strömen.

Auf den bekannten endogen wirksamen If-Strom einzugehen, erübrigt sich an dieser Stelle. Die *beiden exogen* wirksamen Stromqualitäten setzen sich aus einem gleichgerichteten Wechselstrom von 100 Hz mit konstanter Amplitude (vergleichbar DF-Modulation des diadynamischen Stromes) *und* einem ebenfalls gleichgerichteten Wechselstrom mit sehr niedriger Frequenz (1–5 Hz) zusammen, die sich nach dem If-Prinzip überlagern und dadurch eine dritte Stromqualität (**Abb. 121**) erzeugen. Wie aus der Skizze ersichtlich ist, verläuft die (1–5 Hz) Stromqualität nicht in einer konstanten Frequenz, sondern in rhythmisch abwechselnder Folge mit längeren und kürzeren Impulsen. Der Einzelimpuls ver-

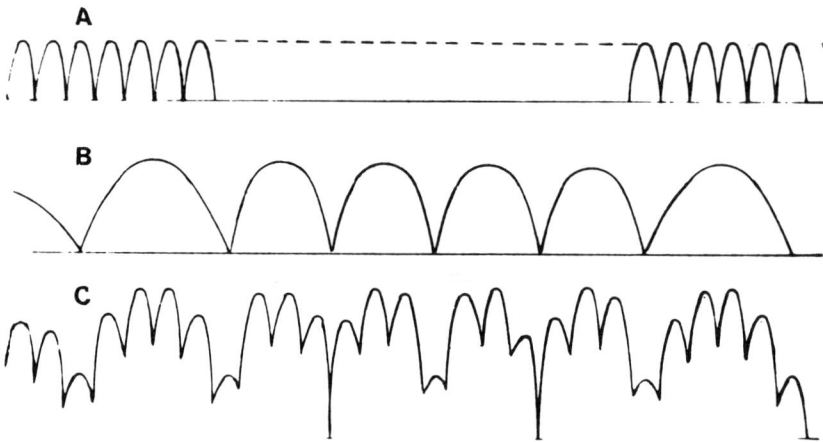

Abb. 121: Graphische Darstellung der „exogen" wirksamen Stromqualitäten des Interfero-Triplex-Verfahrens.
Reihe A: 100 Hz, entsprechend DF diadynamisch,
Reihe B: 1–5 Hz alternierender progressiver Strom,
Reihe C: Aus A und B resultierende Stromqualität.

läuft »progressiv« und hat eine (grob gesagt) ähnliche Wirkung wie ein Exponentialimpuls von entsprechender Dauer.

NEMEC beabsichtigt mit diesem Verfahren, die Wirkung des endogen genutzten Interferenzstromes mit der schmerzlindernden und durchblutungsfördernden Wirkung des diadynamischen Stromes von 100 Hz zu verbinden. Gleichzeitig will er die myomotorisch wirksamen Frequenzen von 1–5 Hz nützen. Seine weitere Absicht war es, auf dem Wege über viszero-viszerale Reflexmechanismen eine Einwirkung auf entsprechende innere Organe zu erreichen.

Zweifellos ist mit der Simultananwendung der beschriebenen Stromformen eine »komplexere« Einwirkung möglich. Ebenso sicher dürfte die Einflußnahme auf innere Organe über entsprechende Reflexzonen sein. Nur sollte die Behandlung über sogenannte »Maximalzonen« oder »Trigger points« mit kritischer Zurückhaltung betrieben werden. Denn es ist noch keineswegs »abgesichert«, wann eine elektrische Behandlung dieser Punkte angezeigt ist, oder wann man sie sicherheitshalber nicht behandelt.

16.3.2 Stereo-Interferenz

Es waren wohl zunächst theoretische Überlegungen, die zur Entwicklung der Stereo-Interferenz führten. Ausgangspunkt für diese Überlegungen war die Tatsache, daß das Ionenmilieu der Gewebsflüssigkeiten die Grundlage für jede Elektro-Reizbehandlung bildet. Die Ionen sind prinzipiell nach allen Richtungen des

Raumes beweglich. Es war aber fraglich, ob die *drei*dimensionale Beweglichkeit der Ionen durch die *bisherigen* Reizstromverfahren genutzt wurde. Auch in dem bekannten und bewährten If-Verfahren mit gekreuzten Strömen war wohl nur eine zweidimensionale Mobilisierung möglich. Es fehlte aber noch die Bewegung in der dritten Dimension. Durch einen dritten Stromkreis sollte dies nun ermöglicht werden.

Abb. 122 stellt die drei Bewegungsrichtungen im vorgegebenen Raum eines Würfels dar. Die Achse Nr. 1 soll die Bewegung in frontaler, die Achse Nr. 2 in sagittaler und die Achse Nr. 3 in vertikaler Richtung veranschaulichen. Da aber der menschliche Körper kein Würfel ist, sind die mathematischen Achsendarstellungen in dieser Skizze nur sehr bedingt anwendbar.

Ein weitaus besseres Bild zeigt **Abb. 123**, die als »Modell« für die Querdurchströmung einer Extremität und zugleich für eine optimale Stereowirkung dienen soll.

Zum besseren Verständnis über die Elektroden und deren Applikation:
Anders als beim If-Strom, bei dem *zwei* Stromkreise über *vier* Elektroden zugeführt werden, benötigt man beim Stereo-Verfahren **Abb. 125** nur *zwei* Elektroden – genauer: z w e i E l e k t r o d e n - S e t s! Denn *jeder »Set« hat drei Kontaktflächen,* von denen jede das Endstück eines zuleitenden Stromkabels dar-

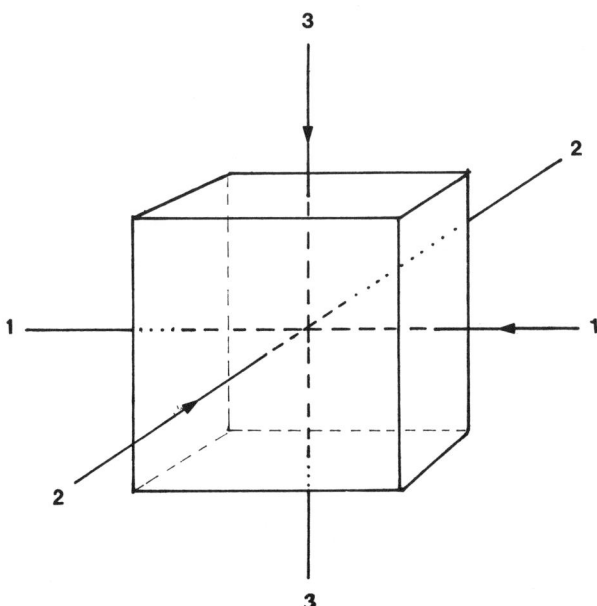

Abb. 122: Schematische Darstellung der drei Bewegungsachsen im vorgegebenen Raum eines Würfels
1 = frontale Achse, 2 = sagittale Achse, 3 = vertikale Achse

201

stellt (vgl. **Abb. 125 u. 126**). Um eine optimale Stereowirkung zu erzielen, müssen die Elektrodensets dergestalt angelegt werden, daß eine Überlagerung bzw. eine Kreuzung der drei Stromkreise stattfindet. Die Skizze (**Abb. 123**) zeigt modellhaft diese Kreuzung. **Abb. 127** soll eine »Merkhilfe« sein,

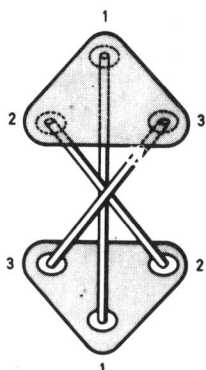

Abb. 123: Modell zur Veranschaulichung der Überlagerung von drei Stromkreisen bei der Stereo-Interferenz

sie zeigt an der Haltung der Hand, daß *keine* Kreuzung der gedachten Stromlinien und demzufolge *keine Stereowirkung* stattfindet. **Abb. 128** veranschaulicht die richtige Stellung der drei Stromkreise zueinander, *die Linien können sich kreuzen, die Stereowirkung ist möglich.* **Abb. 129** zeigt die richtige Applikation im Bereich des Schultergelenks.

Die richtige Applikation der Elektrodensets ist also wichtig, die genannten Abbildungen sollen allgemeine Hinweise sein. **Abb. 130** soll eine Anregung für die Fixierung der Elektrodensets geben.

(Zu Abb. 125: Siemens stellt neuerdings Zuleitungskabel her, in denen die »Kreuzung« bereits berücksichtigt ist; die Elektrodensets können also so angelegt werden, daß die »obere« Elektrode stets in Verlängerung des Zuleitungskabels zu liegen kommt.)

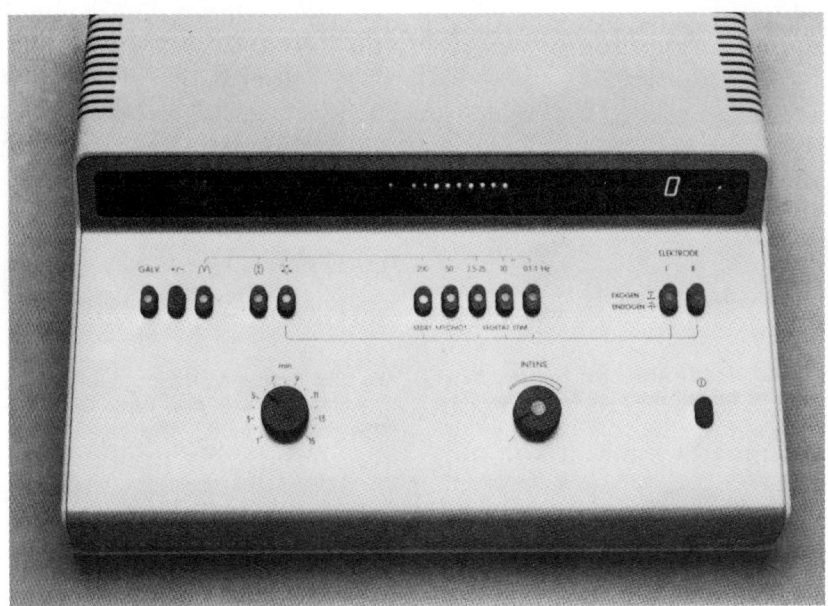

Abb. 124: Stereodynator 728 (Siemens)
(Blick auf die Schaltmöglichkeiten)

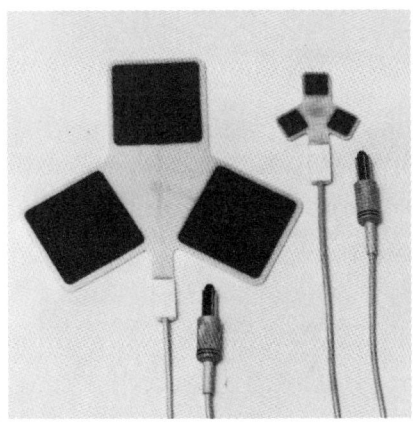 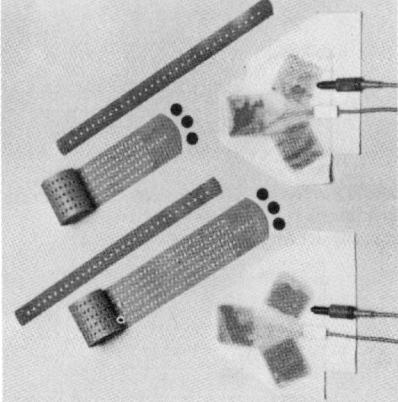

Abb. 125 und 126: Zubehör zum „Stereodynator" (Siemens
125: Elektrodensets in verschiedener Größe,
126: Elektrodensets in dazugehörigen Taschen und Lochgummibänder in verschiedenen Größen

Merkhilfen zur Applikation der Elektrodensets bei Stereo-If-Strom

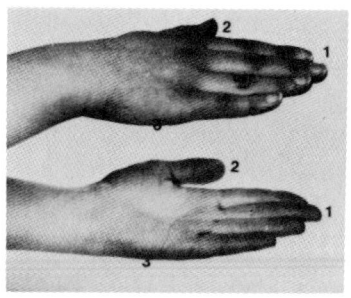 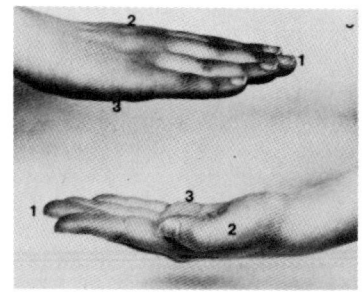

Abb. 127: Falsche Applikation, gedachte Stromkreislinien **kreuzen sich nicht, keine Stereo-Wirkung**

Abb. 128: Richtige Applikation, Linien aller drei Stromkreise **kreuzen sich**, daher **Stereo-Wirkung.**

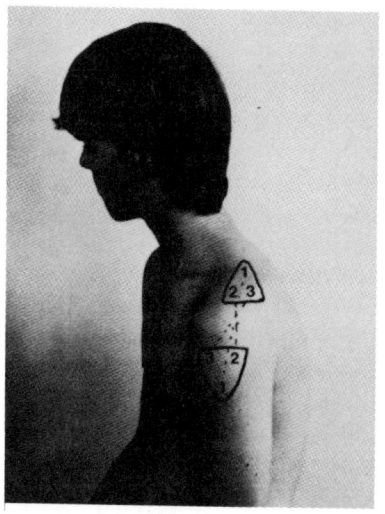 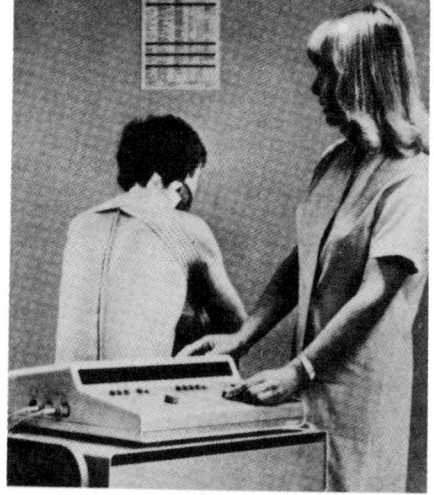

Abb. 129: Beispiel der Elektroden-Applikation im Bereich des Schultergelenks (Optimale Überlagerung der Stromkreise)

Abb. 130: Behandlung des Nackens mit dem Stereo-Interferenzverfahren (Gerät: Stereodynator)

17 Neuere MF-Strom-Verfahren

Anfang der 60er Jahre hat WYSS auf weitere Anwendungsmöglichkeiten für MF-Ströme aufmerksam gemacht, nachdem er zahlreiche experimentelle Untersuchungen durchgeführt hatte. Er stützte sich dabei auf ältere Beobachtungen (TESLA, D'ARSONVAL, GILDEMEISTER u. a.) und leitet daraus weitere Erkenntnisse bzw. neue Perspektiven ab.

Nach dem Summationseffekt (GILDEMEISTER) ist es *nicht* möglich, eine Reizwirkung mit *einzelnen MF-Perioden* zu erzielen, vielmehr bedarf es dazu einer »Summation« von mehreren bzw. zahlreichen Einzelperioden. Ferner ist zu bedenken, daß die Reizwirkung von MF-Strömen schon nach Bruchteilen von Sekunden durch »Adaptation« aufhört. Um eine anhaltende Reizwirkung zu erzielen, muß der MF-Strom in rascher Folge fortlaufend ein- und ausgeschaltet werden. Mit anderen Worten: Die Trägerfrequenzen müssen in kurzen, rasch aufeinanderfolgenden »Salven« einwirken. Diese »Salven« bezeichnet man als *Sequenzen*, um eine Verwechslung mit den niederfrequenten Impulsfolgen zu vermeiden.

Um eine Erregung auslösen zu können, müssen diese Sequenzen einen Mindest-Schwellenwert (mA) erreichen und eine Mindestdauer (ms) anhalten. Nach WYSS sollen sie höchstens 0,5 ms dauern, doch dabei noch genügend einzelne Perioden der Trägerfrequenz enthalten. Die Geräte, die WYSS benutzte (MF 64 und MF 65), arbeiteten mit 20 kHz und mehr (!). Die einzelne Periode dieser Frequenzen betrug 0,05 bis 0,01 ms. Eine Sequenz von 0,5 ms enthielt demnach 10 einzelne Perioden. Bei Verwendung von 100 kHz-Trägerfrequenzen enthielt eine Sequenz Perioden von 0,02 bis 0,01 ms Dauer.

Die *Wirkung auf die sensiblen Nerven* ist außerordentlich gering, da mit zunehmender Frequenz der Hautwiderstand und die Reizwirkung nachläßt. Es können also beträchtliche Intensitäten in tiefere Gewebsschichten geleitet werden, ohne daß es dabei zu einer nennenswerten Reizung der Hautnerven oder Rezeptoren kommt. Selbst bei stärkeren Intensitäten und höheren Stromdichten wird nur ein »Prickeln« wahrgenommen, das um so länger anhält, je höher die Stromstärke ist. Bei kontinuierlich weiterfließendem Strom klingt dieses Gefühl wieder ab. Nur bei *sehr* starken Intensitäten wird ein unangenehmes Fesselgefühl verspürt.

Auf ein *besonderes Charakteristikum* der MF-Reizung haben bereits KATZ (1937) und GILDEMEISTER (1944) hingewiesen, das von WYSS (1963) am peripheren Nerven im Tierexperiment nachgewiesen werden konnte. WYSS spricht von einer »apolaritären« (ambipolaren) Wirkung der MF-Reizung und meint damit, daß »bei symmetrischer Elektrodenanordnung beide Pole die gleiche Wirkung besitzen«. Das würde bedeuten, daß bei einer echten MF-Wechselstromreizung eine »gleichzeitige« Wirkung an beiden Polen auftritt. Demnach wäre eine unterschiedliche Wirkung an Kathode und Anode, wie sie PFLÜGER (1859) mit dem »polaren Gesetz der Erregung« bei Gleichstromreizung beschrieben hat, bei der MF-

Reizung auszuschließen. Es würde also gleichgültig sein, mit welcher Elektrode gereizt wird. Diese Auffassung ist jedoch nicht ohne Widerspruch geblieben (BROMM und LULLIES).

Die schmerzstillende, sowie die durchblutungsfördernde Wirkung,wie sie in der NF-Therapie bekannt ist, gilt in »sehr ausgeprägtem Maße« auch für die MF-Ströme. Für die durchblutungsfördernde Wirkung wird die Freisetzung von gefäß-aktiven Substanzen angenommen.

Es darf also über die Wirkung von MF-Strömen gesagt werden,daß sie analgesie-rend, hyperämisierend und myoenergetisch ist, und daß sie sich diesbezüglich mit der Wirkung von NF-Strömen deckt. Der *Vorzug* der MF-Therapie besteht zweifel-los in der nahezu reizlosen Wirkung auf die sensiblen Hautnerven und auf der größeren Tiefenwirkung. WYSS vertritt sogar die Ansicht, daß die MF-Ströme die NF-Ströme bis zu einem gewissen Grade ablösen werden. Der N a c h t e i l der MF-Ströme besteht darin, daß d e n e r v i e r t e M u s k e l n m i t M F n i c h t e r r e g b a r s i n d (EDEL).

Vieles, was die MF-Ströme betrifft, befindet sich noch im Versuchsstadium. So wurden u. a. Vergleiche von MF-Strömen mit einer Trägerfrequenz von 18 kHz mit einem Interferenzstrom angestellt, bei dem durch Überlagerung von zwei Strom-

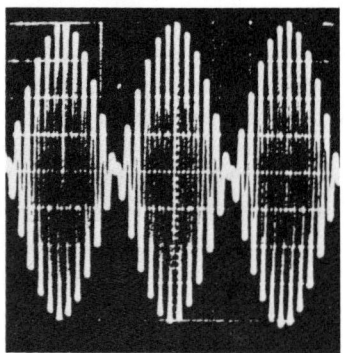

Abb. 131: Interferenzstrom, hervorgerufen durch Überlagerung von 19,0 kHz mit 20,7 kHz; die Schwe-bungsfrequenz beträgt 1700 Hz.

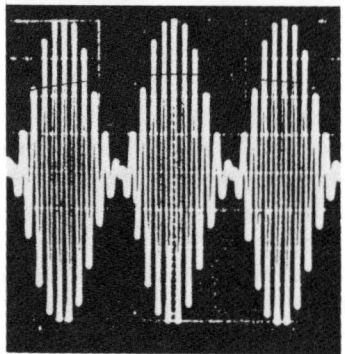

Mittelfrequenzimpulse bei maximaler Sequenz von 1700/sec. Trägerfrequenz 18 kHz.
Beide Stromformen haben prinzipiell gleichartige Reiz-wirkung.

(Aus „Beiträge zur elektrophysiologischen Methodik" Helvetia Physiologica et Pharmacologica Acta Vol. 24. Fasc. 3. 1966)

kreisen (19,0 kHz und 20,7 kHz) eine Schwebungsfrequenz von 1,7 kHz erzeugt wurde. Beide Stromarten zeigten sowohl im Oszillogramm als auch in der Wirkung keine nennenswerten Unterschiede (**Abb. 131**).

Über weitere Erfahrungen mit der Anwendung von MF-Strömen berichten JASNO-GORODSKIJ und RAVIC. Sie benutzten Geräte, die mit Trägerfrequenzen von 5 kHz und mit einer Stromstärke von maximal 50 mA arbeiteten (Amplipuls 3 und Amplipuls 3 T.) Neben Dauerreizungen mit konstanter Amplitude kommen mehrere Impulsformen zur Anwendung. Die Impulsfolgen können in verschiedenen Impulsfrequenzen (= Sequenzen) verabfolgt werden, die ihrerseits dem NF-Bereich angehören. Zur Verfügung stehen Sequenzen von 10 bis 100 Hz und von 150 Hz, die untereinander mannigfach variieren oder auch mit stromlosen Pausen wechseln können (**Abb. 132**).

EDEL und Mitarbeiter verfügen über eine mehrjährige Erfahrung mit den genannten Geräten.

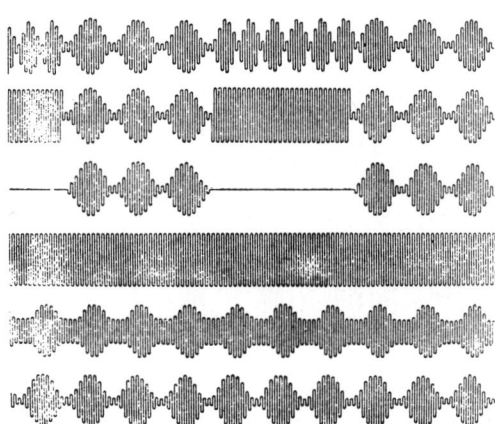

Abb. 132: Stromformen des „Amplipuls 3 T" (Aus „Fibel der Elektrodiagnostik und Elektrotherapie" von EDEL – 4. Aufl.)

1971 entwickelten EDEL und FÜCKER ein Versuchsgerät, das neben der Interferenzstromtherapie (NEMEC) zusätzlich eine *externe* Form der MF-Reizung gestattet und darüber hinaus MF und NF kombiniert, so daß die Anzahl der Impulsformen und -frequenzen erheblich erweitert werden kann.

Zusammenfassend kann gesagt werden, daß alle auf MF-Basis arbeitenden Geräte einiges gemeinsam haben:
1. die nahezu empfindungsfreie Behandlung,
2. die Möglichkeit, höhere Stromstärken anzuwenden,
3. die größere Tiefenwirkung (durch höhere Stromdichte).

Eine gewisse Ähnlichkeit der beiden letztgenannten Verfahren mit den von NEMEC entwickelten drei Methoden läßt sich kaum anzweifeln. Abweichend davon sind eigentlich nur die von WYSS durchgeführten Untersuchungen, die sich mit z. T. wesentlich höheren Frequenzen befassen.

Alle Stromformen aus dem MF-Bereich haben annähernd die gleichen Indikationsgebiete. Schmerzlinderung, Durchblutungsförderung und Kontraktionsauslösung der Skelettmuskeln sind mit allen Methoden zu erreichen. Über die Wirkung auf die *glatte Muskulatur* gibt es abweichende Angaben. Denervierte Muskeln sind mit MF-Strömen nicht erregbar. Für die Behandlung solcher Muskeln entfällt also diese Methode.

18 Alphabetische Kurzfassung:
MF-Ströme: IF-Strom und andere

Abgrenzung des MF-Bereiches:
Untere Grenze 1000 Hz, obere Grenze 100 000 Hz.

Adaptation:
Gewöhnung an einen Reiz.

Amplipuls-Geräte:
MF-Strom-Geräte, die mit 5 kHz und 50 mA arbeiten. (Hergestellt nach JASNOGORODSKIJ und RAVIC, Moskau.)

Apolaritäre (ambipolare) Wirkung:
Wirkung echter MF-Wechselströme, bei der kein Unterschied zwischen Kathode und Anode besteht (nach WYSS).

Applikationsmöglichkeiten bei Interferenzstrom:
Platten-, Flachkissen-, Saugschalen- und Handschuhelektroden (näheres im Text).

Denervierte Muskeln:
Reagieren nicht auf MF-Reizung.

Distanzausgleich:
Einrichtung an If-Strom-Geräten, um die endogene Wirkung aufrechtzuerhalten, auch wenn die Elektroden nicht »quadratisch« angelegt sind. (Vgl. auch Profunditas.)

Endogene Wirkung:
Tiefenwirkung mittels If-Strom.

Exogene Wirkung:
Zusätzliche Oberflächenwirkung beim »Interfero-Triplex-Verfahren«.

GILDEMEISTER-Effekt
(Summationseffekt)
Bei MF-Trägerfrequenzen ist nicht die einzelne »Periode« reizwirksam, sondern nur eine gewisse Summe von MF-Reizen (Salven oder Sequenzen), jede Sequenz muß zahlreiche Perioden enthalten, um reizwirksam zu werden.

Interferenzstrom:
(NEMEC)
durch Überlagerung von zwei frequenzdifferenten MF-Strömen werden »endogen« Schwebungen (Interferenzen) erzeugt, die NF-Charakter haben.

Interfero-Triplex:
Weiterentwicklung des If-Verfahrens, indem zwei »exogen« wirksame Ströme hinzukommen.

209

Interferenz-Stereo-Verfahren:
Überlagerung von *drei* MF-Strömen, die »endogen« eine mehr »globale« Wirkung haben. Diese bietet folgende Vorteile: Räumliche und multilokale Reizwirkung, Intensitäts- und Reizortdynamik.

Kinesie bzw. kinetische Interferenz:
Applikationsweise bei If-Strom mittels Handschuhelektroden.

Profunditas:
Vgl. Distanzausgleich.

Salven/Sequenzen:
Vgl. GILDEMEISTER-EFFEKT.

Wirkungen der MF-Ströme:
Auf sensible Nerven (nahezu reizlos),
auf Gefäße (erweiternd, gefäßaktive Substanzen?)
auf gesunde Skelettmuskeln (kontraktionsauslösend)
auf glatte Muskeln (noch ungeklärt)
auf denervierte Muskeln (ohne Wirkung).

Wyss:
Vgl. Abgrenzung des MF-Bereiches.

19 Hochfrequenzströme (HF-Ströme)

Wechselströme mit hoher Spannung sind bereits im Jahre 1891 von NICOLA TESLA erzeugt worden, und der französische Physiologe D'ARSONVAL empfahl etwa ein Jahr später eine Hochfrequenzbehandlung, die nach ihm benannt wurde (Arsonvalisation). Dieses Verfahren ist zwar heute fast in Vergessenheit geraten, aber es bildete immerhin die Grundlage bzw. den Ausgangspunkt für die später entwickelten Hochfrequenzbehandlungen wie Kurzwellen-, Dezimeterwellen- und Mikrowellentherapie.

19.1 Wellenlänge und Frequenz

Diese Begriffe sind nicht voneinander zu trennen. Die Geschwindigkeit des elektrischen Stromes wird der Lichtgeschwindigkeit gleichgesetzt. Diese beträgt – etwas abgerundet – 300000 km/sec. Dividiert man diese Geschwindigkeit durch die Zahl der Frequenz, so erhält man die Wellenlänge:

$$\frac{300 \text{ Millionen m/sec}}{\text{Frequenz in Hz}} = \text{Wellenlänge in Metern}$$

Da die Wellenlängen von Kurz-, Dezimeter- und Mikrowellen in den Frequenzbereich von Funk- und Fernsehwellen hineinreichen und dort zu erheblichen Störungen führen könnten, wurden für die Therapiewellen folgende Bereiche amtlich festgelegt:

Kurzwellen: 27,12 MHz (27 120 000 Hz) = 11,06 m Wellenlänge.

Dezimeterwellen: 433,92 MHz = 69 cm Wellenlänge.

Mikrowellen: 2400 MHz = 12,4 cm Wellenlänge.

Hochfrequente Therapieströme sind elektromagnetische Schwingungen. Der Begriff »Schwingung« stammt aus der Mechanik. Wenn man nämlich das freie Ende eines Pendels mit einem Schreibstift versieht und ihn über einen sich ablaufenden Papierstreifen hin- und herschwingen läßt, so zeichnet er die bekannten Schwingungskurven auf (**Abb. 133**).

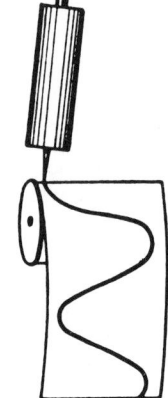

Die Therapiewellen sind also elektromagnetische Schwingungen, doch der »verursachende« Faktor für diese Schwingungen ist ein Hochfrequenz*strom*.

Abb. 133: Ein hin- und herschwingendes Pendel, das mit einem Schreibstift versehen ist, zeichnet auf ein abrollendes Band Kurven, die seinen Schwingungen entsprechen.

19.2 Kurzwelle

Bei der Kurzwelle werden periodische Schwingungen in einem *Schwingkreis* erzeugt. Dieser besteht im wesentlichen aus einem Kondensator und einer Spule (**Abb. 134 a–d**). Wie bereits an anderer Stelle erwähnt wurde besteht ein *Kondensator* gewöhnlich aus zwei in gewissem Abstand parallel zueinander liegenden Metallplatten. Zwischen diesen Platten befindet sich entweder Luft oder ein anderes isolierendes Medium, das als *Dielektrikum* bezeichnet wird.

Legt man an die Kondensatorplatten eine *Gleich*spannung an, so laden sich die Platten auf, die eine wird positiv, die andere negativ. Infolge dieser Aufladung entsteht zwischen den Platten ein elektrisches Feld, das *Kondensatorfeld*. Das Speichervermögen eines Kondensators ist abhängig von der Größe der Platten, von ihrem Abstand zueinander und von dem Material des Dielektrikums.

Beim Anlegen einer *Wechsel*spannung vollzieht sich der Elektronenfluß je nach der Frequenz des Stromes in rascher Folge und in *wechselnder Richtung* – also hin und her.

Die Spule.

Ein Leiter, der von einem Strom durchflossen wird, bildet um sich herum ein Magnetfeld aus (**Abb. 128**). Dieses läßt sich nachweisen, indem man eine Magnetnadel tangential zu dem Leiter hält und sie kreisförmig um den Leiter herum führt.

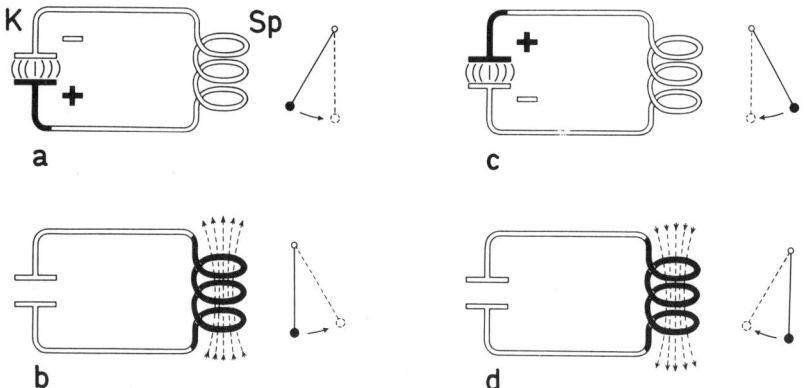

Abb. 134: Funktionsprinzip eines Schwingkreises
K = Kondensator, Sp = Spule
a = Kondensator beginnt sich über die Spule zu entladen.
b = Kondensatorspannung ist auf Null abgesunken, das magnetische Feld in der Spule ist jetzt am stärksten.
c = Magnetfeld der Spule ist zusammengebrochen und hat durch den dabei entstehenden Induktionsstrom den Kondensator wieder aufgeladen, jedoch mit umgekehrten Vorzeichen.
d = Kondensator hat sich wieder entladen (in umgekehrter Richtung), das Magnetfeld in der Spule ist wieder aufgebaut.
Der Pendelschwung veranschaulicht die im Schwingkreis ablaufenden Vorgänge.

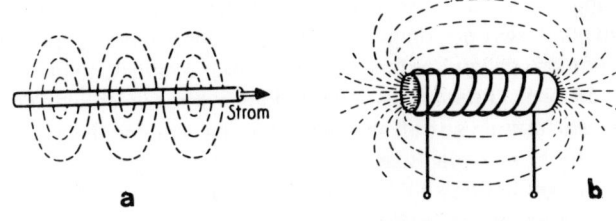

Magnetfeld eines stromführenden Leiters und einer Spule.

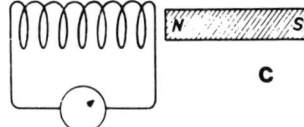

c Induktion durch Einbringen eines Magneten in eine Spule. N = magnetischer Nordpol. S = magnetischer Südpol.

Abb. 135 a, b, c: Magnetfeld um einen stromführenden Leiter und eine Spule (a und b) Induktion durch Einbringen und Herausführen eines Magneten in einer Spule. (c)

Wird dieser Leiter »spulenförmig« um einen Kern gewickelt, so verstärkt sich das magnetische Feld. Es kann also mittels eines elektrischen Stromes ein magnetisches Feld erzeugt werden. Daß man auch umgekehrt aus einem Magnetfeld einen elektrischen Strom erzeugen kann, hat FARADAY bereits nachgewiesen (**Abb. 135 c**). Er führte einen Magneten in eine Spule hinein, sobald der Magnet die Spule erreichte, erfolgte ein kurzer Stromstoß; entfernte er den Magneten aus der Spule, so erfolgte ein neuer Stromstoß – allerdings in umgekehrter Richtung. Der Strom in der Spule entstand durch *Induktion.*

Diese Ausführungen über Kondensator und Spule werden das Verständnis über die Funktion des *Schwingkreises* erleichtern.

Verbindet man nämlich die Kondensatorplatten nach deren Aufladung, so entlädt sich der Kondensator. Dabei zerfällt das zwischen den Platten liegende elektrische Feld und der »freiwerdende« Strom fließt in den verbindenden Leiter. Schaltet man in diesen Stromkreis eine Spule ein, so entsteht ein elektrischer Schwingkreis, dessen Hauptmerkmale die Kapazität des Kondensators und die Induktivität der Spule sind. Man spricht von einer *Selbstinduktion.*

Der wesentliche Unterschied zwischen Kondensator und Spule liegt darin, daß *zwischen* den Kondensatorplatten ein *elektrisches* Feld besteht und *in* der Spule ein *magnetisches.* Das magnetische Feld ist dann am stärksten, wenn das elektrische Feld auf Null abgesunken ist. Mit dem Aufhören des Entladungsstromes vom Kondensator her, bricht auch das magnetische Feld der Spule zusammen. Durch diesen Vorgang wird *nun in der Spule* ein Strom erzeugt, der aber in entgegengesetzter Richtung fließt. Dieser Strom lädt den Kondensator erneut – in

213

umgekehrter Richtung – auf, d. h. die Kondensatorplatte, die zuerst negativ aufgeladen war, wird nun positiv geladen. Sobald die Aufladung erfolgt ist, hört der »Ladestrom« auf – und der ganze Vorgang wiederholt sich – nur in umgekehrter Richtung (s. **Abb. 134 a–d**). Dieser Auf- und Entladungsvorgang spielt sich in *Bruchteilen von Millisekunden* ab, so daß ein sehr schnelles Hin- und Herpendeln bzw.-schwingen entsteht, das zu der Bezeichnung *Schwingkreis* geführt hat.

Bei diesem Schwingen kommt es zu Wärmeverlusten (durch den OHM'schen Widerstand). Die Folge davon ist, daß die Schwingungen sehr rasch kleiner werden (**Abb. 136** gedämpfte Schwingungen).

Der Wärme- bzw. Energieverlust wird durch eine Elektronenröhre (Verstärker-röhre) wieder ausgeglichen, so daß die Schwingungen »ungedämpft« ablaufen können.

Die Höhe der Frequenz, mit der die Schwingungen ablaufen, hängt von zwei Faktoren ab:

1. Von der Kapazität des Kondensators (je größer diese ist, desto langsamer erfolgen die Schwingungen)
2. Von der Trägheit der Schwingungen (je länger der Leitungsweg durch die Spule ist und je mehr spiralige Windungen diese hat, desto größer ist die Trägheit).

Durch entsprechende Wahl der Kapazität des Kondensators und der Selbstinduktion der Spule kann die Frequenz bestimmt werden.

Regel: Je kleiner die Kapazität und je kleiner die Induktivität, desto höher die Frequenz.

Die Meßeinheit für die Kapazität des Kondensators ist das »Farad«. Kondensatoren von 1 Farad wären für Therapiegeräte viel zu groß. Hierfür benutzt man Kondensatoren, die nach Mikro-, Nano- oder Picofarad berechnet werden.

1 Farad   = 1 Million Mikrofarad (μF)
 oder   = 1 Milliarde Nanofarad (nF)
 oder   = 1 Billion Picofarad (pF)

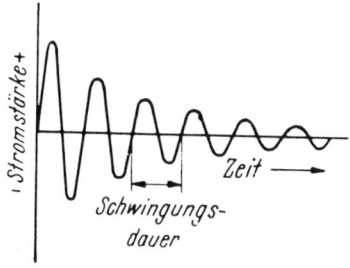

Abb. 136: Gedämpfte Schwingung

Die Induktivität der Spule beruht auf ihrer Eigenschaft, beim Zusammenbrechen des Magnetfeldes einen Induktionsstrom zu erzeugen. Die Größe der Induktivität wird in »Henry« angegeben. Kleinere Einheiten sind Millihenry (mH) und Mikrohenry (μM).

Die Elektronenröhre, die zur Aufrechterhaltung *ungedämpfter* Schwingungen benötigt wird, wurde im Prinzip in dem Abschnitt »Elektronenröhren als Gleichrichter« unter der Bezeichnung »Triode« näher beschrieben. Sie muß funktional so eingebaut werden, daß die von ihr ausgehenden Impulse synchron (im gleichen Rhythmus und im gleichen Augenblick) mit den Schwingungen des Schwingkreises erfolgen. Dies wiederum geschieht automatisch durch eine Rückkoppelungsschaltung. Der Betriebsstrom für die Röhre wird von einem *Transformator* geliefert, der die *Netzspannung* (220 V) auf *einige 1000 Volt* hinauftransformiert.

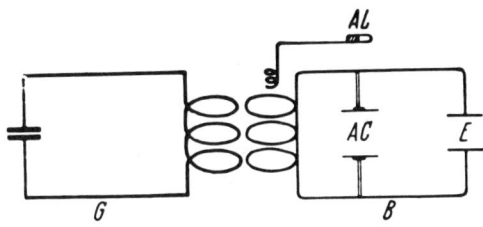

Abb. 137: Sekundärkreis
(zweiter Schwingkreis)
G = Generatorkreis,   E = Elektroden
B = Behandlungskreis,   AL = Abstimmungslämpchen
AC = Abstimmungskondensator,

Der *Behandlungskreis*, in den der Patient mit eingeschaltet wird, heißt *Sekundärkreis*. Dieser zweite Schwingkreis übernimmt die Schwingungen des Primärkreises durch Schwingungsspulen, die miteinander gekoppelt sind (**Abb. 137**).

Die Energieübertragung vom Primärkreis auf den Sekundärkreis ist dann am intensivsten, wenn beide Kreise aufeinander abgestimmt sind. Während früher diese Abstimmung durch einen besonderen Abstimmungskondensator zu regeln war, geschieht dies jetzt automatisch. Erst durch diese automatische Abstimmung ist eine exakte Energieübertragung gewährleistet.

19.3 Dezimeter- und Mikrowellen (UHF) (Strahlenfeldmethode)

Dezimeter- und Mikrowellen können in ausreichender Stärke mit elektrischen Schwingkreisen nicht mehr erzeugt werden. Hierzu sind Generatoren erforderlich, die mit einem sogenannten »Vielschlitzmagnetron« ausgerüstet sind. Dieses Magnetron ist zwischen den Polen eines starken Dauermagneten gelagert. Die Kathode ist in einem zylindrischen Glaskolben untergebracht und kann gesondert aufgeheizt werden. Die Anode besitzt freistehende Lamellen, die konzentrisch auf die Kathode gerichtet sind. Eine der Lamellen ist mit einer Auskoppelungsantenne verbunden, welche die Hochfrequenzenergien auf das Patientenkabel bzw. auf den »Strahler« überträgt (**Abb. 138**).

Für die Arbeit mit Dezimeter- und Mikrowellengeräten ist von großer Bedeutung, daß ein *Magnetron n u r unter Belastung*, d. h. mit angepaßtem Strahler betrieben werden darf. Ohne diese Belastung käme es zu einer unzulässig starken Rückheizung, wodurch die Kathode zerstört würde!

Die erwähnten Strahler senden nun ihrerseits die Wellen als »Strahlungsfeld« aus. Dies geschieht wieder über einen Kondensator, doch sind dessen Platten (im Gegensatz zu denen des Kurzwellenkondensators) so weit wie möglich auseinandergezogen, so daß eine erhebliche Streuung der elektrischen Feldlinien entsteht, die sich nach außen als Strahlung ausbreiten wollen. Das Ausmaß dieser Strahlung nimmt mit steigender Frequenz zu. Diese Art des Schwingkreises nennt man »offenen Schwingkreis« oder »Dipol«.

Schaltet man nun in die Symmetrieebene des Feldes eine als Reflektor dienende Platte ein, so entfällt die untere Hälfte des Feldes (**Abb. 139 a**). Die vom »halben Dipol« nach allen Seiten sich ausbreitenden Feldlinien werden an den Wänden des

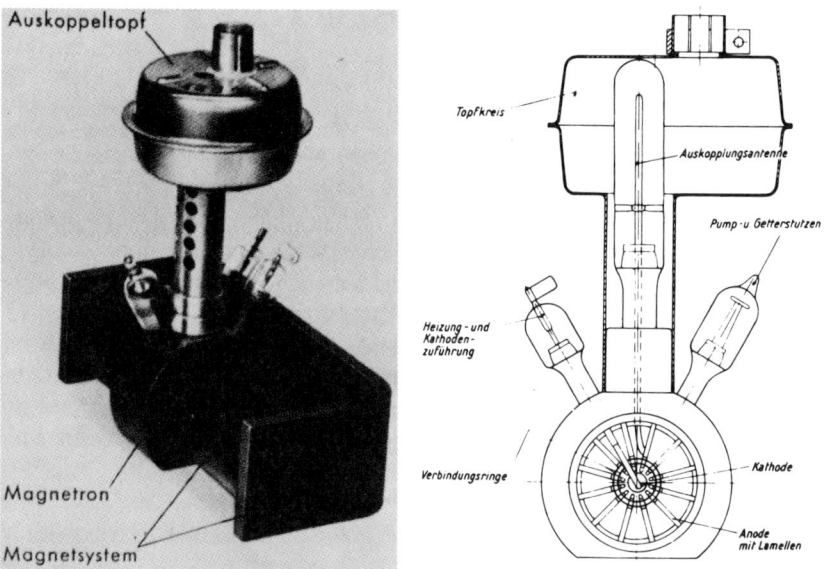

Abb. 138: Generator (mit Magnetron) zur Erzeugung hoher Frequenzen (Dezimeter- und Mikrowellen). Rechts: Schematische Darstellung eines solchen Generators.
(Die aufgeheizte Kathode sendet Elektronen aus, die an den Lamellen der Anode vorbeifliegen. Eine Auskoppelungsantenne überträgt die Hochfrequenzenergie über den Topfkreis zum Patientenkabel bzw. zum Strahler.)

»Strahlers« reflektiert und verlassen diesen »gebündelt«. Schematisch ist das Abwandern der Feldlinien in vier Stadien in **Abb. 132b** zu erkennen. Man sieht, daß das Feld dabei seine Stärke und Richtung fortlaufend ändert.

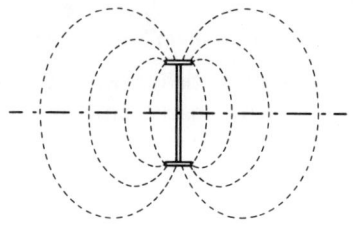

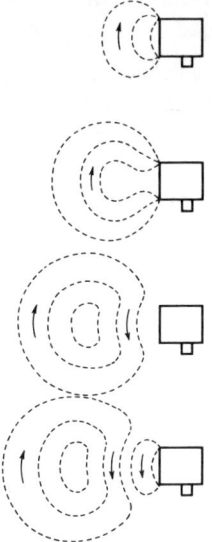

a Streuung der elektrischen Kraftlinien bei einem Dipol.

b Schematische Darstellung des Aufbaues eines elektrischen Feldes und dessen Ablösung vom Mikrowellenstrahler. Das Feld verändert dabei ständig seine Richtung und Stärke. Das elektrische Feld verläuft linear polarisiert, d. h. seine Feldlinien erstrecken sich stets in parallel zum Dipol ausgerichteten Ebenen.

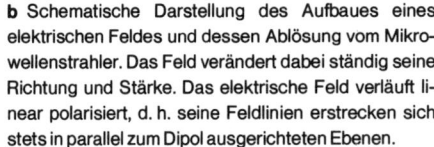

Abb. 139: a = Kraftlinien im Dipol
b = Ablösung des elektrischen Feldes von einem Mikrowellenstrahler, schematisch dargestellt in vier Phasen

19.4 Wärmetherapie mit elektromagnetischer HF-Energie

Obwohl sich heute jeder daran gewöhnt hat, daß elektromagnetische Schwingungen Luft, Glas, Gummi, Mauerwerk usw. durchdringen, kann man immer wieder erleben, daß sich Patienten bei der Kurzwellenbehandlung darüber wundern, wenn sie eine Wärme verspüren, die Elektroden aber kalt bleiben.
Die Übertragung der HF-Energie auf den Patienten geschieht in der Tat ohne Hautkontakt und zwar entweder im Kondensatorfeld, im Spulenfeld oder im Strahlenfeld. Am einfachsten lassen sich die Vorgänge, die sich bei der Energieübertragung abspielen, an Hand des Kondensatorfeldes darlegen.

19.5 Kondensatorfeld

Wir wissen bereits, daß nach Anlegen einer Spannung zwischen den Kondensatorplatten (im Dielektrikum) ein elektrisches Feld entsteht und daß bei Verwendung eines Wechselstromes die Kondensatorplatten in raschem Wechsel positiv und negativ aufgeladen werden, und daß sich dieses »Umladen« bei sehr hohen Frequenzen in Bruchteilen von Millisekunden abspielt.

Bei der Behandlung im Kondensatorfeld befindet sich der zu behandelnde Körperteil zwischen zwei Kondensatorplatten, die man kurz »Elektroden« nennt, anders ausgedrückt: Der Körperteil wird zum Dielektrikum im Sekundärkreis.

Unter dem Einfluß des hochfrequenten Wechselfeldes vollziehen sich im Dielektrikum ebenfalls periodische Ladungswechsel, die dem Wechselstrom in der Leitung äquivalent sind und molekulare Veränderungen (Verschiebungen) der elektrischen Ladungen bewirken. MAXWELL führte für diese Verschiebungen die Bezeichnung »Verschiebestrom« ein. Dieser *Verschiebestrom im Dielektrikum* ist also gewissermaßen das Gegenstück zu dem »Leitungsstrom« im Leiter. Und man kann sagen, daß dort, wo der Leitungsstrom aufhört, der Verschiebestrom beginnt, und wo dieser endet, setzt der Leitungsstrom wieder ein. Bildlich gesprochen überbrückt der Verschiebestrom den Nichtleiter (Dielektrikum), da ein Elektronenfluß im Nichtleiter nicht stattfinden kann.

Aus dem sich ergänzenden Verhältnis von Leitungs- und Verschiebestrom ist es auch verständlich, daß die Elektroden nicht unmittelbar am Körper fixiert werden müssen. Es ist sogar erwiesen, daß bei einem gewissen Elektroden-Hautabstand (ca. 2-4 cm) die Durchwärmung des Körperteiles gleichmäßiger ist und Überhitzungen an der Hautoberfläche vermieden werden.

Elektroden für die Behandlung im Kondensatorfeld

Glaskapsel- oder Luftabstandselektroden nach SCHLIEPHAKE bestehen aus runden Metallplatten, die in Kunststoffgehäusen untergebracht sind. Mit einem abschraubbaren Glasdeckel können sie verschlossen werden. Die Metallplatten können innerhalb der Gehäuse in gewissen Grenzen verschoben werden, so daß sich (bei aufliegendem Glasdeckel) der Elektroden-Hautabstand bis auf 3 cm verstellen läßt (**Abb. 140**).

Tellerelektroden sind ohne Glaskapsel. Sie gibt es aus unterschiedlichem Material (**Abb. 141**). Sie sind ebenfalls leicht zu reinigen. Der Elektroden-Hautab-

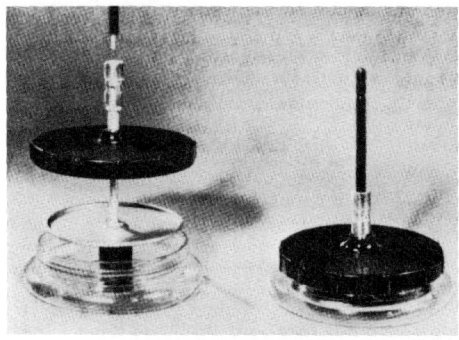

Abb. 140: Glasschalenelektroden nach SCHLIEPHAKE für die Behandlung im Kondensatorfeld

218

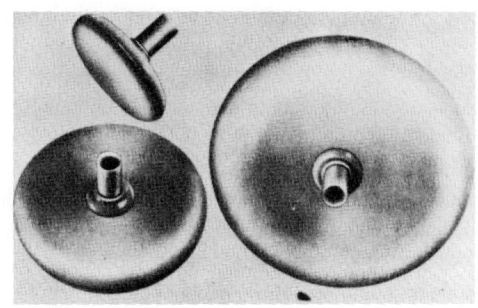

Abb. 141: Tellerelektroden aus Polystyrol (Hüttinger) für die Behandlung im Kondensatorfeld; Elektroden-Haut-Abstand muß beim Anlegen der Elektroden berücksichtigt werden.

stand muß beim Anlegen berücksichtigt werden. Das Anlegen ist jedoch sehr einfach durchführbar.

Gleichfalls für die Behandlung im Kondensatorfeld eignen sich Weichgummielektroden, die es in verschiedenen Größen gibt (**Abb. 142a und b**). Sie werden vorwiegend für die Behandlung am liegenden Patienten verwendet.

Zwischen Elektrode und Körper legt man gelochte Filzplatten, um einen Mindestabstand zu erreichen. Benutzt man Weichgummielektroden zur Behandlung an den Gliedmaßen so muß man darauf achten, daß man keine zu großen Elektroden nimmt, denn sonst kann es zu »Feldverdichtungen und Randüberhitzungen« kommen (vgl. hierzu Abb. 153 »*q*« *und* »*r*« bei der »Darstellung von Elektrodenlage und Felddichte«).

Verschiedene Formen von Weichgummielektroden

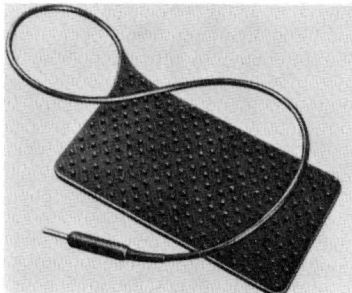

Abb. 142 a: Gummihöcker sollten einen gewissen Mindestabstand zur Haut ermöglichen.

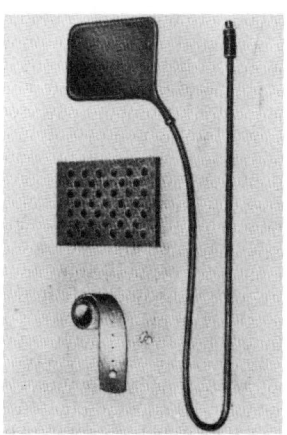

Abb. 142 b: Weichgummielektrode mit gelochter Filzplatte zur Regulierung des Elektroden-Haut-Abstandes; daneben Lochgummiband zum Fixieren der Elektrode

19.6 Spulenfeld

Bei der Spulenfeldmethode ist der Körper dem magnetischen Feld einer Spule ausgesetzt, die von einem hochfrequenten Strom durchflossen wird. Durch dieses Spulenfeld werden im Körper *Wirbelströme* induziert, die sich in Wärme umsetzen. Als Spule kann ein Induktionskabel (Spulenfeldkabel) dienen, das etwa 2,5 cm Durchmesser hat und ungefähr 2 m lang ist. Dieses Kabel wird in einer Filztasche untergebracht und vorzugsweise für die Behandlung größerer Körperflächen (Rücken) benutzt. Auch hierbei muß auf ausreichenden Elektroden-Hautabstand geachtet werden (**Abb. 143/144**).

Eine andere Art der Spulenfeldbehandlung geht auf KOWARSCHIK zurück. Sie wird vornehmlich zur Extremitätenbehandlung angewandt. Dabei legt man ein Kabel von entsprechender Länge in mehreren Windungen spiralförmig um die Gliedmaße. Je mehr Windungen angelegt werden, desto ähnlicher ist die Wirkung derjenigen im Kondensatorfeld. Um dieses Spulenfeld vom »magnetischen« zu unterscheiden, nannte KOWARSCHIK sie »elektrisches Spulenfeld« (**Abb. 145**).

Elektroden für die Spulenfeldbehandlung

Größere Bedeutung gewann die Spulenfeldbehandlung erst durch die Einführung spezieller Elektroden (PÄTZOLD und KEBBEL). Diese Elektroden sind auch unter dem Namen »Wirbelstromelektroden« bekannt. Das Spulenfeldkabel ist bei diesen Elektroden in einem »Topf« fixiert. Wirbelstromelektroden ermöglichen die

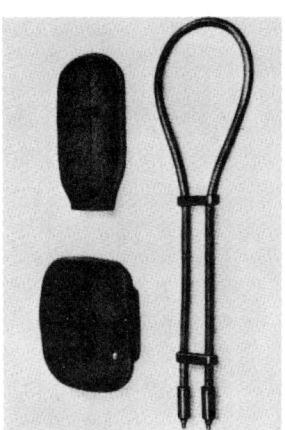

◄ **Abb. 143**: Induktionskabel zur Behandlung im Spulenfeld (Wirbelstromtherapie). (Das Kabel wird in einer länglichen oder in einer quadratischen Filztasche untergebracht).

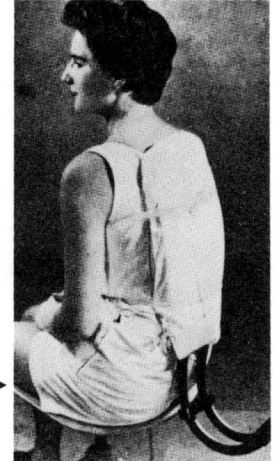

Abb. 144: Rückenbehandlung im „magnetischen" Spulenfeld; das ► Induktionskabel befindet sich in dem Kissenüberzug. (Durch Filzunterlage muß für ausreichenden Elektroden-Haut-Abstand gesorgt werden).

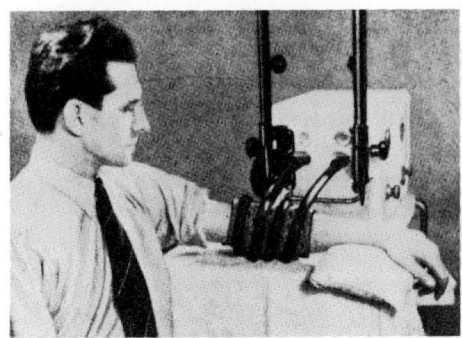

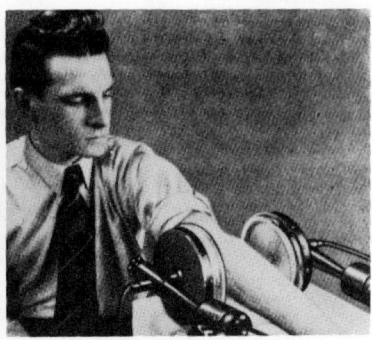

Abb. 145: Behandlung des Ellenbogengelenks im „elektrischen" Spulenfeld; Wirkung ist ähnlich wie im Kondensatorfeld.

Abb. 146: Behandlung des Ellenbogengelenks im Kondensatorfeld mit Glasschalenelektroden (nach SCHLIEPHAKE)

Behandlung kleinerer Flächen. Sie haben Durchmesser von 5 bis 15 cm (**Abb. 147/148**).

Eine Art Zwischenlösung zwischen Induktionskabel und Wirbelstromelektrode stellt die Klappdeckelelektrode dar, die auch unter dem Namen »Diplode« bekannt geworden ist. Mit ihr können Flächen von 400:225 cm erfaßt werden. (**Abb. 161**).

Eine weitere Anwendungsform des Spulenfeldes ist die Überwärmungstherapie des ganzen Körpers in der Hpyerthermiekabine »Pyrostat«. Früher hatte man hierfür die Behandlung im Kondensatorfeld bevorzugt. Doch zeigte es sich im Laufe der Zeit, daß dieses Verfahren auch gewisse Nachteile hat. Durch die

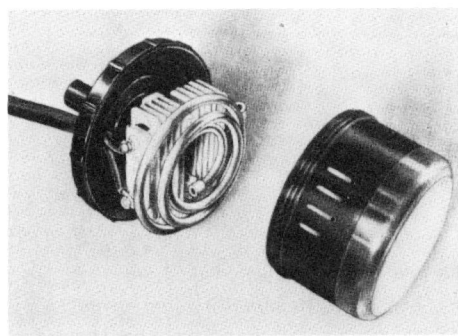

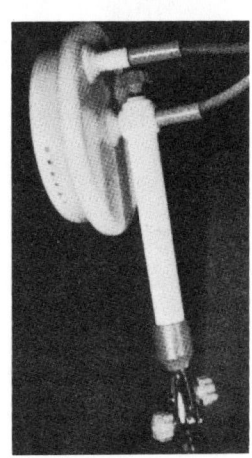

Abb. 147: Wirbelstromelektrode (Monode)
Links: Mehrfach gegeneinander versetzte Spulenwindungen, dahinter befindet sich der Kondensator.
Rechts: Abschraubbarer Deckel;
Vorsicht! Nicht bei eingeschaltetem Gerät abschrauben!
(Siemens AG)

Abb. 148: Diode (F. Hüttinger) für Wirbelstrombehandlung

221

Verwendung des Spulenfeldes lassen sich diese Nachteile vermeiden. Die Kabine ist mit einer gesonderten Heizungsvorrichtung ausgestattet, die ein Vorwärmen der Kabinentemperatur auf 42–45°C ermöglicht. Der Patient wird völlig entkleidet und nur mit einem Laken bedeckt. Wichtig ist eine bequeme Lagerung des Patienten (Knierolle usw.). Der Kopf bleibt außerhalb der Kabine und kann frei bewegt werden. Da hohe Körpertemperaturen erzeugt werden, sind Puls, Atmung, Blutdruck und eben die Körpertemperatur regelmäßig zu kontrollieren.

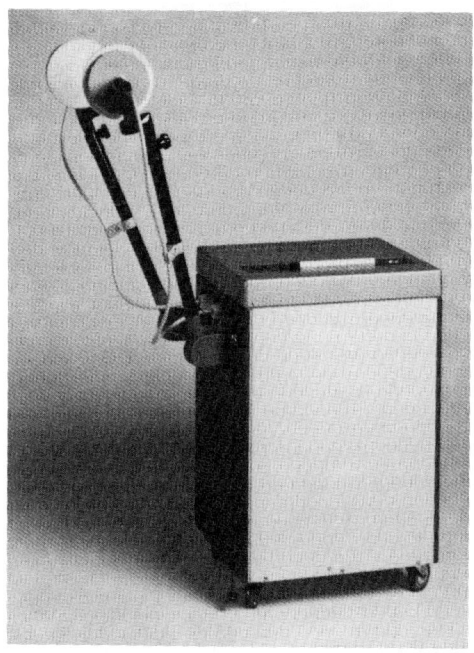

Abb. 149: Kurzwellentherapiegerät „Ultratherm 708 S" 11 m Wellenlänge (Siemens)

19.7 Strahlenfeld

Hierbei werden die elektromagnetischen Wellen tatsächlich von einem »Strahler«, der eine kleine Sendeantenne hat, wie von einem Scheinwerfer ausgestrahlt (**Abb. 150**). Die verwendeten Wellenlängen liegen unter 1 Meter. Für diesen Wellenbereich sind verschiedene Bezeichnungen gebräuchlich. Für die 69-cm-Wellenlänge spricht man vom »langen« Dezimeterbereich (**Abb. 151**), für die 12,4-cm-Wellenlänge, also für den »kurzen« Dezimeterbereich, wird allgemein von Mikrowellen gesprochen. Beide Bereiche sind auch als Ultra-Hochfrequenz-Bereich (UHF) bekannt.

Der Unterschied zwischen der Kondensator- und Spulenfeldbehandlung einerseits und der Strahlenfeldbehandlung andererseits besteht darin, daß bei den beiden erstgenannten Methoden die »Stromwärme« der hochfrequenten Ströme wirksam

Abb. 150: Schematische Darstellung der Strahlen-
ausbreitung bei einem Mikrowellen-Rundstrahler

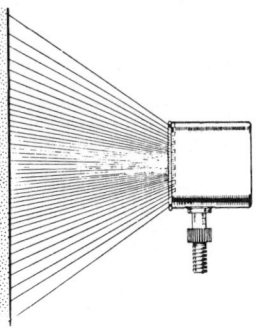

wird, wohingegen die Wirkung der Strahlenfeldmethode auf der »Absorption elektromagnetischer Schwingungen« beruht. Die notwendige Absorption (= Umsetzung der Strahlenenergie in Wärme) wird aber erst bei sehr hohen Frequenzen therapeutisch nutzbar. Dabei absorbiert das Fettgewebe weniger Energie als das Muskelgewebe, d. h. Fett wird weniger erwärmt als der Muskel. Bei Bestrahlung mit Mikrowellen (12,4) wird jedoch die thermische Fettentlastung wieder teilweise zunichte gemacht, weil es an den Grenzflächen von Geweben zur Reflexion der Strahlen kommen kann. Es kommt dabei zu sogenannten »stehenden Wellen«, wie sie aus der Akustik und aus der Optik bekannt sind. Trotzdem

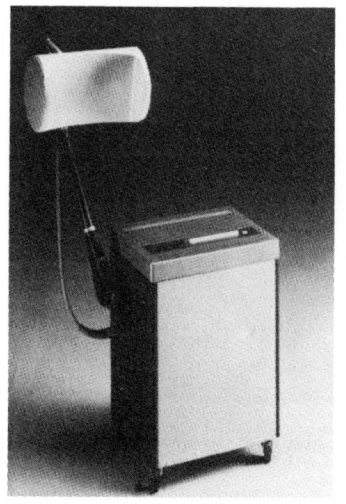
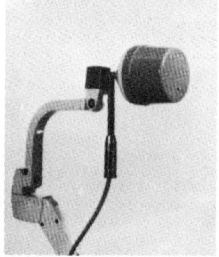
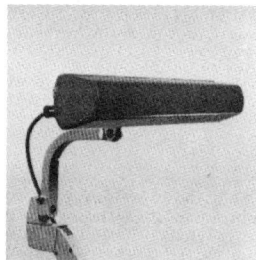

Abb. 151: Siretherm 709 mit Hohlleiterstrahler (Siemens)
oben: Rundstrahler und Langfeldstrahler
links: Muldenstrahler

223

erwärmt sich das Muskelgewebe infolge seiner größeren Absorptionsfähigkeit eindeutig stärker als das Fettgewebe. Nach der Tiefe hin fällt die Wärme dann rasch ab, die Wärme dringt nicht so tief ein und die inneren Organe werden thermisch nicht so sehr belastet (**Abb. 152**)

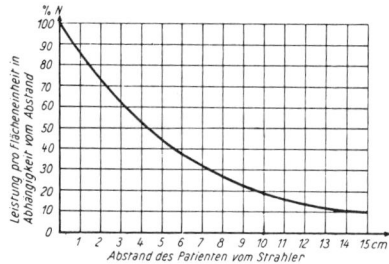

Abb. 152: Die graphische Darstellung zeigt, daß die Leistung des Strahlers pro Flächeneinheit mit zunehmendem Elektroden-Haut-Abstand geringer wird.

Elektroden für die Strahlenfeldbehandlung (**Abb. 153–157**).

Die bekanntesten Formen der Elektroden, die hier »Strahler« genannt werden, sind der Rundstrahler, der Langfeldstrahler, der Dreiflächenstrahler und der Fokusstrahler. Daneben wurden Körperhöhlenstrahler entwickelt, von denen eine Art eine mehr »radiale«, die andere eine mehr »axiale« Strahlung abgibt. Eine Strahlerform, die sowohl die Behandlung größerer Körperregionen ermöglicht, als auch eine intensivere Tiefenwirkung bei maximaler Fettentlastung zuläßt, ist der Hohlleiterstrahler (auch Muldenstrahler oder »Pyrodor« genannt). Die graphische Übersicht in **Abb. 158** zeigt einen Vergleich der »Pyrodor-Wirkung« (69 cm) mit anderen HF-Wärmeverfahren.

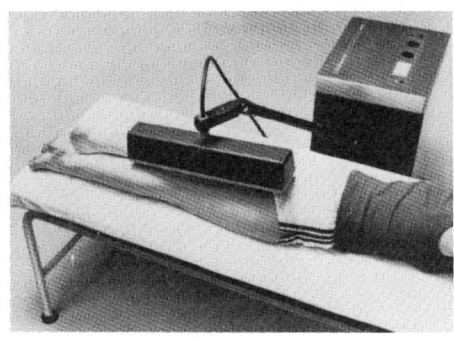

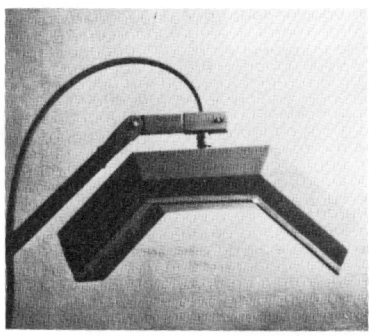

Abb. 153: Langfeldstrahler für Mikrowellengerät RADIOTHERM 706 (Siemens)

Abb. 154: Dreiflächenstrahler, 18 : 60 cm wirksame Fläche 1000 cm² (Mikrowellengerät ERBOTHERM 12 240)

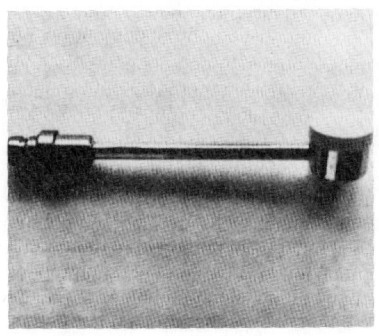

Abb. 155: Fokusstrahler, 3 cm Durchmesser, wirksame Fläche 7 cm^2 (Mikrowellengerät ERBOTHERM 12 240)

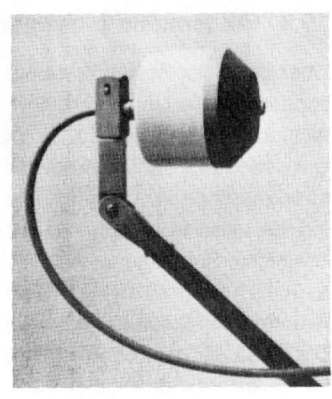

Abb. 156: Rundfeldstrahler, 15 cm Durchmesser, wirksame Fläche 175 cm^2 Mikrowellengerät ERBOTHERM 12 240)

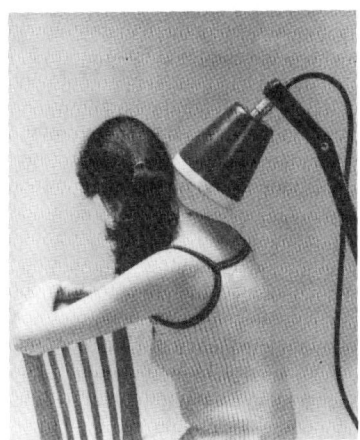

◄ **Abb. 157:** Rundfeldstrahler für RADIOTHERM 706 (Siemens)

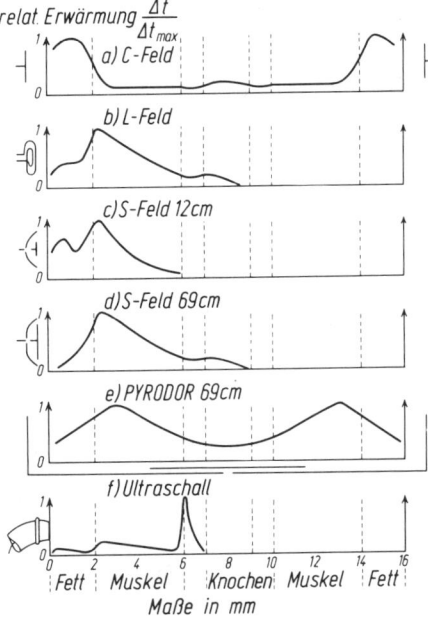

Abb. 158: Schematische Darstellung charakteristischer Temperaturverläufe verschiedene HF-Wärmeverfahren nach kurzer Einstrahlungszeit.

19.8 Allgemeine biologische Wirkungen

Über die biologischen Wirkungen von Kurzwellendurchflutungen sind zahlreiche experimentelle Untersuchungen angestellt worden, doch sind die Beurteilungen nicht immer einheitlich, z. T. sogar widersprüchlich.

Die Bedeutung der Dosierung wird allerdings einheitlich beurteilt. Lag die temperaturerzeugende Wirkung im Bereich des Normalen, so war ein fördernder Einfluß auf alle Lebensvorgänge zu beobachten. Erhöhte Wärmezufuhr oder gar Überhitzung löste Schädigungen aus. Die in der Therapie üblichen Dosierungen führten nicht zu Schädigungen.

Allgemeindurchflutungen hatten eine Erhöhung der Körpertemperatur zur Folge. Die Behandlung größerer Körperabschnitte (Rücken, Lendengegend usw.) löste bei vielen Patienten Müdigkeit und Schlafbedürfnis aus.

Die *Blutgefäße* verengten sich unmittelbar nach Beginn der Kurzwellendurchflutung, aber etwas später kam es dann zu einer deutlichen Erweiterung der Gefäße. Auch hier wurde festgestellt, daß schwache Dosierungen eine deutliche Erweiterung bewirkten, starke und stärkste hingegen in zunehmendem Maße eine Zusammenziehung der Blutgefäße hervorriefen, die bis zur Ischämie führen konnten.

Bei der Behandlung z. B. eines Armes war die *konsensuelle* Gefäßreaktion auf der Gegenseite nicht klar zu bestimmen. Im Plethysmogramm war die Volumenzunahme des kontralateralen Armes nach Galvanisation stärker als nach Kurzwellenbehandlungen. Anscheinend ist die konsensuelle Reaktion weniger von der Tiefenwirkung als von der Reizung der Hautgefäße abhängig.

Rheographische Untersuchungen ergaben sowohl beim Gesunden als auch bei Patienten mit Durchblutungsstörungen eine erkennbare Anregung der Zirkulation. Dieser Effekt trat nicht nur bei der Behandlung der Beine, sondern auch bei der Durchflutung der Lendengegend (Grenzstrang?) in Erscheinung. Andererseits wurden auch Minderungen der Durchblutung sogar bei Gesunden beobachtet.

Wirkungen auf das Nervensystem

Personen, die in unmittelbarer Nähe von starken Kurzwellensendern arbeiteten, klagten über erhebliche Allgemeinbeschwerden.

Bei manchen Patienten besserte sich nach Kurzwellendurchflutungen des Kopfes die allgemeine Stimmungslage. Am *peripheren Nerven* war nach einer mäßigen Kurzwellenbehandlung eine Steigerung der Erregbarkeit, eine Herabsetzung der Rheobase und eine Verkürzung der Chronaxie festzustellen. Hierbei scheint jedoch die Dauer der Durchströmung eine Rolle zu spielen, denn besagte Symptome waren auch nach kurzen, warmen Teilbädern zu beobachten, während nach prolongierten Bädern eine gegenteilige Wirkung eintrat.

Der *Muskeltonus* vermindert sich nach Kurzwellendurchwärmung des Kopfes im Bereich des Hypothalamus.

Neuralgien und Neuritiden reagieren unterschiedlich auf Kurzwellenbestrahlung. Kontraindiziert ist diese Behandlung bei allen akuten und subakuten Neuritiden. Auch Nervenschmerzen, die auf Druckerscheinungen (Bandscheiben etc.) zurückzuführen sind, sollten zurückhaltend behandelt werden. Häufig erlebt man hierbei eine Verstärkung der Beschwerden.

Bakterien

Durch Temperaturen über 37°C können Bakterien geschädigt werden. Ob sich daraus ganz allgemein eine Indikationsstellung für die Kurzwellenbehandlung ableiten läßt, ist nicht eindeutig entschieden.

Schweißdrüsenabszesse in den Achselhöhlen lassen sich günstig mit Kurz- und Mikrowellen beeinflussen. Hingegen wird bei langdauernden (chirurgischen) Eiterungen empfohlen, die Kurzwellenbehandlung möglichst *herdfern* vorzunehmen, um unerwünschte Reaktionen am Entzündungsort von vornherein zu vermeiden.

19.9 Schädigungen

Bei ordnungsgemäßer Anwendung und richtiger Dosierung konnten bisher keine Schädigungen durch Kurzwellenbehandlung beobachtet werden. Es sei aber darauf hingewiesen, daß bei unsachgemäßer Anwendung z.B. von Weichgummielektroden örtliche Überhitzungen und Verbrennungen vorkommen können, wenn kein ausreichender Elektroden-Hautabstand eingehalten wird.

19.10 Zehn wichtige Punkte, die vor der HF-Wärme-Behandlung zu beachten sind

1. Nie KW-Behandlung im Bereich des implantierten Herzschrittmachers, wohl aber in ausreichendem Abstand, z. B. am Knie.
2. Zurückhaltung mit KW während der Schwangerschaft, insbesondere während der Frühschwangerschaft.
3. Örtliche Überhitzung muß vermieden werden (Verbrennungsgefahr), deshalb Metallgegenstände (Ringe, Nadeln, Spangen, Uhren etc.) vor der Behandlung ablegen.
   Körperregionen mit Metalleinschlüssen (Marknägel, Granatsplitter, Endoprothesen) dürfen nicht behandelt werden.
4. Hörgeräte sind vor der Behandlung abzulegen.
5. Feuchte Kleidungsstücke und Gewebe aus Perlon, Nylon und dergleichen sind wenig saugfähig, so daß die Haut darunter oft feucht wird. (Verbrennungsgefahr).
6. Bei Schweißbildung (besonders in Hautfalten) ist der Körper vor der Behandlung abzutrocknen; hingegen können *trockene* Verbände ohne Bedenken während der Behandlung angelegt bleiben.
7. Kleinkinder sollten vor der Behandlung am besten ganz entkleidet werden. Durch Befühlen der Haut soll geprüft werden, ob etwa eine Temperaturerhö-

hung vorliegt. – Die Dosierung ist schwach zu halten, um eine Überhitzung des kleinen Körpers zu vermeiden.

8. Falls Ruhebetten zur Behandlung benötigt werden, so dürfen diese keinesfalls aus Metall sein oder Metallteile enthalten (Matratzen). Empfohlen werden Liegen aus Holz mit Stoffüberzug oder Peddigrohr; notfalls tut es ein Liegestuhl.

9. Elektrodenkabel müssen frei hängen oder auf einer dicken isolierenden Unterlage (Bettdecke) aufliegen. Auf keinen Fall dürfen sich die Kabel überkreuzen.

10. Elektroden sollen möglichst nicht »verkantet« werden, Weichgummielektroden dürfen nicht über die Filzunterlage hinausreichen oder mit der Haut in Berührung kommen! Filzunterlagen sollen nach Möglichkeit an allen Seiten *über* die Gummielektroden reichen, da sonst Verbrennungsgefahr besteht.

19.11 Praktische Anwendung der Hochfrequenzströme

Die Kurzwellen, Dezimeter- und Mikrowellen wirken therapeutisch in erster Linie durch die Erzeugung von Wärme. Ist also die Behandlung mit HF-Strömen der allgemeinen Wärmebehandlung gleichzusetzen? – Ja und nein. – Bei der Anwendung von heißen Bädern, heißen Umschlägen oder Packungen sowie bei der Heißluftbehandlung und bei der Verwendung von Infrarotstrahlern wird die Wärme von außen dem Körper zugeführt; bei der Behandlung von HF-Strömen entsteht die Wärme *im* Körpergewebe. Der Unterschied besteht im wesentlichen darin, daß die HF-Ströme eine unmittelbare Tiefendurchwärmung bewirken, während die Wärmezufuhr von außen vorwiegend die oberflächliche Hautschicht erreicht, wenn auch dabei zu berücksichtigen ist, daß dieser Wärmereiz auf dem Wege der kutiviszeralen Reflexe tiefer gelegene Schichten und innere Organe erreichen kann. Es wäre also ein *Irrtum,* anzunehmen, daß die HF-Therapie den anderen Wärmemaßnahmen *in jedem Falle überlegen* ist. Hier soll auch nicht untersucht werden, wo eine Abgrenzung der Behandlungsformen gegeneinander zu ziehen ist. Vielmehr sei darauf hingewiesen, daß man unterschiedliche Wärmemaßnahmen im Sinne eines Reizwechsels benutzen kann, wenn man mit der einen oder anderen Methode nicht zum Ziele gelangt.

Für die praktische Anwendung der HF-Ströme ist es von Interesse, wann beispielsweise die Behandlung im Kondensatorfeld und wann eine solche im Spulen- oder Strahlenfeld zweckmäßiger erscheint. Wir sahen, daß mit jeder der drei Methoden eine Wärme im Körpergewebe zu erzeugen ist, und daß sie sich eigentlich nur hinsichtlich der Tiefenwirkung unterscheiden. Als Faustregel könnte man vielleicht sagen, daß die Spulen- und Strahlenfeldmethode mehr die hautnahen Gebiete beeinflußt, wozu man die oberflächlich liegenden Gelenke, Gefäße und Nerven sowie die im Gesichts- und im Halsbereich gelegenen Organe zählen kann. Tiefer gelegene Organe werden bei dieser Behandlungsform thermisch entlastet. Das Kondensatorfeld findet Anwendung, wenn eine größere Tiefenwirkung erwünscht ist und wenn zwei symmetrisch gelegene Körperbezirke, wie z. B. beide Hüftgelenke gleichzeitig zu durchwärmen sind (**Abb. 159**).

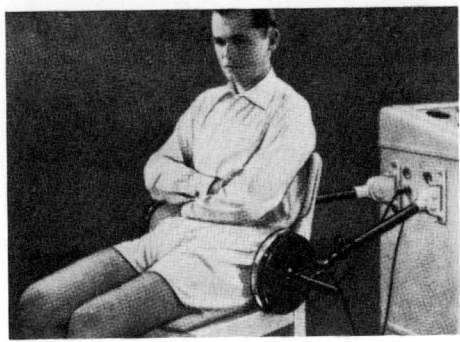

Abb. 159: Gleichzeitige Behandlung beider Hüftgelenke im Kondensatorfeld mit Glasschalenelektroden.

Überdies bietet die Kondensatorfeldmethode viele Variationsmöglichkeiten bzgl. der Elektrodenapplikation. Anregungen dazu geben die graphischen Darstellungen des jeweiligen Feldlinienverlaufs (**Abb. 160 a–t**).

Nach Untersuchungen von SCHÜLY, VOLK und anderen scheint die Kondensatorfeldmethode auch für die Durchflutung der Unterbauchregion geeigneter zu sein als die Spulenfeld- und Strahlenfeldmethode mittels Körperhöhlenelektroden. Nur die Behandlung mit dem PYRODOR-69-cm-Strahlenfeld scheint eine noch größere Tiefenwirkung zu haben. Dabei soll nicht übersehen werden, daß mit anderen Wärmemaßnahmen (Sitzbädern, Moor-, Schlamm-, Fango- u. ä. Packungen) sehr gute Resultate zu erzielen sind. Voraussetzung für diese Maßnahmen ist allerdings eine ausreichende Belastungsfähigkeit des Kreislaufs.

Abb. 160: Elektrodenlage und Feldliniendichte
(Nach H. Thom: Einführung i. d. Kurz- u. Mikrowellentherapie 3. Auflage).

a) Gleiche Elektrodengröße, gleicher El.-Haut-Abstand, gleichmäßige Feldlinienverteilung.

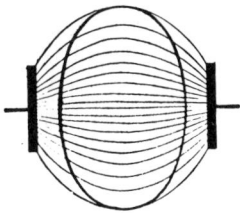

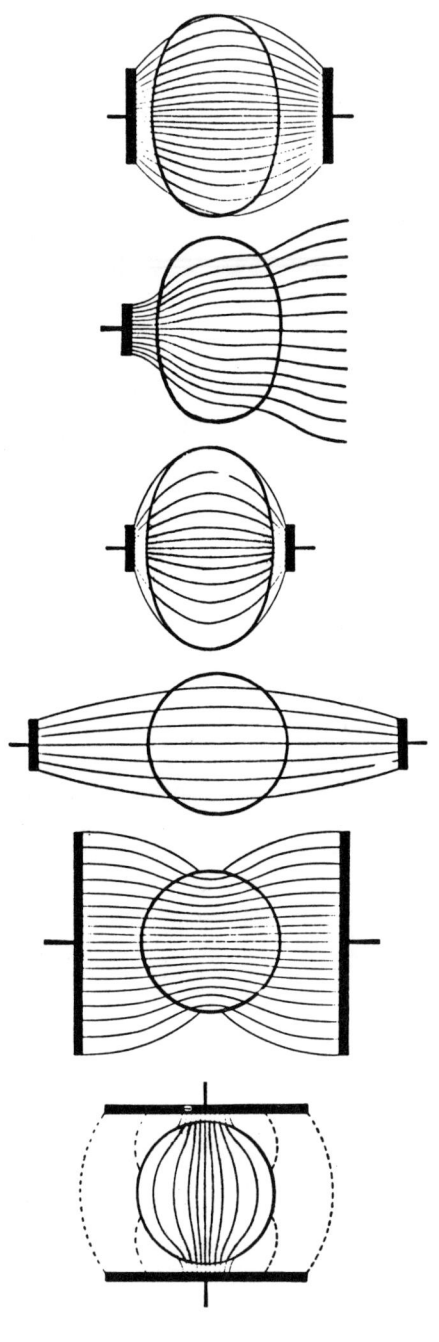

b) Ungleicher El.-Haut-Abstand, stärkere Erwärmung unter der körpernahen Elektrode.

c) Monopolare Applikation, kleine Elektrode körpernah, große in weitem Abstand; Erwärmung in Elektrodennähe stark.

d) Kleine Elektroden, geringer El.-Haut-Abstand = Erwärmung der oberflächlichen Bezirke.

e) Kleine Elektroden, großer El.-Haut-Abstand = gleichmäßige Verteilung der Feldlinien bzw. der Wärme, aber nur schwache Wärmewirkung.

f) Elektroden größer als Objekt; größere Tiefenwirkung als bei „e".

g) Elektroden größer als Objekt, El.-Haut-Abstand zu gering, Gefahr einer Überhitzung in Elektrodennähe.

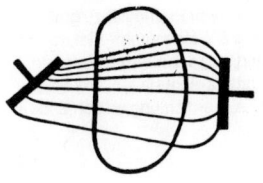 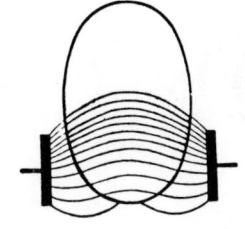 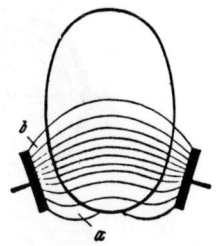

h bis k
Beispiele von Elektrodenverkantung; die
Dichte der Feldlinien zeigt die Bezirke der
stärksten Durchwärmung oder Überhitzung an.

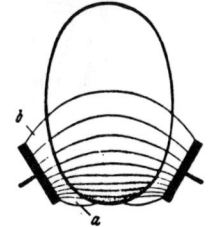

l) Elektroden liegen zu dicht nebeneinander und haben zu geringen El.-Haut-Ab-
stand, daher zu große Felddichte und
Überwärmung.

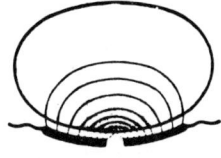

m) Günstigere Elektrodenlage als bei „l";
die bessere Feldverteilung kommt dadurch zustande, daß die Elektroden bei
„a" einen größeren El.-Haut-Abstand haben als bei „b".

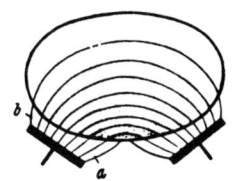

n) In der Umgebung von Metallteilen
kommt es zu einer größeren Feldverdichtung bzw. Überwärmung; es ist dabei weniger wichtig, ob sich diese Metallteile im
Körper oder an der Körperoberfläche befinden.

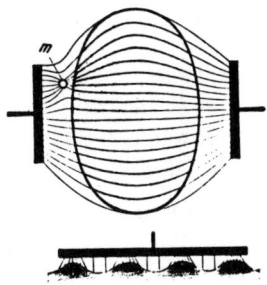

p) Bei Vergrößerung des El.-Haut-Ab-
standes verringert sich diese Gefahr.

231

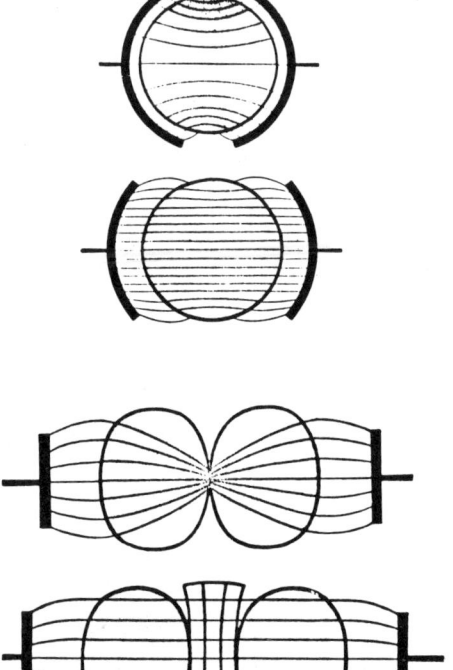

q) Werden an einer Extremität zu große schmiegsame & Weichgummi-Elektroden angelegt, und wird dabei ein zu geringer El.-Haut-Abstand eingehalten, so kommt es zu einer Feldverdichtung an den Enden der Elektroden.

r) Bei Verwendung von größenmäßig passenden Elektroden und ausreichendem El.-Haut-Abstand ist die Durchflutung gleichmäßiger.

s) Eine örtliche Überhitzung kommt zustande, wenn sich zwei nebeneinander liegende Körperteile berühren (z. B. bei der gleichzeitigen Durchflutung beider Kniegelenke).

t) Durch Zwischenlagen (z. B. Filzplatten) wird die erforderliche Distanz hergestellt und die Überhitzung vermieden.

19.12 Elektrodenlage und Feldliniendichte

Über Indikationen, Applikationsweisen und Behandlungsergebnisse findet man in der einschlägigen Literatur viele Hinweise. Vorwiegend beziehen sich diese auf den Elektroden-Hautabstand, auf die Dauer der einzelnen Sitzung und auf die Anzahl derselben. Dabei ergibt sich etwa pauschal folgendes Bild:

Kurzwelle (11,06 m): Bevorzugt werden Luftabstandselektroden (nach SCHLIEP-HAKE u. ä.); Elektroden-Hautabstand 3–5 cm, Sitzungsdauer 5–10 Minuten. Es werden »im Schnitt« 10–20 Einzelsitzungen angegeben.

Dezimeterwelle (69 cm): Je nach Behandlungsfläche werden Rundfeld- oder Langfeldstrahler benutzt. Der Hautabstand beträgt in der Regel 5–10 cm; in Einzelfällen legte man Rundstrahler mit direktem Hautkontakt an, wobei aber eine Zellstoffzwischenlage aus hygienischen Gründen empfohlen wird. Langfeldstrahler werden mit einem Abstand von 10–15 cm appliziert. Die Sitzungsdauer wird mit durchschnittlich 5 Minuten angegeben, die Anzahl der Sitzungen mit 3–10. Bei Verwendung des *Muldenstrahlers PYRODOR* war der Abstand nicht auf den Zentimeter angegeben, war auch wegen der Muldenform nicht so genau möglich. Einzelsitzung 3–8 Minuten, Anzahl der Sitzungen: Bis zu 10.

Mikrowelle (12,4 cm): Rundstrahlerabstand 10–15 cm, Langstrahlerabstand bis zu 20 cm. Sitzungsdauer: 5–10 Minuten (einige Autoren gaben 15–25 Minuten an). Anzahl der Sitzungen: 5–10 (20).

Über die Dosierung bzw. Heizstufe waren die Angaben recht unterschiedlich, weil sie zumeist auf das jeweilige Gerät (Fabrikat) bezogen sind und weil bei diesen die Anzahl der Heizstufen verschieden ist. Für die Praxis hat sich auch bei der HF-Therapie die Dosierung nach dem Wärmegefühl des Patienten zu richten. Dabei läßt sich folgendes als Richtschnur vermerken:

1. Schwächste Dosis: Der Patient spürt noch keine Wärme.
2. Schwache Dosis: Der Patient spürt eben merkliche Wärme.
3. Mittlere Dosis: Der Patient spürt eine angenehme, gut erträgliche Wärme.
4. Starke Dosis: Der Patient kann die Wärme gerade noch ertragen.

Die Dosis 1 (auch »athermische« Dosis genannt) wird als »Einführungsstärke« bei empfindlichen Patienten oder bei sehr heftigen Schmerzen angewandt. Dosis 4 sollte mit Zurückhaltung benutzt werden.
Niemals (!) darf der Patient sagen müssen: *Es wird zu heiß!*

19.13 Indikationen

Indikationstabellen geben zwar eine rasche Übersicht, haben aber den Nachteil, daß sie nicht über alle Fragen Auskunft geben können. Die nachstehend wiederge-gebene Tabelle nach SCHLIEPHAKE hat den Vorzug, daß sie bei den einzelnen Indikationen gleich auf die zu bevorzugende Methode (Kurzwelle, Dezimeterwelle, Mikrowelle) hinweist. In dieser Tabelle bedeuten:

+   = mit gutem Erfolg anwendbar,
++ = bevorzugt anzuwenden,
0   = begrenzt anwendbar,
−   = ungeeignet,
?   = Ergebnisse unbekannt.

Indikationstabelle für Elektrodenapplikation (nach SCHLIEPHAKE)

Indikationsbeispiel	Lokale Applikation			Bemerkungen
	Kondensatorfeld	UHF-Strahlenfeld	Mikrowellen-Strahlenfeld	
Erkrankungen der Haut und ihrer Anhangsgebilde				
Furunkel	+	+	+	
Karbunkel	+	+	+	
Panariten	+	+	+	
Paronychien	+	+	+	
Hidroadenitis	+	+	+	
Ekzeme	+	?	?	
Erythema exud. multif.	+	?	?	
Erythema indurat. u. nodos.	+	?	?	
Erkrankungen der Knochen und Gelenke sowie der Muskulatur:				
Osteomyelitis	+	0	0	SpF u. StF nur bei oberfl.-nah. Knoch.
Epikondylitis	+	++	++	
Periostitis	+	0	0	desgleichen
Hydrartrosen, Hämatrosen	+	+	+	
Distorsionen, Luxationen	+	+	+	
Arthrosis bzw. Spondylos. def.	+	+	+	SpF u. StF nicht a. Hüftgelenk, ev. Kombination mit Ultraschall
Ankylosen	+	+	+	desgleichen
Bursitis	+	+	+	
Tendovaginitis	+	+	+	
Kontrakturen	+	+	+	
Periarthritis humeroscap.	+	+	+	
Polyarthritis rheumat.	+	+	+	Evtl. KW-Hypophysen-durchfl., SpF u. StF nur am einz. Gelenk

Indikationstabelle nach SCHLIEPHAKE (Fortsetzung)

Indikationsbeispiel	Lokale Applikation			Bemerkungen
	Kondensatorfeld	UHF-Strahlenfeld	Mikrowellen-Strahlenfeld	
M. Bechterew	+	+	+	
Myalgien (Myogelosen)	+			Bei umschriebe-ner Lokalisation bes. SpF und StF
Erkrankungen der peripheren Nerven:				
Umschriebene Neuritis, Neuralgie (z.B. Trigeminus-, Occipital-N.)	+	+	+	
Ischias-Syndrom	++	+	+	
Erkrankungen der Kreislauforgane:				
Hypertension (nicht nephrog.)	+	−	−	
Lokale Durchblutg.-Störungen, insb. d. Extremitäten (ohne organ. Veränderungen)	+	+	+	
Angina pectoris	+	−	−	
Universelle Unterkühlung (bei Erfrierungen)	+	−	−	
Lungenkrankheiten:				
Bronchitis akut, chron.	+	0	0	
Bronchiektasen	+	−	−	
Chron. Pneumonie	+	−	−	
Lungenabszesse	+	−	−	
Asthma bronchiale	0	−	−	
Pleuritis	+	−	−	
Pleura-Empyem	+	−	−	
Krankheiten des Verdauungstraktes:				
Gastritis, Enterocolitis	+	−	0	
spast. Obstipation	+	−	−	
Ulcus callosum	0	−	−	

Indikationstabelle nach SCHLIEPHAKE (Fortsetzung)

Indikationsbeispiel	Lokale Applikation			Bemerkungen
	Kondensatorfeld	UHF-Strahlenfeld	Mikrowellen-Strahlenfeld	
Periproctitis	+	0	0	
Analfissuren	+	+	+	
Krankheiten der Leber- und Gallenwege:				
Hepatitis, akut, chron.	+	−	−	
Leberzirrhose	0	−	−	
Cholecystitis, Cholangitis	+	0	0	
Krankheiten des Urogenitaltractes:				
Nephritis, akut, chron.	+	−	−	
Pyonephrosen	+	−	−	
Orchitis, Epididymitis	+	−	−	
Prostatitis	+	−	−	
Spez. gynäkolog. Erkrankungen:				
Adnexitis	+	−	?	
Metritis	+	−	−	
Dysmenorrhoe, Amenorrhoe	+	−	−	
Involutionsstörungen	+	−	−	
Mastitis puerperalis	+	+	+	
Vegetative Dystonie:	+	−	−	
HNO-Krankheiten:				
Angina, Peritonsillarproz.	+	+	+	Vorsicht, wenn sich das Auge i. direkt. Strahlenfeld befindet.
Laryngitis	+	+	+	
Otitis ext.	+	++	++	
Otitis med.	+	+	+	
Parotitis	+	+	+	
Sinusitis	+	0	0	

Indikationstabelle nach SCHLIEPHAKE (Fortsetzung)

Indikationsbeispiel	Lokale Applikation			Bemerkungen
	Kondensatorfeld	UHF-Strahlenfeld	Mikrowellen-Strahlenfeld	
Augen-Krankheiten:				
Hordeolum, Lidabszesse	+	−	+	
Dakryocystis	+	−	?	
Ulcus corneae serpens	+	−	−	
Kreatitis parenchymatosa	+	−	−	
Neuritis retrobulbaris	+	−	−	
Erkrankungen des ZNS:				
Progress. Paralyse	−	−	−	
Tabes dorsalis	−	−	−	

Wie gesagt, können in Tabellen nicht alle Fakten klar herausgestellt werden. Die folgenden Aufzeichnungen beziehen sich deshalb auf evtl. parallel laufende Behandlungsweisen, die neben der HF-Therapie auf keinen Fall übersehen werden sollten:

Hauterkrankungen

Furunkel, Karbunkel, Schweißdrüsenabszesse, Panaritien. Die HF-Therapie stellt hier nur e i n e Form der Wärmebehandlung dar. Weitere Maßnahmen sind u. a. Brei- und Leinsamenauflagen und Rotlichtbestrahlungen. Neben diesen physikalischen Anwendungen sollten *auf keinen Fall* die *medikamentösen* und die *chirurgischen* Maßnahmen übersehen werden. Beim Nackenkarbunkel steht die chirurgische Behandlung im Vordergrund.

Erkrankungen der Knochen und der Gelenke

Bei Frakturen, Luxationen, Distorsionen kommt die HF-Therapie nur als Nachbehandlung in Betracht.
Gelenkergüsse und Blutergüsse stellen im frischen Zustand eine Kontraindikation dar. Ebenso ist die Osteomyelitis eine s t r e n g e   K o n t r a i n d i k a t i o n .

M. Bechterew ist nur im Frühstadium günstig zu beeinflussen. Hier hat sich auch die Ultraschallbehandlung bewährt. Später ist die Röntgen- und Thorium-X-Behandlung therapeutisch wirksamer. In angemessener Form sollte immer die Bewegungstherapie durchgeführt werden.

Die Periarthritis humeroscapularis sollte man in frischen Fällen nicht mit HF-Methoden behandeln. Häufig ist jedoch mit Ultraschall oder diadynamischen Strömen mehr zu erreichen. Innerhalb der Schmerzgrenze soll die Schulter regelmäßig aktiv bewegt werden. Die Arthrosis deformans ist wohl die häufigste Gelenkerkrankung, die zur HF-Behandlung kommt. Da bei dieser Erkrankung immer wieder Reiz- und Schmerzzustände auftreten, sollte sie auch in entsprechenden Abständen behandelt werden. Von allen Durchwärmungsmaßnahmen scheint hier die HF-Wärme eine besonders wirksame Rolle zu spielen. Arthritiden nach Traumen sollten n i c h t z u f r ü h mit HF-Wärme behandelt werden. Hier ist anfangs häufig Ruhigstellung, u. U. verbunden mit komprimierenden Verbänden, angeraten. Mit der HF-Behandlung sollte man sich vorsichtig einschleichen.

Die Sudecksche Dystrophie erfordert im 1. Stadium Ruhe, evtl. Schienung. Physikalisch kommen in diesem Stadium *höchstens* temperatur-*ab*steigende Teilbäder *der kontralateralen Seite* im Sinne der konsensuellen Beeinflussung in Betracht. HF-Methoden sind in diesem Stadium kontraindiziert. Erst in späteren Stadien kommt eine Behandlung über die vegetativen Ganglien (diadyn-Ströme, Interferenzstrom) in Betracht. Hier können dann auch vorsichtig dosierte Kurz- oder Mikrowellenbehandlungen als unterstützende Maßnahme durchgeführt werden.

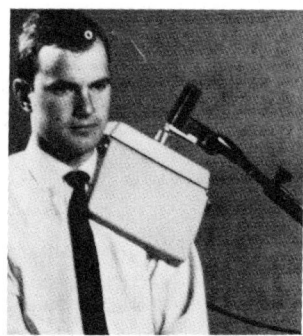

Abb. 161: Behandlung des Schultergelenks im Spulenfeld mit Klappdeckel-Elektrode (Diplode)

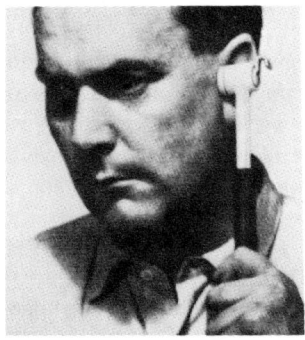

Abb. 162: Örtliche Mikrowellenbehandlung des Kiefergelenkes mit Fokuselektrode; Elektrode wird direkt auf die Haut gelegt, Patient kann sie selber halten.

Erkrankungen der Muskulatur

Muskelschmerzen, muskulärer Hartspann, Myogelosen reagieren durchweg gut auf Wärmebehandlungen jeder Art. Im Strahlen- und Spulenfeld dürfte wohl die intensivste Durchblutung erzielt werden. Myogelosen sollten möglichst örtlich konzentriert und möglichst kräftig durchwärmt werden. Als Ergänzungsmaßnahmen sind manuelle Massagen sowie Unterwasserdruckstrahlmassage, diadynamische Ströme und Interferenzstrom angeraten. Bei Lumbalgien und »rheumatischem« Schiefhals kommen ferner Extensionsbehandlungen oder manuelle Repositionen in Betracht. Medikamentöse Behandlung zur Durchbrechung der »Schmerzkette« ist in den meisten Fällen unumgänglich.

Erkrankungen der peripheren Nerven

Bei Neuralgien und Neuritiden ist die Ursache abzuklären. Häufig sind diese Erkrankungen eine Folge von Vergiftungen wie z.B. mit Blei, Arsen, Alkohol usw. Auch Fokalinfektionen oder Infektionskrankheiten kommen als Ursache in Betracht, ebenso Traumen und Dauerdruck (Diskopathien, Exostosen). Die Behandlung mit HF-Wärme kann nur dann eine Besserung der Beschwerden bewirken, wenn zugleich oder zuvor die Ursachen bekämpft werden.
Frische Fälle von Neuralgie oder Neuritis reagieren oft nachteilig auf Wärme. Hier ist die Behandlung mit der stabilen Galvanisation bei einschleichender Dosierung oft wirksamer. Besser als Wärmezuführung wirkt Warmhaltung und Schutz vor Auskühlung (z.B. Watteverbände). In späteren Stadien kann eine vorsichtige Dosierung mit HF-Wärme weiterhelfen.
Bei der Polyneuropathie sowie bei Neuritiden nach überstandener Infektion kann eine Hyperthermiebehandlung des ganzen Körpers (z. B. im PYROSTAT, vgl. **Abb. 167**) angezeigt sein. Falls diese Möglichkeit nicht gegeben ist, kämen Überwärmungsbäder nach LAMPERT oder SCHLENZ in Frage. Jede dieser Methoden hat gewisse Vor- und Nachteile: Überwärmungsbäder setzen eine gute Belastungsfähigkeit des Kreislaufs (hydrostatischer Druck) voraus, die im PYROSTAT keine Rolle spielt. Andererseits ist ein PYROSTAT eine aufwendige Einrichtung. Die Überwärmung im PYROSTAT kann 1–2 Stunden andauern, die maximale Körpertemperatur (oral) soll 38–38,5 °C betragen.
Occipitalneuralgien und migraine cervicale sprechen meist gut auf HF-Wärme an. Gleichzeitig oder alternierend kommen Massage, Bindegewebsmassage, Extensionsbehandlung der HWS sowie Ultraschall oder Reizstrombehandlung in Frage. Dasselbe gilt für das Schulter-Arm-Syndrom, für das häufig Diskopathien, Osteochondrosen als Ursache in Betracht kommen.
Bei Brachialgien ist die Längsdurchflutung im Kondensatorfeld vorzuziehen, wobei eine Elektrode auf der Schulter und die andere unter der Handfläche zu applizieren ist. Interkostalneuralgien behandelt man ebenfalls im Kondensatorfeld. Man legt

die eine Elektrode in die Höhe des entsprechenden Segments, die andere auf die Vorderseite des Rumpfes an (a-p-Durchflutung).

Facialisparesen bilden sich oft schneller zurück, wenn die betroffene Gesichtshälfte mit HF-Methoden durchwärmt wird. Voraussetzung ist jedoch eine Abklärung der Ursache! Bei Vorhandensein eines Ödems im Canalis FALLOPPI wird wohl nur eine Dekompressions-Operation zum Erfolg führen (Kontrolle und Abklärung durch EMG).

Häufig kommt es bei der Facialisparese auch zu Entzündungen der Bindehaut, so daß das Tragen einer Schutzbrille angezeigt sein kann. Als sonstige Behandlungen kommen die stabile Galvanisation, die Reizbehandlung der Muskelreizpunkte, leichte Massage und Übung der mimischen Muskeln in Betracht. Die Reizstrombehandlung sollte jedoch d a n n abgesetzt werden, wenn die Mundstellung wieder waagerecht ist. Andernfalls k a n n es zu einer postparalytischen Kontraktur kommen, bei der der Mundwinkel der gelähmten Seite höher-steht als der auf der gesunden. Diese Kontraktur ist schwer zu beeinflussen.

Erkrankungen des ZNS

Kurzwellendurchflutungen wurden in manchen Fällen von multipler. Sklerose (Polysklerose) durchgeführt. Wie weit hier von Erfolgen gesprochen werden kann, ist sehr unsicher, weil diese Erkrankung nicht selten zu Spontanremissionen neigt.

Milde Überwärmungsmethode (Überwärmungsbäder und Hyperthermiebehandlung im PYROSTAT) k ö n n e n sich nach Angaben mehrerer Autoren günstig auf die Spastizität und auf den Intentionstremor auswirken.

Tabes dorsalis wird als Kontraindikation angesehen.

Bei Hemiplegien kann ein Längsdurchströmung der Extremitäten das häufig auftretende Kältegefühl mildern oder gar erträglich machen. Bereits wieder eingetretene Bewegungsansätze lassen sich mit der Längsdurchflutung (Hyperämisierung) etwas bessern.

Die Poliomyelitis stellt nur eine Indikation im Sinne der Nachbehandlung dar. Hier wurden Längsdurchflutungen im Kondensatorfeld (Wirbelsäule) und auch Spulenfeldbehandlungen des Rückens mit unterschiedlichen Ergebnissen vorgenommen. Die intensivste Einwirkung dürfte durch die Überwärmungstherapie möglich sein. Dabei ist es schwer zu sagen, ob die Behandlung in der Hyperthermiekabine oder im Überwärmungsbad (LAMPERT, SCHLENZ, WALINSKI) wirksamer ist. Allzu große Erwartungen kann man an keine der genannten Methoden knüpfen. Aber immerhin ist die Durchblutungsförderung der gelähmten Bezirke insofern nützlich, als sie die Voraussetzungen für die Funktionsfähigkeit sich regenerierender Muskeln begünstigt. Neben dieser Hyperämisierung darf jedoch nicht die Behandlung mit niederfrequenten Reizströmen vernachlässigt werden. Am wichtigsten ist wohl die Übungsbehandlung – soweit möglich –, sei es im Wasserbad, im Schlingengerät oder in irgendeiner andern Form.

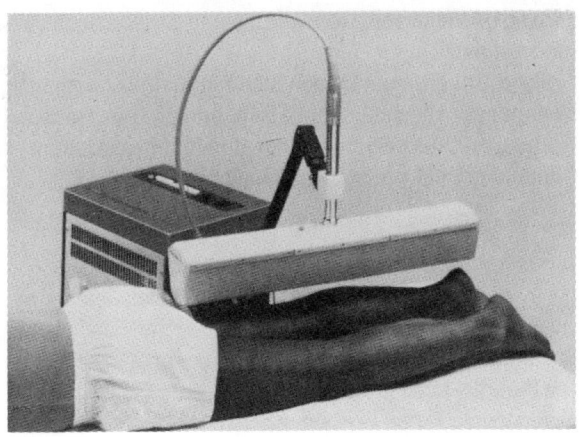

Abb. 163: Durchflutung mit dem UHF-Langfeldstrahler bei der Ischialgie des linken Beines

Erkrankungen der Kreislauforgane

Über die Behandlung der Angina pectoris gibt es verschiedene Veröffentlichungen. Einige Autoren sehen darin eine *Kontraindikation* ebenso wie in den Zuständen nach frischen Infarkten. Es kommt hierbei wahrscheinlich auf den Grad der Erkrankung an, denn es wurde auch berichtet, daß es nach der Kurzwellenbehandlung zu erneuten Anfällen gekommen ist. Mildere Formen von pectanginösen Beschwerden konnten durch eine a-p-Behandlung im Kondensatorfeld insofern gebessert werden, als Druck- und Beklemmungsgefühl aber auch Schmerzen nachgelassen haben.

Funktionelle Herzbeschwerden konnten nach Mitteilungen von KOWARSCHIK günstig beeinflußt werden. Hierbei darf allerdings der psychische Faktor nicht übersehen werden.

Periphere Durchblutungsstörungen reagieren – je nach Ursache – unterschiedlich auf thermische Reize und natürlich auch auf HF-Wärme. Jede Wärmebehandlung soll daher vorsichtig einschleichend erfolgen, denn bei brüsken Anwendungen kann es zu einer »paradoxen« Gefäßreaktion kommen. Sind die Durchblutungsstörungen einseitig, sollte zunächst eine Beeinflussung von der gesunden Seite her (konsensuell) erfolgen. Für die konsensuelle Behandlung eignen sich Teilbäder besser als HF-Methoden. Außerdem bieten sie die Möglichkeit der allmählichen Temperatursteigerung (Hauffe/Schweninger), wodurch die primäre Gefäßkontraktion vermieden wird.

Die Ergebnisse bei der Endangiitis obliterans werden unterschiedlich beurteilt. Offenbar ist die Behandlung mit diadynamischen Strömen und mit Interferenzstrom – vor allem über die vegetativen Ganglien – wirksamer.

Arteriosklerotische Durchblutungsstörungen können mit sehr vorsichtigen Dosierungen (athermisch) im elektrischen Spulenfeld (= Kondensatorfeldwirkung)

241

günstig beeinflussen, wenn die kleinen Gefäße noch eine Bereitschaft zur Erweiterung zeigen.

Örtliche Erfrierungen lassen sich mit Kurzwellen günstig beeinflussen, wenn die Behandlung möglichst frühzeitig erfolgt. Als Reizwechsel bieten sich an die diadynamischen Ströme und der Interferenzstrom sowie eine prolongierte Behandlung mit der stabilen Galvanisation.

Erkrankungen der Atmungswege

Die chronische Bronchitis spricht günstig auf Kurzwellendurchflutungen an. Vor allem wird die Ausscheidung des Bronchialsekretes gefördert.

Über die Behandlung des Asthma bronchiale sind die Meinungen nicht einheitlich. Sicherlich sollte die Behandlung n u r i m a n f a l l s f r e i e n Stadium erfolgen.

Die Pleuritis sicca reagiert günstig auf alle Formen der Wärmeanwendung. Bei der exsudativen Form werden Kurzwellendurchflutungen zur Beschleunigung der Resorption angeraten. In Verbindung mit Atemübungen können Schwartenbildungen wenn auch nicht verhütet, so doch günstig beeinflußt werden.

Erkrankungen der Verdauungswege

Spasmen im Magen-Darmtrakt werden durch Wärme jeder Art günstig beeinflußt. Altbekannt sind die feucht-heißen Auflagen und Wickel bei Beschwerden im Leber-Gallenbereich. Auch auf Kurzwellenbehandlungen, besonders im Kondensatorfeld, reagieren diese Beschwerden günstig.

Akute Gastritis, frische Magen- und Zwölffingerdarmgeschwüre sind für HF-Durchflutungen n i c h t g e e i g n e t, da durch die vermehrte Hyperämisierung Blutungsgefahr besteht. (Gilt für alle größeren Ergüsse.)

Chronische Hepatitis sowie Leberzirrhosen wurden mit unterschiedlichem Erfolg behandelt. Die HF-Durchwärmung kann hierbei eine Unterstützung der medikamentösen und diätetischen Behandlung bedeuten (**Abb. 164**).

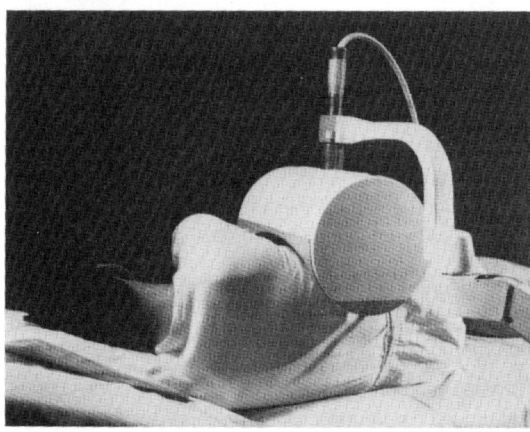

Abb. 164: Durchflutung der Lebergegend mit dem UHF-Strahler PYRODOR.

Obstipationen, sofern sie spastischer Natur sind, können mit einer Kurzwellenbehandlung im Kondensatorfeld günstig beeinflußt werden. Für schlaffe und dyskinetische Formen dürften Elektrobehandlungen mit Exponentialstrom erfolgversprechender sein. Aber bei allen Obstipationsbeschwerden sind diätetische Maßnahmen, Bewegungstherapie nicht zu umgehen, wenn ein Erfolg eintreten soll.

Erkrankungen der Nieren und der ableitenden Harnwege

Entzündliche Erkrankungen der ableitenden Harnwege wurden früher mit kräftigen Dosen von Kurzwellendurchflutungen behandelt. Heute ist man diesbezüglich zurückhaltender geworden und hat offenbar mit schwachen bis mittleren Dosierungen mehr Erfolg. Immerhin scheint eine Kurzwellenbehandlung unter gewissenhafter Kontrolle angezeigt zu sein.

Bei subakuten und chronischen Fällen von Glomerulonephritis konnte man eine Vermehrung der Harnmenge sowie eine Senkung des Blutdruckes beobachten.

Bei der Pyelitis und Zystitis kann eine zusätzliche Behandlung mit Kurzwellen (neben der medikamentösen) von Vorteil sein.

Bei festsitzendem Ureterstein kann die HF-Wärme krampflösend und somit abgangsfördernd wirken. Allerdings können auch infolge der Hyperämisierung gelegentlich vermehrte Schmerzen ausgelöst werden.

Als Maßnahmen zum Reizwechsel bieten sich fast alle Maßnahmen aus dem Bereich der Hydrotherapie an (Sitzbäder, Wickel, Packungen usw.).

Gynäkologische Erkrankungen

Adnexitis, Parametritis und Endometritis stellen im **akuten** Stadium **keine Anzeige** für HF-Therapie dar. Hier stehen neben medikamentösen Maßnahmen die Bettruhe, Anwendung von feucht-warmen Auflagen oder auch Eisblase zur Verfügung. Im subakuten Stadium beginnt man zunächst mit heißen Umschlägen und Kataplasmen, Moor-, Schlamm-, Fangopackungen oder Sitzbäder und Heißluft. Chronische Stadien bedürfen einer intensiveren und über längere Zeit fortgesetzten Wärmetherapie. Hier kommt auch die Kurzwellendurchflutung im Kondensatorfeld als Wärmemaßnahme in Betracht. Ergänzend zu hydrotherapeutischen Anwendungen können auch Stangerbäder – alternierend mit Moor- etc. Packungen in Frage kommen.

Dysmenhorrhoe, Hypomenhorrhoe können ebenfalls mit Kurzwellenbehandlungen günstig beeinflußt werden. Auch hierbei stehen aus dem Bereich der Hydrotherapie ergänzende Maßnahmen zur Verfügung.

Erkrankungen von Hals, Nase und Ohren

Hier stehen sowohl Durchflutungen im Kondensatorfeld als auch lokale Bestrahlungen mit Dezimeter- und Mikrowellen zur Verfügung.

Bei der Angina und bei Tonsillitis sollte zunächst der altbewährte Prießnitzumschlag angewandt werden. Wenn Wärmezuführung angezeigt ist, bieten sich auch hier zunächst Umschläge mit Kartoffelbrei, Leinsamen usw. an. HF-Verfahren werden gelegentlich sogar bei Mandelabszessen angewandt.

Bei Pharyngitis und Laryngitis ist die Bestrahlung mit Wirbelstromelektroden angezeigt (**Abb. 165**). Man kann allerdings auch mit Luftabstandselektroden (Kondensatorfeld) arbeiten, doch muß dabei eine kleine Elektrode ziemlich dicht an den Hals gebracht werden, wohingegen die größere Gegenelektrode in der Nähe des Nackens (etwa mit handbreitem Abstand) zu applizieren ist (**Abb. 166**). Durch die Konzentration der Feldlinien findet die größere Durchwärmung an der Vorderseite des Halses statt. Diese Behandlungsformen wendet man auch bei Mangeldurchblutung im Rachenbereich an.

Erkrankungen der Nasennebenhöhle bilden ein dankbares Feld für die Kondensatorfelddurchflutung, aber auch für die Bestrahlung mit Wirbelstromelektroden.

Auch Tubenkatarrhe sowie unspezifische Entzündungen der Speicheldrüsen können mittels HF-Wärme günstig beeinflußt werden.

Desgleichen bilden Ekzeme und Furunkel am Eingang des Gehörganges und im Bereich des Naseneinganges ein weiteres Feld für die HF-Behandlung.

Augenkrankheiten

Lidabszesse, Leder- und Hornhauterkrankungen sind auch gut mit anderen Wärmemaßnahmen (Kamillenbeutel etc.) zu behandeln. Die Tränensackentzündung, sofern sie n i c h t s p e z i f i s c h e r Natur ist, stellt ein Anwendungsgebiet für Kurzwellen dar.

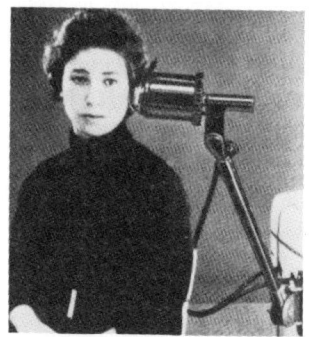

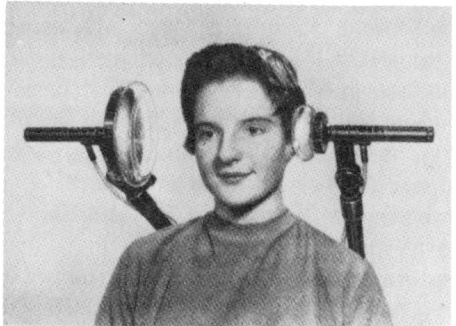

Abb. 165: Behandlung im Bereich des Ohres mit einer „Minode" (Wirbelstromelektrode). Hautkontakt ist erforderlich, aus hygienischen Gründen soll eine dünne Zellstoffschicht zwischengeschaltet werden.
(Aus: THOM, Kurzwellentherapie)

Abb. 166: Behandlung des linken Ohres im Kondensatorfeld; kleine Elektrode dicht am Ohr, große Elektrode in Abstand vom rechten Ohr angelegt, um größere Felddichte am linken Ohr zu erzielen.
(Aus: THOM, Kurzwellentherapie)

Bei Überdosierungen kann es zur Linsentrübung kommen. Bei allen Tumoren und Splitterverletzungen darf keine HF-Therapie durchgeführt werden, solange noch Fremdkörper im Auge sind.

19.14 Hyperthermie im Pyrostat

Anfänglich benutzte man zur Hyperthermiebehandlung mit Kurzwellen das Kondensatorfeld. Dazu waren große Spezialelektroden erforderlich. Bald erkannte man den Nachteil dieser Methode: Infolge Schweißbildung kam es zu örtlichen Feldverdichtungen und dadurch zu Überhitzungen, durch die eine Verbrennungsgefahr entstand. Außerdem wurde im Kondensatorfeld das Unterhautfettgewebe zu sehr erhitzt.

Später ging man zur Behandlung im Spulenfeld über, wozu besondere Spulenfeldelektroden entwickelt wurden, die in wasserdichtem Stoff eingearbeitet waren.

Die Hyperthermiekabine wurde mittels einer eingebauten Heizvorrichtung vorgewärmt, die Lufttemperatur in der Kabine betrug dann etwa 43 bis 45°C. Ein ebenfalls eingebauter Thermostat hielt die Temperatur konstant (**Abb. 167**). Der Patient wurde völlig entkleidet und nur mit einem Laken zugedeckt. Er ruhte auf einer weichen Gummiunterlage, und unter die Kniegelenke kam eine Rolle zur Entspannung der Muskulatur. Den Kopf konnte der Patient frei bewegen. Falls erforderlich, bekommt der Patient eine Kreislaufstütze, die für jeden Fall besonders bestimmt wird.

Während der Behandlung werden Temperatur (oral), Puls, Blutdruck und evtl. Atemfrequenz kontrolliert. Die Körpertemperatur soll nicht zu schnell ansteigen!

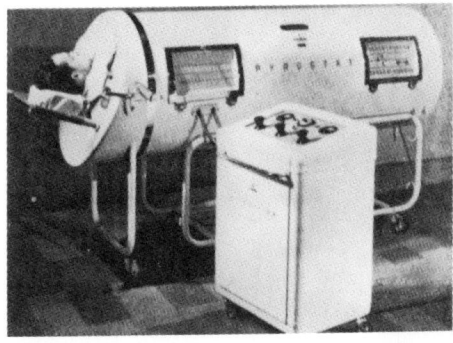

Abb. 167: Hyperthermie-Behandlung im „Pyrostat" (Spurenfeldmethode).

Nach einer halben Stunde kann die Körpertemperatur bis zu 38°C ansteigen, nach einer vollen Stunde erreicht sie dann etwa 39°C. Je langsamer die Temperatur ansteigt, desto besser verträgt der Patient die Überwärmung. – Nach ungefähr 10 bis 20 Minuten Durchwärmungszeit kommt es zu einem kräftigen Schweißausbruch. Der Schweiß soll dem Patienten immer wieder vom Gesicht gewischt werden. Verlangt der Patient etwas zu trinken, so darf er – nicht zu kalte – Flüssigkeit gereicht bekommen.

Das Aufheizen kann in Intervallen geschehen. Wenn bei abgeschaltetem Strom die Temperatur um 0,5°C absinkt, sollte der Strom wieder eingeschaltet werden. Die Dauer der Prozedur hängt von der Erkrankung und von der Verträglichkeit ab. Im allgemeinen ist eine Stunde ausreichend. Nach dem Schwitzen wird der Patient abgetrocknet, in ein neues Laken gehüllt und mit Wolldecken eingepackt. Er soll dann noch kräftig nachschwitzen. Die Zeit der Einpackdauer hängt ebenfalls davon ab, wie sich der Patient fühlt, sie kann 1 bis 3 Stunden dauern.

Eine Überwärmungsbehandlung kann auch ohne Kabine durchgeführt werden. Das Ruhebett, auf dem die Behandlung durchgeführt wird, darf aber keine Metallteile haben! Wichtig ist, daß der Patient gut zugedeckt wird, keiner Abkühlung durch Zugluft etc. ausgesetzt ist, und daß das Ruhebett und das Kopfkissen mit einer wasserdichten Unterlage versehen wird.

Überwärmungsverfahren sind schon seit alters her bekannt. Nur wurden sie entweder im Dampfbad, in heißen Vollbädern und in der Sauna durchgeführt. Dampfbäder sind so ziemlich aus der Mode gekommen und durch die Sauna verdrängt worden, weil die Behandlung in der Sauna weniger belastend ist. Überwärmungsbäder (LAMPERT, WALINSKI, SCHLENZ) erfordern eine ca. 2 m lange Wanne, in der der Patient ausgestreckt und entspannt liegen kann. Auch hier werden Temperatur, Puls und Atemfrequenz kontrolliert. Nach dem Bade soll auch nach Überwärmungsbädern der Patient nachschwitzen. LAMPERT läßt den Patienten länger im Bad und kürzt das Nachschwitzen ab, WALINSKI und SCHLENZ legen auf das Nachschwitzen besonderen Wert.

Von allen Überwärmungsverfahren dürfte die Kurzwellenhyperthermie die schonendste sein.

Anode im Magnetron:
besitzt konzentrisch angeordnete Lamellen, die auf die Kathode ausgerichtet sind.

Antenne im Magnetron:
leitet UHF-Energie zum Strahler.

Behandlungskreis:
Sekundärkreis bei der Kurzwelle, in den der Patient eingeschaltet ist (Dielektrikum).

Dezimeterwelle:
433,92 MHz = 69 cm Wellenlänge, auch »lange« Mikrowelle genannt (UHF-Bereich).

Dielektrikum:
Schlecht leitendes Medium zwischen den Kondensatorplatten im Primärkreis (Schwingkreis) bei der Erzeugung von Kurzwellen; im Sekundärkreis (Behandlungskreis) wird der zwischen Kondensatorplatten (Elektroden) geschaltete Körper zum Dielektrikum.

Diode:
Wirbelstromelektrode (Hüttinger).

Diplode:
Klappdeckelelektrode (Siemens).

Dipol:
Offener Schwingkreis (vgl. im Text »Strahler«).

Elektronenfluß:
Vgl. Leitungsstrom.

Elektroden (Arten):
Fokusstrahler (UHF), Glasschalen-Elektr. (Schliephake) (KW), Klappdeckel-Elektr. (Siemens, KW), Spulenfeld-Elektr. (KW), Teller-Elektr. (KW), Weichgummi-Elektr. (KW), Wirbelstrom-Elektr. (KW).

Elektroden-Hautabstand:
Mindestzwischenraum zwischen Elektrode und Körper.

Farad:
Maßeinheit f. d. Kapazität d. Kondensators, kleinere Einheiten: Mikro-. Nano, Picofarad.

Alphabetisches Kurzverzeichnis

Feldlinien:
Gedachte Linien, die den Eindruck der Feldstärke (= Wärmeentwicklung) im Kondensatorfeld vermitteln.

Fokusstrahler:
UHF-Strahler für eng umschriebene Bezirke.

Frequenz (bei HF-Methoden):
Häufigkeit bzw. Regelmäßigkeit der elektromagnetischen Schwingungen pro Sekunde.

Generator (bei UHF):
Magnetron (Vielschlitzmagnetron) erzeugt Frequenzen bis über 2000 MHz.

Henry:
Maßeinheit für die Induktivität; kleinere Einheiten: Milli- und Mikrohenry.

Hertz:
Maßeinheit für die Frequenz/sec.
(1000 Hz = kHz, 1000000 Hz = MHz).

Hyperthermie:
Überwärmung in der Hyperthermiekabine (Pyrostat) (andere Überwärmungsverfahren: Sauna, Überwärmungsbäder).

Induktion:
Erregung elektrischer Ströme und Spannungen durch bewegtes Magnetfeld. Beispiel: Wird ein Kupferdraht quer durch ein Magnetfeld bewegt, so wird *in* ihm eine elektrische Spannung induziert; nach diesem Prinzip arbeiten elektr. Generatoren.

Kapazität:
Speichervermögen des Kondensators.

Kathode im Magnetron:
Die aufgeheizte Kathode sendet Elektronen aus, die an den Lamellen der Anode (s. d.) vorbeifliegen und so HF-Energie erzeugen.

Klappdeckelelektrode:
Diplode genannt, eine Zwischenform von Induktionskabel und Wirbelstromelektrode.

Kondensatorfeld:
Elektromagnetisches Feld zwischen zwei Kondensatorplatten (Elektroden genannt).

Konsensuelle Gefäßreaktion:
Gleichsinnige Gefäßreaktion; wird z.B. das Volumen der Blutgefäße am linken Arm durch einen Reiz verändert (erweitert oder verengt), so reagieren die Gefäße des rechten Armes im gleichen Sinne, aber nicht in der gleichen Stärke.

Kurzwellen:
27,12 MHz (11,06 m) werden in einem Schwingkreis (Kondensator/Spule) erzeugt; Anwendung: Kondensator- und Spulenfeld.

Leitungsstrom:
Elektronenfluß im Leiter (wird vom Verschiebestrom im Dielektrikum fortgesetzt).

Magnetron:
Generator zur Erzeugung von UHF (Dezimeter- und Mikrowelle).

Mikrowellen:
2400 MHz (12,4 cm)

Minode, Monode:
Wirbelstromelektroden.

Muldenstrahler:
UHF-Strahler, der weitgehend dem Körperumfang angepaßt ist (Besondere Tiefenwirkung bei thermischer Entlastung des Unterhautfettgewebes).

Punkte:
10 wichtige Punkte, die v o r der HF-Behandlung zu berücksichtigen sind (s. Text).

Pyrodor:
= Muldenstrahler.

Pyrostat:
Hyperthermiekabine.

Schwingkreis:
a) Einrichtung zur Erzeugung von Kurzwellen, besteht im wesentlichen aus Kondensator und Spule. (Primärkreis)
b) Als Sekundärkreis zur Übertragung der HF-Energie auf den Patienten.

Spulenfeld:
a) magnetisches: wird durch Spulenfeldkabel (Induktionskabel) oder durch Spezialelektroden (Wirbelstromelektroden) erzeugt, induziert im Körper Wirbelströme, die sich in Wärme umsetzen.
b) elektrisches: Entsteht, wenn ein Kabel in mehreren Windungen um eine Extremität gelegt wird; je mehr Windungen, um so mehr ähnelt es in der Wirkung dem Kondensatorfeld.

Strahler:
»Strahlen« UHF-Energien auf den Körper aus, ähnlich wie Scheinwerfer.

Strahler-Formen:
Dreiflächen-, Fokus-, Mulden-, Langfeld- und Rundstrahler ermöglichen Behandlung unterschiedlich großer Bezirke.

UHF:
Ultra-Hochfrequenz, Bezeichnung für elektromagnetische Wellenlänge im Dezimeterbereich.

Umladen:
Ladungswechsel an den Kondensatorplatten durch Wechselströme.

Überwärmung:
Steigerung der Körpertemperatur auf milde Fiebergrade (38-39°C, oral gemessen); kann mit HF-Energien in Pyrostat erreicht werden.
Laufende Kontrolle der Körpertemperatur, Puls und Blutdruck erforderlich.

Verschiebestrom:
Im Dielektrikum kann kein Leitungsstrom (Elektrodenfluß) fließen; es finden aber dort molekulare Verschiebungen statt, die dem periodischen Ladungswechsel im Kondensator äquivalent sind.»Wo der Leitungsstrom aufhört, beginnt der Verschiebestrom, und wo dieser endet, setzt der Leitungsstrom wieder ein.«

Wellenlänge:
Berechnung: $\dfrac{300000000 \text{ m}}{\text{Frequenz}}$ = Wellenlänge in Metern.

21 Lichttherapie (Heliotherapie)

21.1 Was ist Licht?

NEWTON hatte 1669 als erster versucht, diese Frage wissenschaftlich zu erklären. Er nahm an, daß von allen selbstleuchtenden Körpern ein äußerst feiner Stoff ausgesendet (emittiert) wird, der uns das Sehen ermöglicht (Emissionstheorie). Aber schon im Jahre 1678 stellte HUYGHENS die Hypothese auf, daß Licht durch Wellenbewegungen des Äthers zustande komme. (Undulations- oder Schwingungstheorie). Diese Theorie konnte sich sehr lange nicht durchsetzen. Heute gilt die Auffassung, daß Licht ein Teil des elektromagnetischen Spektrums ist. Die sichtbare (optische) Strahlung liegt – etwas grob ausgedrückt – zwischen den Funk- und Fernsehwellen einerseits und den Röntgenstrahlen andererseits, also zwischen Wellenlängen von rund 1 km Länge (= 300000 Hz) und einer solchen von nur 0,01 nm (= $3 \cdot 10^{19}$ Hz). Allerdings scheint die Theorie NEWTONs in abgewandelter Form durch die Quantentheorie PLANCKs mehr und mehr an Bedeutung zu gewinnen. Denn nach der heutigen Vorstellung breitet sich das Licht nicht n u r in Form von elektromagnetischen Wellen, sondern auch in Form von Korpuskelstrahlung (Korpuskel = kleinste Teilchen der Materie) aus. Die Energieeinheit der Strahlung ist das »Lichtquant« (Photon). Die Energie ist abhängig von der Wellenlänge: Je kürzer diese ist, desto größer ist die Quantenenergie (Maßeinheit ist das Elektronenvolt = eV).

21.2 Das elektromagnetische Spektrum

Als Spektrum bezeichnet man Strahlungen aus einer Quelle, die sich aus verschiedenen Wellenlängen zusammensetzen (Tabelle 1.9.1). Das elektromagnetische Spektrum, von dem das des Lichtes nur einen Teil umfaßt, enthält Strahlen mit einer Wellenlänge von einigen Kilometern bis zu der winzigen Länge von Billionstel Millimetern. Die Ausbreitungsgeschwindigkeit für alle Strahlen ist die gleiche. Sie beträgt rund 300000 Kilometer pro Sekunde und wird im allgemeinen als Lichtgeschwindigkeit bezeichnet. Der Unterschied der verschiedenen Strahlungen liegt in der Frequenz: Je größer die Wellenlänge, desto kleiner die Frequenz – und umgekehrt.

21.3 Das Sonnenlicht

kann durch ein Glasprisma in eine Reihe von Farben zerlegt werden, in die Spektralfarben des Sonnenlichtes. Dieses Spektrum wird als »kontinuierliches Spektrum« bezeichnet, weil es innerhalb eines gewissen Bereiches alle Wellenlängen dieses Bereiches enthält, also kontinuierlich (= lückenlos zusammenhängend) ist.

Aus Gründen der besseren Übersicht unterteilt man das Spektrum in drei Abschnitte: Infrarotes Licht, sichtbares Licht und ultraviolettes Licht. Die Abgrenzung ist etwas willkürlich durch unsere Wahrnehmungen bestimmt, denn einerseits können auch sichtbare Rotstrahlen eine Wärmeempfindung hervorrufen und andererseits können manche Menschen ultraviolettes Licht als »lavendelgraue« Farbe wahrnehmen (HELMHOLTZ).

Nach GILLMANN erstrecken sich die drei Bereiche wie folgt:

Infrarot C ---- 1 000 000 bis 3000 nm (= 1 bis 0,003 mm)

Infrarot B ---- 3 000 bis 1400 nm

Infrarot A ---- 1 400 bis 780 nm

Sichtbares Licht ---- 780 bis 380 nm (= 0,78 bis 0,38 Mikron)

Ultraviolett A ---- 380 bis 315 nm

Ultraviolett B ---- 315 bis 280 nm

Ultraviolett C ---- 280 bis 100 nm (= 0,00028 bis 0,0001 mm)

Den Infrarot-Strahlen wird eine vorwiegend thermische, den ultravioletten Strahlen eine chemische Wirkung zugesprochen.

21.4 Lichtbehandlung

Obwohl die Licht- und Sonnenbehandlung schon im Altertum eine Rolle spielte, wurde man erst wieder gegen Ende des 18. Jahrhunderts auf diese Behandlungsform aufmerksam. HUFELAND führte die Skrofulose auf mangelnde Sonnenbestrahlung zurück, und RICKLI führte 1855 in der Schweiz die erste Heilstättenbehandlung mit Sonnenlicht ein. FINSEN wies auf die Möglichkeit der Bestrahlung mit künstlichem Licht (Bogenlampen) hin, und HAMMER (1891) stellte fest, daß der UV-Anteil des Sonnenlichtes besonders hautwirksam ist. 1925 konnten WINDHAUS und POHL nachweisen, daß Vitamin D aus Ergosterin aufgebaut wird, wenn man dies mit UV-Licht bestrahlt.

21.5 Infrarotstrahlung (IR-Strahlen)

Die Wirkung der IR-Strahlen beruht im wesentlichen darauf, daß der Körper die Strahlung absorbiert und so eine Wärmewirkung entsteht. Bei kürzeren Einstrahlungszeiten entsteht besonders an der Hautoberfläche eine starke Wärmeentwicklung, während das Unterhautfettgewebe in geringerem Grade beeinflußt wird. Dies wird besonders dem IR-C-Anteil zugeschrieben, während IR-A und B-Anteile die Oberfläche geringer belasten. Zusammen sind sie bzgl. ihrer Wirkung etwa der Kurzwellenbehandlung im Kondensatorfeld vergleichbar. Bei längerer IR-Einwirkung kann es zu einem *Hitzeerythem* kommen, das bereits nach 10 Minuten Bestrahlungsdauer auftritt und das Ende der Bestrahlung bis zu einer Stunde überdauern kann. Diese Wärmeeinwirkung führt zu einer aktiven Hyperämie.

In der therapeutischen Praxis wird die IR-Bestrahlung mit IR-Lampen oder IR-Strahlern ausgeübt. Vorzugsweise benutzt man dazu gasgefüllte Wolframdraht-Lampen, die etwa zu 95% IR-Strahlen und zu 5% sichtbares Licht ausstrahlen. Zu den bekanntesten IR-Strahlern zählen die Solluxlampen (Hanau) **Abb. 168 und 169**, und die Infraphil-Lampe (Philips) und der Therathermstrahler (Osram). Es gibt auch sogenannte Langwellenstrahler, bei denen die Strahlungsintensität von einer gewundenen Drahtspirale ausgeht, die nur schwach zum Glühen kommt.

IR-Strahler werden vielfach mit UV-Strahlern kombiniert angewandt. Die langwellige IR-C-Strahlung wird oft als unangenehm empfunden, deshalb haben manche IR-Strahler eine Wasserkühlung vorgeschaltet.

Die Ausführung der IR-Bestrahlung ist denkbar einfach. Zu beachten ist allerdings der Bestrahlungsabstand, da sich die Intensität mit dem Quadrat der Entfernung verändert. Die Strahlungsintensität prüft man am besten mit dem Handrücken und regelt so die Entfernung ein.

Indikationen für IR-Bestrahlung sind Hauterkrankungen wie Furunkel, Karbunkel, Schweißdrüsenabszesse, Erkrankungen im Bereich der Nase und der Nebenhöhlen und des Ohres. Ferner reagieren posttraumatische Gelenkerkrankungen, insbesondere Schwellung, chronische Arthropathien und Beschwerden im Leber-Galle-Bereich günstig auf IR-Bestrahlung.

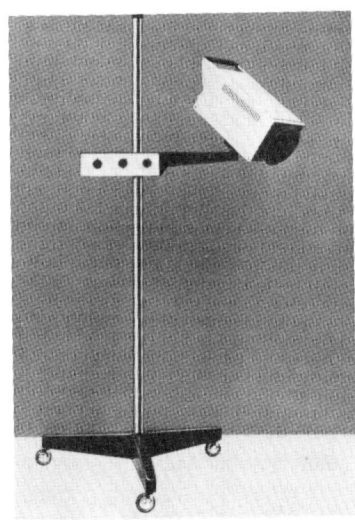

Ab. 168: „Sollux® 750" (Stativmodell)
IR-Strahler
Original Hanau

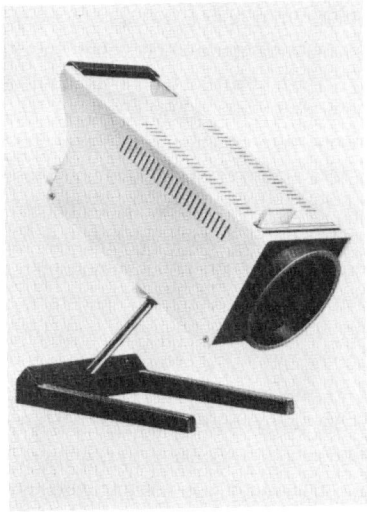

Abb. 169: „Sollux 700" (Tischmodell)
IR-Strahler
Original Hanau

21.6 UV-Strahlung

Wie aus der tabellarischen Übersicht hervorgeht, teilt man die UV-Strahlung in drei Gruppen ein, von denen die Gruppe A das langwellige, die Gruppe C das kurzwellige UV-Licht umfaßt; Gruppe B liegt mit Mittelwerten dazwischen. Von der Sonne wird aber außerdem noch UV-Licht ausgestrahlt, das kurzwelliger ist als UV-C, doch hat dies für uns keine praktische Bedeutung, da es von den höchsten Schichten der Atmosphäre absorbiert wird. Die kürzeste UV-Wellenlänge, die in Davos (Meereshöhe ca. 1560 m) gemessen wurde, betrug 293 nm. Man kann also sagen, daß mit zunehmender Höhe der Anteil an kurzwelligem UV-Licht zunimmt. Hinzu kommt, daß auf Gletscher- und Schneefeldern die Strahlung reflektiert wird und so eine verstärkte Einwirkung entsteht. Aber nicht nur im Hochgebirge, sondern auch an der See ist die UV-Strahlung erheblich. Auch hier spielt die Lichtreflexion vom Wasser und vom Sand eine verstärkende Rolle. Am geringsten ist die Lichtwirkung in den Großstädten, besonders im Industriegebiet, wo die Dunstglocke viel UV-Licht schluckt.

Die UV-Strahlung spielt für den Menschen eine wichtige Rolle. Seit 1925 ist bekannt, daß das Vitamin D aus Ergosterin aufgebaut wird, wenn man dieses mit UV-Licht bestrahlt. Therapeutisch nutzbar ist auch die bakterizide Wirkung, die vorwiegend den kurzen UV-Strahlen zugeschrieben wird. Auch auf den Stoffwechsel wirkt sich die UV-Strahlung aus. So wird von der Erhöhung des Grundumsatzes, von einer Steigerung des Kohlenhydratbedarfs und von einer Förderung des Eiweißabbaus berichtet.

Vor übermäßiger UV-Bestrahlung muß jedoch gewarnt werden. Der Sonnenbrand, insbesondere der Gletscherbrand ist eine durch UV-Strahlen hervorgerufene Lichtentzündung. Das Erythem schwankt – je nach Einstrahlungszeit – zwischen rosarot und rotviolett. Die Schmerzhaftigkeit (sogar Fieber), die durch Sonnenbrand entstehen kann, ist weitbekannt. Die Lichtentzündung kann zu einem Ödem der Haut und zu Blasenbildung führen. Die Augen sind auf jeden Fall vor der UV-Strahlung zu schützen!

In diesem Zusammenhang sei darauf hingewiesen, daß an der See und im Hochgebirge die UV-Strahlung auch bei bedecktem Himmel so stark sein kann, daß ein regelrechter Sonnenbrand entstehen kann, wenn man die entblößte Haut längere Zeit der »Himmelsstrahlung« aussetzt!

Auf keinen Fall dürfen kosmetische Gesichtswässer kurz vor der Sonnenbestrahlung benutzt werden!

In der Regel blaßt das *Sonnenerythem* nach 1 bis 2 Tagen ab. Zurück bleibt eine gewisse Hyperämie, und die Rotfärbung geht in eine Bräunung über (Pigmentierung). Diese Pigmentierung wird als gewisser Schutz gegen UV-Strahlung angesehen. Zweifellos gibt es eine Gewöhnung an Lichtbestrahlung. Nach mehreren wiederholten Bestrahlungen kann es sogar zu einer Unter- oder gar Unempfindlichkeit gegen Lichteinwirkung kommen. Das wird darauf zurückgeführt, daß die

Hornhaut eine merkliche Verdickung (Lichtschwiele) erfährt. Die Strahlen, die dann diese Lichtschwiele durchdringen, stoßen auf die pigmentführenden Basalzellen der Epidermis und werden dort weiter abgebremst.

Man hielt die Pigmentbildung für einen Beweis der Heilkraft des Lichtes. Diese Ansicht gilt heute nicht mehr. Doch kann die Pigmentierung als Zeichen von gesteigerter Abwehrkraft des Körpers angesehen werden.

21.6.1 Lichtempfindlichkeit

Die Lichtempfindlichkeit ist individuell verschieden. Allgemein gilt, daß gut durchblutete, etwas feuchte Haut lichtempfindlicher ist als bläßliche, trockene Haut. Möglicherweise sind auch hell- oder rotblonde Menschen lichtempfindlicher als dunkelhaarige. Auf das Lebensalter bezogen gelten Personen zwischen 20 und 50 Jahren als lichtempfindlicher, und solche, die jünger oder älter sind als weniger empfindlich. Im Frühjahr und im Herbst ist die Lichtempfindlichkeit durchweg größer als im Sommer.

Die einzelnen Körperregionen reagieren unterschiedlich auf UV-Bestrahlung. Allgemein gilt, daß die Bauch- und Lendengegend, sowie die Seiten des Rumpfes empfindlicher sind als Gesicht, Hände, Arme und Brust. An den Gliedmaßen sind die Innen- und Beugeseiten empfindlicher als die Außen- und Streckseiten.

Extrem häufige, oft wiederholte UV-Bestrahlung trocknet die Haut aus. Sie bekommt dann ein lederartiges, großporiges Aussehen.

21.6.2 Lichtschutz

Der natürliche Lichtschutz ist – wie weiter oben gesagt – auf die Bildung der Lichtschwiele und auf die Pigmentierung zurückzuführen. Neben diesem natürlichen Lichtschutz spielt der künstliche Lichtschutz eine wesentliche Rolle. Hier kommen vor allem lichtfilternde Stoffe zur Anwendung. Sie sollen nach Möglichkeit das UV-A-Licht völlig durchlassen und das UV-B-Licht weitgehend abfiltern. Die handelsüblichen Präparate lassen im allgemeinen noch so viel UV-B durch, daß die natürliche Lichtgewöhnung (Bildung der Lichtschwiele) aufrechterhalten bleibt. Für besondere Anforderungen müssen spezielle Lichtschutzmittel benutzt werden. Das ist besonders in der Alpinistik und bei Gebirgstruppen der Fall.

An Lichtschutzmittel sollten folgende Mindestanforderungen gestellt werden können:

1. Das Mittel darf keine Hautreizungen hervorrufen.
2. Es soll auf der Haut einen lückenlosen Film bilden.
3. Es darf nicht kristallisieren.
4. Es soll die Haut nicht durchdringen.
5. Es darf die Wäsche nicht verschmutzen und muß leicht zu entfernen sein.

21.6.3 Künstliche UV-Strahler

Für therapeutische Zwecke ist es notwendig, die Strahlungsintensität möglichst genau bestimmen zu können, um ein Optimum an Dosierung zu erzielen. Für künstliche UV-Strahler (**Abb. 170 bis 172**) ist es daher Voraussetzung, daß die Anteile von UV-A bis UV-C im voraus berechnet und während der Bestrahlung konstant gehalten werden können.

Nur dadurch bieten sie gegenüber der natürlichen Bestrahlung, die durch atmosphärische Dunst- und Wolkenbildung in der Intensität schwankt, gewisse Vorteile. Bei Benutzung künstlicher UV-Strahler ist daher nur der Bestrahlungsabstand und die Bestrahlungsdauer zu berücksichtigen. Diese sind je nach Größe und Stärke des Strahlers verschieden. Man muß sich deshalb an die Bedienungsanweisungen halten. Um genau dosieren zu können, ist die Benutzung von *Meßgeräten*

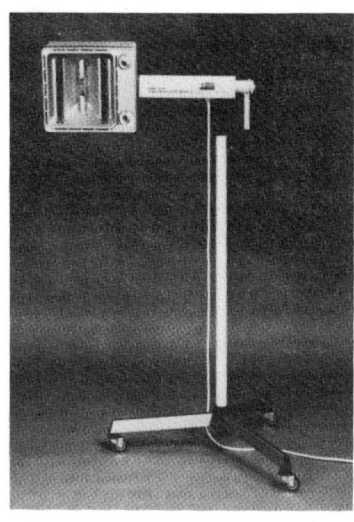

Abb. 170: „Höhensonne 3030" Original Hanau

anzuraten, denn die individuelle Lichtempfindlichkeit der einzelnen Personen schwankt – wie erwähnt – z.T. beträchtlich.

Von den verschiedenen UV-Strahlern haben sich wohl die Quecksilber-Quarzlampen am längsten bewährt. Sie sind fast völlig wartungsfrei, haben einen konstanten Strahlungsfluß, und sind im Grunde durchweg wirtschaftlich.

Sie bestehen aus einem evakuierten Quarzrohr, das etwas Quecksilber enthält. An den Enden des Rohres sind Elektroden angebracht. Nach dem Einschalten des Stromes verdampft das Quecksilber sehr rasch, benötigt aber doch eine gewisse »Einbrennzeit«, um auf volle Strahlung zu kommen. An früheren Modellen mußte man den Brenner »kippen«, damit das Quecksilber hin und her fließt und so den Kontakt zwischen den Elektroden herstellen konnte. Heute erfolgt die Zündung automatisch.

Der Grund, weshalb man Quarzröhren benutzt, hängt mit der Durchlässigkeit des Quarzes für UV-Licht zusammen. Glasröhren würden die UV-Strahlung zurückhalten.

Man unterscheidet Hochdruckbrenner von Niederdruckbrennern. Für die Therapie kommen ausschließlich Hochdruckbrenner in Betracht. Niederdruckbrenner haben bis zu 90% UV-C-Strahlung, mit einer Wellenlänge von 254 nm. Wegen ihrer keimtötenden Wirkung kommen sie vor allem in Kliniken (Op-Sälen), Laboratorien, pharmazeutischen Betrieben und solchen, die Lebensmittel herstellen zur Anwendung.

Für die Therapie werden in zunehmendem Maße UV-Strahler hergestellt, die neben dem Anteil an UV-Licht auch einen solchen an IR-Licht aussenden. Diese Lampen (Ultra-Vitalux, Ultraphillampe u. a.) strahlen also zugleich Wärme aus.

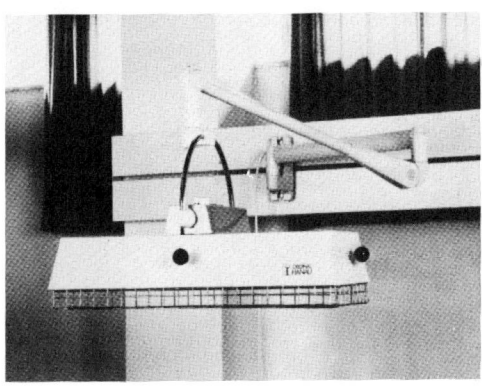
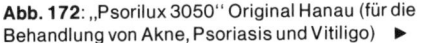
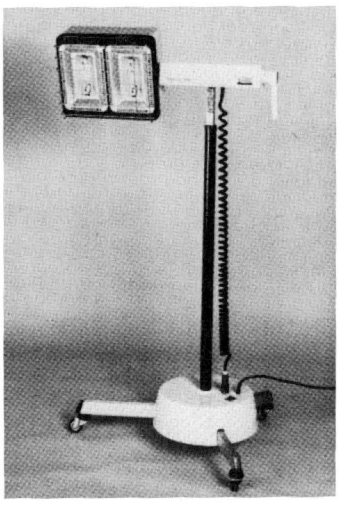

Abb. 171: „Sollux 3000" Original Hanau (für Ganzkörper-Bestrahlung)

Abb. 172: „Psorilux 3050" Original Hanau (für die Behandlung von Akne, Psoriasis und Vitiligo) ▶

21.6.4 Indikationen/Kontraindikationen

Die »klassischen« Indikationen für UV-Bestrahlung waren Rachitis, Knochentuberkulose, Erysipel und Lupus. Diese sind durch die medikamentöse Therapie in erheblichem Maße zurückgedrängt worden. Heute benutzt man die UV-Behandlung vorwiegend in der Rekonvaleszenz und während der sonnenarmen Zeiten. Dennoch wird die UV-Behandlung bei verschiedenen Hauterkrankungen, bei manchen Formen der Tuberkulose und bei Erkrankungen auf dem Gebiete der Inneren Medizin angewandt. Es handelt sich also um Spezialgebiete, über die es eine besondere Literatur mit genaueren Informationen gibt. Den Rahmen dieser

Abhandlung würde es aber bei weitem überschreiten, wenn hier näher darauf eingegangen werden sollte.

Als Kontraindikationen gelten alle akuten Stadien der Infektionskrankheiten, sowie alle Schock- und Erregungszustände. Am späten Abend sollte man von einer UV-Bestrahlung absehen, da Einschlafstörungen die Folge sein könnten.

Elektronenvolt (eV):
Maßeinheit für die Quantenenergie, vgl. Lichtquant (Photon).

Emissionstheorie:
NEWTON (1669) stellte die Theorie auf, daß Licht ein äußerst feiner Stoff sei, der von selbstleuchtenden Körpern emittiert wird.

Erythem:
= Röte; aktives E., bedingt durch arterielle Hyperämie; passives E., bläuliche Röte durch venöse Hyperämie. (Im Text: E. = Rötung (auch entzündliche Rötung) die durch Lichteinwirkung entsteht.

Gesichtswasser, kosmetisches:
Soll vor UV-Bestrahlung nicht benutzt werden.

Gletscherbrand:
Meist hochgradige Lichtentzündung im Hochgebirge, auf Gletscher- und Schneefeldern.

Infrarotstrahlung:
Langwelliges, für das Auge nicht sichtbares Licht mit Wellenlängen von 1 bis 0,003 mm (= IR-C), bzw. 1 000 000 nm bis 3000 nm; IR-B mit Wellenlängen von 3000 bis 1400 nm; IR-A mit Wellenlängen von 1 400 bis 780 nm; IR-Strahlung ist Wärmestrahlung.

Lichtempfindlichkeit:
Individuell und körperlich regional unterschiedliche Empfindlichkeit, besonders für UV-Licht.

Lichtentzündung:
Sonnenbrand/Gletscherbrand.

Lichtschutz:
Natürlicher L. und künstlicher L. Der natürl. L. bildet sich aus durch eine Verdickung der Hornhaut (Lichtschwiele) und durch Pigmentbildung;
der künstliche L. wird zusätzlich in Form von Lichtschutzsalben etc. gebraucht, wenn der natürl. L. entweder noch nicht ausgebildet ist oder nicht ausreicht (Alpinistik etc.).

Nanometer (nm):
Nano (Symbol = n) Vorsilbe entsprechend 10^{-9}, oder der milliardste Teil; Nanometer also 1 milliardstel Meter oder 1 millionstel cm.

Photon (oder Lichtquant):

Nach der Quantentheorie (Planck, Einstein u.a.) hat die elektromagnetische Strahlung nicht nur wellenförmigen Charakter, sondern auch korpuskelhafte Eigenschaften, die mit dem Begriff Photon charakterisiert sind; Die elektromagnetische Stahlung läßt sich demnach als ein Partikelstrom (Photonenstrom) beschreiben. Jedes Photon leistet dabei einen bestimmten Energiebeitrag und bewegt sich mit Lichtgeschwindigkeit ($= 300000$ km/sec).

Pigmentierung:

Natürlicher Lichtschutz, entsteht durch UV-Einwirkung.

Quantentheorie (Planck, Einstein u.a.):

siehe Photon.

Quarzröhren:

Röhren, in denen durch Quecksilberverdampfung UV-Licht entsteht; man benutzt dafür Quarzröhren, weil diese UV-Licht passieren lassen, wohingegen Glasröhren UV-Licht nicht durchlassen. Quarzröhren werden in künstl. UV-Strahlern verwendet.

Schwingungstheorie:

Vgl. Undulationstheorie.

Spektrum:

elektromagnetisches:

umfaßt Wellenlängen von einigen Kilometern bis zu billionstel Millimetern Länge; das sichtbare Licht ist ein Teil des elektromagnetischen Sp.

IR-Spektrum:

Infrarotstrahlung umfaßt ein Spektrum von 1000000 nm bis 3000 nm (IR-C), von 3000 bis 1400 nm (IR-B) und von 1400 bis 780 nm (IR-A); Infrarotstrahlung = Wärmestrahlung

Strahler:

IR-Strahler und UV-Strahler erzeugen künstliches IR- und UV-Licht.

Ultraviolettstrahlung:

UV-Licht mit chemischer Wirkung auf die Haut.

23 Ultraschalltherapie

Der Schall ist ein akustisches Phänomen und wirft als solches die Fragen nach seiner Erzeugung, seiner Übertragung und seiner Wirkung auf. Erzeugt wird der Schall durch Schallgeber verschiedenster Art, die Übertragung findet durch Schwingungen bzw. Schallwellen statt, die zu ihrer Ausbreitung eines Mediums bedürfen. Im luftleeren Raum kann sich der Schall nicht ausbreiten. Über die Wirkungen des Schalls, insbesondere über die des Ultraschalls, soll später gesprochen werden.

23.1 Schallbereiche

Den Schallbereich unterteilen wir in drei Teilbereiche: In den Infraschall, den Schall innerhalb unseres Hörbereiches und den Ultraschall. Bei dieser Einteilung gehen wir von unserer Hörfähigkeit aus. Wir wissen, daß die Hörfähigkeit nicht für alle Menschen gleich ist, und daß das Hören im Alter und bei hörgeschädigten Personen deutlich abnimmt. Für junge, hörgesunde Personen liegt der Hörbereich zwischen 16 Hz (Wellenlänge 20 m) in der Luft und 16000 Hz (Wellenlänge 2 cm). Was unter 16 Hz liegt, bezeichnen wir als Infraschall, was über 16000 Hz liegt, als Ultraschall. Die oberste Grenze des Ultraschallbereiches kann bei mehreren Millionen Hertz liegen.

23.2 Ausbreitungsgeschwindigkeit in verschiedenen Medien

Die Ausbreitungsgeschwindigkeit des Schalls hängt von der Dichte des Mediums ab, in dem er sich ausbreiten soll. Setzt man eine Schwingungsfrequenz von 10^6 Hz voraus, so beträgt die Ausbreitungsgeschwindigkeit (nach BERGMANN)

in der Luft (bei 0° C in Bodennähe . . . . = 331,45 m/sec,
im Wasser bei 25° C . . . . = 1497,00 m/sec,
im Fettgewebe ungefähr . . . . = 1450,00 m/sec,
im Organgewebe ungefähr . . . . = 1530 bis 1600 m/sec,
im Eisen (als Longitudinalwellen) . . . . = 5850 m/sec und
als Transversalwellen) . . . . = 3230 m/sec.

Ultraschall wird zu sehr unterschiedlichen Zwecken benutzt. In der *Industrie* zu Materialprüfungen, zum Durchbohren von Glas und Hartmetall, zur Messung von Wandstärken; in der *Optik* und *Feinmechanik* zu Reinigungszwecken; in der *Seefahrt* zu Echolotungen und zur Ortung von Fischschwärmen. Schließlich auch in der *Medizin*. Aber auch hier stehen die diagnostischen Methoden im Vordergrund: Messung von Gewebedicken, Ultraschalldiagnostik bei Schwangeren, Echo-Enzephalographie (Ermittlung raumfordernder Prozesse im Schädelinneren), Echo-Ophthalmologie, Ultraschall-Kardiographie. Therapeutisch wird

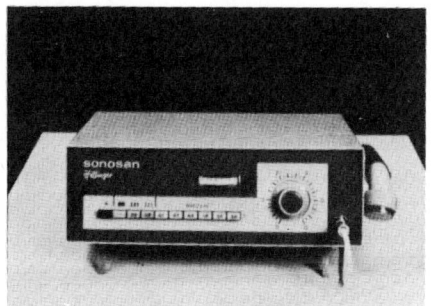

Abb. 173: Ultraschallgerät „Sonosan"
der Firma Hüttinger

der Ultraschall benutzt zur Zerkleinerung und Entfernung von Blasensteinen und zur Behandlung von Erkrankungen am Bewegungsapparat (**Abb. 173**).

23.3 Erzeugung von Ultraschall

Im Jahre 1847 entdeckte JOULE den sogenannten *magnetostriktiven* Effekt. Dieser besagt, daß ein ferromagnetischer Stoff (z.B. Nickel, Eisen oder deren Legierungen) sich zusammenzieht oder ausdehnt, wenn er in ein Magnetfeld gebracht wird. Für die Verformung ist die Größe bzw. Stärke des Magnetfeldes von Bedeutung. Die Magnetisierung erfolgt durch eine stromdurchflossene Spule. Schaltet man das Magnetfeld ein und aus, so verkürzt oder streckt sich der Stoff. Schickt man einen hochfrequenten Wechselstrom durch die Spule, so erfolgt Verkürzung und Streckung im Rhythmus der Stromfrequenz. Solche magnetostriktiven »Schwinger« benutzt man vorwiegend zur Erzeugung niedriger Schallfrequenzen.

Zur Erzielung höherer Frequenzen verwendet man den sogenannten *piezoelektrischen* Effekt. Die Entdeckung dieses Effekts geht auf Pierre CURIE (1880) zurück. Er besagt, daß bei manchen Kristallen elektrische Ladungen auftreten, wenn man sie im Sinne eines Druckes oder einer Dehnung beansprucht. Der Effekt ist immer wieder reproduzierbar. Die Kristalle, die man hierzu benötigt, sind z.B. Quarz, Turmalin, Rohrzucker u.a. In jüngerer Zeit verwendet man statt der erwähnten Kristalle bestimmte künstlich erzeugte kristallinische Materialien wie z.B. Barium-Titanat-Keramik oder Blei-Zirkonat-Titanat-Keramik, weil diese einen stärkeren piezoelektrischen Effekt haben.

Aber nicht nur durch mechanischen Druck, sondern auch durch das Anlegen einer elektrischen Spannung erzielt man Verformungen, besonders durch hochfrequente Wechselspannungen. Dabei können Ultraschallwellen mit einer Frequenz von mehreren Millionen Hertz erzeugt werden. So hohe Frequenzen benutzt man aber höchstens für die Meßtechnik. Für die Ultraschalltherapie liegen die wirksamen Frequenzen zwischen 800 und 1000 kHz.

23.4 Wirkungen des Ultraschalls

Im wesentlichen darf die Ultraschalltherapie als eine spezielle Form der Wärmetherapie angesehen werden. Der Wärmeeffekt ist eine sekundäre Erscheinung, die auf eine primäre mechanische Einwirkung zurückzuführen ist. Die allgemeinen Vorstellungen gehen dahin, daß in den einzelnen Geweben, besonders aber an deren Grenzschichten, unterschiedliche Reibungsbewegungen hervorgerufen werden, wodurch eine lokale Erwärmung entsteht.
Um einen optimalen therapeutischen Effekt zu erzielen, sind der Einwirkungszeit und den Schallintensitäten Grenzen gesetzt. Werden diese Grenzen überschritten, so kann die Ultraschalleinwirkung zu erheblichen Schädigungen führen. KOEPPEN unterscheidet diesbezüglich drei Wirkungsbereiche.

Der *Wirkungsbereich I* umfaßt die eigentlichen therapeutischen Dosisstärken, d. h. in ihm »spielen sich reversible Vorgänge in allen Zellen, insbesondere den Nervenzellen ab, und zwar als Anregung und Steigerung ihrer Lebensfunktionen.« Über das Gefäßnervensystem wird eine aktive Hyperämie ausgelöst.

Der *Wirkungsbereich II* begrenzt die therapeutische Anwendbarkeit. Hier kann es noch teilweise zu reversiblen, aber auch bereits zu irreversiblen lähmenden Wirkungen kommen; sekundär können vorübergehend stärkere Gefäßverengungen entstehen.

Der *Wirkungsbereich III* führt dann zu irreversiblen Änderungen in den Organ- und Nervenzellen und damit zum Gewebetod und zur Lähmung der Gefäßnerven.

Innerhalb dieser drei Wirkungsbereiche sieht KOEPPEN alle Stadien der Gewebeerwärmung von der fördernden Wärme bis zur Überhitzung. Die Ultraschalltherapie spielt sich also nur innerhalb des Wirkungsbereiches I ab.
Der Unterschied zwischen der Ultraschallerwärmung und anderen Wärmemethoden liegt vor allem darin, daß die Ultraschallwärme durch ein enges Strahlenbündel ziemlich gezielt angewendet werden kann.

23.5 Kopplungsarten/Kopplungsmittel

Die in der Tiefe des Gewebes wirksame Energie, also praktisch gesagt die Dosis, ist schwer zu berechnen, da Echowellen und Schallinterferenzen innerhalb des Gewebes nie genau feststellbar sind. Reflexwellen und Superpositionen von Schallwellen können unvorhersehbare Reizungen bewirken. Wirklich berechenbar ist die Applikationsenergie nur am S c h a l l k o p f. Sie wird in W/cm^2 gemessen. Eine Schallkopffläche von 5 cm^2 könnte bei einer Gesamtenergie von 20 Watt eine Schallenergie von 4 W/cm^2 übertragen. Die Leistung moderner Ultraschallgeräte ist darauf eingestellt. Ihre Gesamtleistung liegt in der Regel bei 12 Watt und die

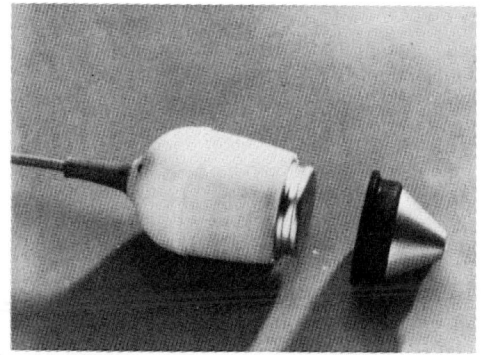
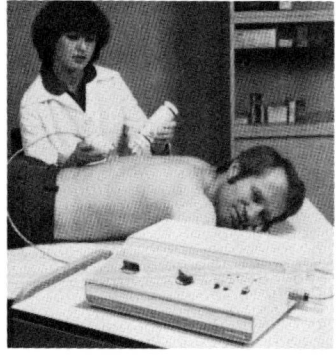

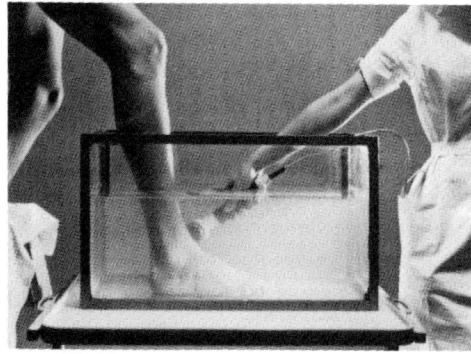

Abb. 174: Neuartiger Reduziervorsatz für den Schallkopf des SONO-STAT 733 ermöglicht Reduzierung der Schallfläche auf 1 cm² zur Behandlung eng umschriebener Flächen.

Abb. 175: Ultraschallbehandlung, Ankopplung mit Kontaktmittel

Abb. 176: Ultraschallbehandlung, Ankopplung unter Wasser, Elektroden-Haut-Abstand vom Körper ca. 2 cm.

Schallintensität ist stufenweise von 0,05 (0,1) bis auf 3 W/cm² und auch darüber regulierbar.

Die Schallkopffläche beträgt gewöhnlich 4 cm². Für die Behandlung kleinerer oder unebener Flächen gibt es auch Schallköpfe von ca. 1,0 cm² (**Abb. 174**).

Wichtig ist eine einwandfreie Ankopplung an die Haut. Jede dünne Luftschicht zwischen Schallkopf und Haut reflektiert den Schall und verhindert so das Eindringen durch die Haut. Um dies zu vermeiden, benutzt man Kopplungsmittel (**Abb. 175**) aus Vaseline, Paraffinum liquidum usw. Der Schallkopf wird mit der ganzen Fläche aufgesetzt, er darf nicht verkantet werden. Der Auflagedruck soll minimal sein.

Eine andere Kopplungsart ist die im Wasserbad (**Abb. 176**). Dabei wird der Schallkopf n i c h t aufgesetzt, sondern in einem Abstand von ca. zwei Querfingerbreite gegen die zu behandelnde Stelle gerichtet.

23.6 Dauerschall/Impulsschall

Man unterscheidet folgende Beschallungsarten:
1. Den Dauerschall, auch kontinuierliche oder statische Beschallung genannt.
2. Die gleitende, massageähnliche Beschallung.
3. Den Impulsschall.

Beim Dauerschall kommt es infolge der kontinuierlichen Einwirkung zu einer stärkeren Wärmeentwicklung. Beim Impulsschall wird die mechanische Einwirkung rhythmisch unterbrochen, wodurch das Gewebe weniger erwärmt wird. Da eine exakte Dosierung kaum errechnet werden kann, sind diesbezüglich nur allgemeine Richtlinien möglich. Allgemein gilt, daß frische Fälle mit geringeren Wattleistungen und kürzeren Einwirkungszeiten behandelt werden sollen, und daß man ältere oder chronisch verlaufende Fälle mit größerer Wattleistung und längerer Zeit beschallen kann. In Zahlen ausgedrückt bedeutet das etwa, daß frische Fälle mit 0,5 bis 2,0 W/cm^2 1 bis 3 Minuten beschallt werden, und daß man bei chronischen Fällen 3 W/cm^2 zwischen 3 und 6 Minuten beschallen kann. Das sind nur – wie gesagt – allgemeine Richtlinien. Ausschlaggebend ist stets die Verträglichkeit. Neigen z. B. chronische Fälle zu intermittierender Entzündungsbereitschaft, so kann bereits eine Dosis von 0,1 oder 0,25 W/cm^2 möglicherweise schon zu hoch sein.

23.7 Indikationen

Die Indikation für Ultraschallbehandlungen umfassen vor allem den Bereich der rheumatischen Erkrankungen und posttraumatische Funktionsstörungen sowie Schmerzen des Bewegungsapparates. Vornehmlich gelten Arthrosen und chronische Arthritiden an den Extremitäten und an den Wirbelgelenken als Indikation. Ferner die Arthritis humeroscapularis und mit einiger Vorsicht die Epikondylitis. Beim Morbus Bechterew lassen sich im Frühstadium deutliche Besserungen der Beweglichkeit erzielen, wenn die Behandlung mit gezielten krankengymnastischen Übungen kombiniert wird. Myalgien, Myogelosen, Hartspann und Narbenkontrakturen sind ein weiteres Feld für Ultraschallbehandlung. Neuralgien im Zusammenhang mit osteochondrotischen Erscheinungen sprechen ebenfalls gut auf Beschallung an, aber Trigeminusneuralgien sollten mit Zurückhaltung bedacht werden. Ebenso scheint Zurückhaltung geboten bei peripheren Durchblutungsstörungen, wenngleich gelegentlich über gute Erfolge berichtet wird.

Als Kontraindikationen gelten alle Herzbeschwerden, vor allem die pectanginösen Erkrankungen. Hierbei ist von der Beschallung der linken Brustkorbseite ganz abzusehen. Auch Hals- und Brustwirbelsäule sollte man in diesen Fällen nicht beschallen. Weitere Gegenanzeigen sind jugendliche Knochen, Keimdrüsen, Rückenmarkserkrankungen und aktive Thrombophlebitis.

23.8 Kombinierte Ultraschall-Reizstrombehandlung

GIERLICH berichtete 1949 über günstige Resultate bei der kombinierten Ultraschall-Reizstrombehandlung. Seine Beobachtungen sind inzwischen von anderer
Seite untersucht und bestätigt worden. Der Ultraschall wurde mit diadynamischen
Strömen kombiniert, die in den Qualitäten DF, MF aber auch mit CP und LP zur
Anwendung kamen. Es handelt sich also in erster Linie um den schmerzdämpfen-
den und durchblutungsfördernden Effekt dieser Ströme. Die Stromdosis betrug – je
nach Verträglichkeit – 2 bis 4 mA, in Ausnahmefällen bis 6 mA. Die Schalldosis
wurde auf 0,5 bis 1,0 W/cm^2 eingestellt. Der Schallkopf ist in diesen
Fällen gleichzeitig die Kathode. Die Anode wird wie bei der einfachen
Anwendung der diadynamischen Ströme mit gut durchfeuchtetem Viscose-

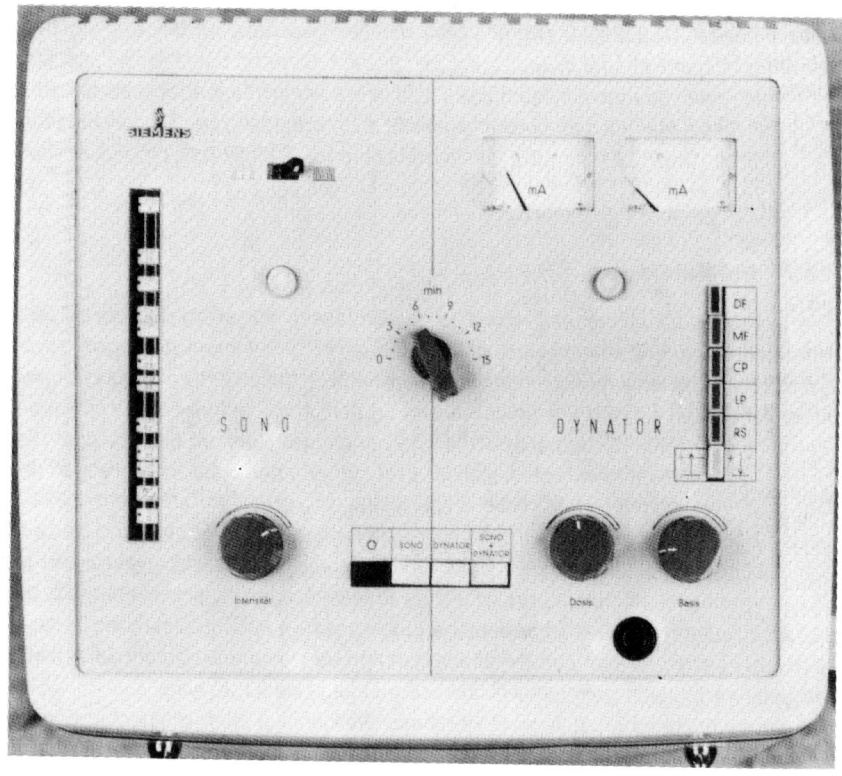

Abb. 177: Aufsicht auf die Schaltplatte des SONODYNATOR 634 (Siemens) zur Durchführung
der kombinierten Ultraschall-Reizstrombehandlung

schwamm unterlegt und in möglichst geringem Abstand vom Schallkopf appliziert. Als Koppelungsmittel wird an Stelle des Öls oder Paraffins ein wasserlösliches Gel oder »Aquasonic« (leitfähiges Koppelungsmittel) benutzt.

Der Schallkopf wird wie gewöhnlich mit gleitenden bis kreiselnden Bewegungen über die erkrankte Region geführt. Gelegentlich wird der Behandlung von Trigger-points besondere Bedeutung angemessen. Unter Trigger-points versteht man maximale Schmerzpunkte, die sich manchmal bei der Behandlung durch umschriebene Rötung darstellen. Diese Punkte sind auch besonders schmerz-empfindlich und daher leicht auffindbar. EDEL ist der Ansicht, daß sich diese Punkte mit den MACKENZIEschen und den HEADschen Zonen decken. Diese Trigger-points stehen in Reflexbeziehungen zu entfernt gelegenen Gebieten und zu inneren Organen. Von ihnen geht auch eine reflexbedingte Fernwirkung aus. Nicht völlige Klarheit besteht darüber, zu welchem Zeitpunkt sie anzugehen sind und mit welchen Mitteln, d.h. anders ausgedrückt, wann und womit eine erwünschte und wann eine unerwünschte Reaktion ausgelöst werden kann.

Ausbreitungsgeschwindigkeit (nach BERGMANN):

in Luft bei 0°C . . . . 331,45 m/sec

in Wasser bei 25°C . . . . 1497,00 m/sec

in Fettgewebe ca. . . . . 1450,00 m/sec

in Organgewebe ca. . . . . 1530 bis 1600 m/sec

Dauerschall:

Kontinuierliche Beschallung, wobei der Schallkopf kreiselnde oder streichende Bewegungen mit leichtem Druck ausführt.

Effekt, magnetostriktiver:

1847 von JOULE entdeckter Effekt zur Erzeugung von Ultraschall. Dabei finden Verformungen von Nickel, Eisen oder deren Legierungen statt, wenn man diese Stoffe in ein Magnetfeld bringt.

Effekt, piezoelektrischer:

1880 von Pierre Curie entdeckt. Kristalle wie Quarz oder Turmalin oder künstlich hergestellte Kristalle verändern ihre Form, wenn man sie einem elektrischen Feld aussetzt; bei Verwendung von hochfrequenten Wechselströmen können sehr hohe Schallfrequenzen erzeugt werden. Für die Ultraschalltherapie liegen diese Frequenzen zwischen 800 und 1000 kHz.

Impulsschall:

Gegenstück zum Dauerschall. Die Schallfrequenzen werden durch rhythmische Pausen unterbrochen. Beim Impulsschall überwiegt die mechanische Wirkung über die thermische.

Kristalle:

Feste Körper von einfachen geometrischen, symmetrischen Formen. Die Formen sind durch die Anordnung ihrer Atome und Moleküle bestimmt. Einige Kristalle, wie z.B. Quarz oder Turmalin (u.a.) werden zur piezoelektrischen Erzeugung von Ultraschall benutzt.

Kombinationstherapie:

Ultraschall + diadynamische Ströme.

Kopplungsmittel:

Vaseline, Paraffinum liquidum usw., aber auch Wasser und wasserlösliches Gel.

Magnetostriktiver Effekt:

Vgl. Effekt.

Piezoelektrischer Effekt:

Vgl. Effekt.

Quarz:
Siehe Kristalle.

Schallfrequenzen:
Für die Bestimmung liegt der Hörbereich des gesunden, jungen Menschen zugrunde. Er reicht von 16 Hz bis 16 000 Hz, was einer Wellenlänge von 20 m bis 2 cm entspricht.
Infraschall liegt unter 16 Hz.
Ultraschall liegt über 16 000 Hz, für therapeutische Zwecke liegt die Ultraschallfrequenz zwischen 800 und 1000 kHz.

Schallkopf:
Eigentlicher Schallgeber. Größe im allgemeinen 4 cm^2, für spezielle Zwecke auch ca. 1,5 cm^2. Bei der Kombinationstherapie wird der Schallkopf als Kathode benutzt.
Die Schallfläche muß der Haut gut anliegen, es darf keine Luft zwischen Haut und Schallkopf sein, auch darf er nicht verkantet werden.
Siehe auch Kopplungsmittel.

Trigger-points:
Schmerzhafte »Maximalpunkte«, die sich bei der Beschallung als rote Punkte darstellen können. Von ihnen gehen Wirkungen auf entfernt gelegene Körperregionen und auf Organe aus.

Wirkungsbereiche (nach KOEPPEN):
W.-Bereich I = therapeutischer Bereich.
W.-Bereich II = begrenzt den therapeutischen Bereich.
W.-Bereich III = Bereich der irreversiblen Schädigungen.

Literaturverzeichnis

Ackner, J.: Lexikon d. Naturwissenschaften (Knaur) 1969

Alm, H.: Einführung i. d. Mikrowellentherapie (1958, Fürst & Sohn)

v. Arnim, D. und

Rulffs, W.: Verzeichnis d. Behandlungsverfahren d. Instituts f. Phys. Therapie d. Krankenanstalten Nürnberg 2. Ausgabe 1967

Arns/Hüter: Krankengymnastik bei neurologischen Erkrankungen (R. Pflaum Verlag, München, 1975)

Bosse, G.: Grundlagen d. Elektrotechnik I und II, 1966 (Bibliographisches Institut Mannheim, Wien, Zürich)

Bröcker, B.: Atlas zur Atomphysik, 1975 (dtv)

Bronisch, F. W.: Die Reflexe, 4. Aufl. 1973 (G. Thieme, Stuttgart)

Conradi, E.:

Hoppe, K. u. a.: Klinische Erfahrungen b. d. Anwendung von Reizströmen im Mittelfrequenzbereich (Ztschr. für Physiotherapie 31/1979, Thieme, Leipzig)

Danz, J. und

Callies, R.: Infrarot-Thermometrie bei differenzierten Methoden der Niederfrequenztherapie (Ztschr. für Physiotherapie 31/1979, Thieme, Leipzig)

David, E.: Räumliche Verteilung der Interferenzmaxima bei der Applikation von NEMEC'-schen Mittelfrequenzströmen (Biomedizinische Technik, Bd. 23, Ergänzungsband, Mai/Juni 1978)

Edel, H.: Reizstromtherapie im Bereich der Mittelfrequenzen (Ztschr. f. Physiotherapie, 5/1973, Thieme, Leipzig)

Edel, H.: Fibel der Elektrodiagnostik und Therapie, 4. Aufl. (Th. Steinkopf, Dresden)

Edel, H. und

Kalmutze, S.: Häufigkeit von Trigger points bei Patienten mit Claudicatio intermittens bei palpatorischer und galvanopalpatorischer Testung (Ztschr. f. Physiotherapie, 28/1976, Thieme, Leipzig)

Engel, W.: Elektrotechnik und Elektronik, 2. Aufl. 1974 (Südwestverlag, München)

Gillert, O.: Niederfrequente Reizströme i. d. therapeutischen Praxis, 10. Aufl. (R. Pflaum Verlag, München, 1977)

Gillmann, H.: Physikalische Therapie, 4. Aufl., (1975 bei Thieme, Stuttgart)

Grober, J.

Stieve, E. u. a.: Handbuch d. Physikalischen Therapie, Bd. I, (G. Fischer, Stuttgart, 1966)

Hegenbarth, F.: Physikal. Behandlung der chron. Obstipation unter besonderer Berücksichtigung der Elektrotherapie (Archiv f. physikal. Therapie 5/1959)

Heidenreich, E.-M.

Hentschel, R. u.

Lange, A.: Die Aussagefähigkeit d. klassischen Elektrodiagnostik i. Vergleich m. d. Elektromyographie bei tetanischem Syndrom (Ztschr. f. Physiother. 31/1979, Thieme, Leipzig)

Heller, B.: Grundbegriffe d. Physik i. Wandel d. Zeit (1970 bei Fr. Vieweg + Sohn, Braunschweig)

Hufschmidt, H. J.
und Schuppien, W.:   Elektrotherapie neurogener Blasenstörungen (Klin. Wschr., 1972)

Jasnogorodskij, V. G.:   Sinusförmige modulierte Ströme und ihre Anwendung bei Erkrankungen des peripheren Nervensystems (Ztschr. f. Physiologie, 26/1973, Thieme, Leipzig)

Katz, B.:   Nerv, Muskel, Synapse/Einführung i. d. Elektrophysiologie, 2. Aufl. (G. Thieme, Stuttgart 1974)

Kowarschik, J.:   Physikalische Therapie, 1948 (Springer, Wien) Kurzwellentherapie, 5. Aufl. (Springer, Wien, 1945)

Kresse, H.:   Kompendium Elektromedizin, 2. Aufl. 1978 (Siemens AG)

Kuchling, H.:   Physik, Formeln und Gesetze (Fachbuchverlag Leipzig, 1977)

Lange, A.:   Diagnostische Möglichkeiten d. Mittelfrequenzreizung (Ztschr. f. Physiotherapie, 31/1979, Thieme, Leipzig)

Lullies, H. und
Trincker: Taschenbuch d. Physiologie, Bd. II, 2. Aufl. (G. Fischer, Stuttgart, 1973)

Lüscher, E. u.
Jodl. H. J.:   Physik gestern, heute, morgen (H. Moos Verlag, München, 1971)

Mumenthaler, M.:   Neurologie, 4. Aufl. (1973, G. Thieme, Stuttgart)

Nemec, H.:   Reizstrom nicht gleich Reizstrom, (Ztschr. Physiotherapeut, Haase, 4/70, Lübeck)

Nikolova-Troeva, L.:   Physiotherapie d. chirurg. Erkrankungen, (Urban & Schwarzenberg, München, 1970)

Pütz, J.:   Einführung i. d. Elektronik (Fischer Taschenbuch, 6. Ausgabe, 1977)

Pütz, J.:   Die Welt des Schalls, 2. Aufl., VGS-Köln, 1977)

Richter, K.:   Allgemeine Elektrophysiologie, (G. Fischer, Stuttgart, 1971)

Sayk, J. und
Loebe, F. M.:   Therapie neurologischer Erkrankungen (G. Fischer, Jena, 1971)

Schlepper, P. u.
Niegel, J.:   Kombinationstherapie Ultraschall u. Reizstrom (Physiotherapie 67, 1976), Literaturbericht durch Siemens AG

Steinhausen, M.:   Physiologie (Kohlhammer, Stuttgart, 1975)

Steuernagel, O.:   Skripten zur Elektrotherapie I bis IV (im Selbstverlag, 1974)

Thom, H.:   Einführung i. d. Kurzwellen- und Mikrowellentherapie, 3. Aufl. (Urban & Schwarzenberg, München 1963)

Wyss, O. A. M., u.
Senn, E.:   Auf einem Weg zu einem neuen Verfahren i. d. Elektrotherapie (Ztschr. f. Physiotherapie, 2/77)

Wyss, O. A. M. und
Boeckmann, J.:   Reizwirkung von Mittelfrequenz-Impulsen als Funktion der Trägerfrequenz (Physiol. Paris 62, Suppl. I/1970)

Wyss, O. A. M.:   Beiträge zur elektrophysiologischen Methodik (Helv. Physiol. Acta 23/1965)

Wyss, O. A. M.:   Präzisierung der Reizwirkung mittelfrequenter Wechselströme (Pflüger Archiv 295/1967)

Wyss. O. A. M.:   Elektrische Reizung mit kurzen gleitspiegelsymmetrischen Wechselimpulsen (Helv. Physiol. Acta 23/1965)

Sachverzeichnis

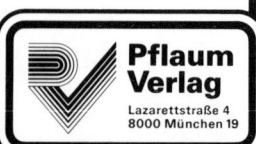